Riemann
One Earth Spirit

Renate Künast
mit Hajo Schumacher

Die Dickmacher

Warum die Deutschen immer fetter werden und was wir dagegen tun müssen

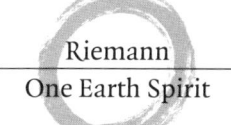

Riemann
One Earth Spirit

Die Ernährungsbeispiele auf den Vierfarbseiten 145-176
entstanden unter oecotrophologischer Fachberatung von Monika Röger.

In medizinischen Fragen beriet Dr. med. Johannes Scholl, Rüdesheim.

Fakten und Zahlen recherchierte Ingo Andert.

Die Fotografien auf den Vierfarbseiten 145–176 schuf Karl Newedel,
Fotodesigner, München.

Die Grafiken erstellte Jan-Dirk Hansen.

1. Auflage
© 2004 Riemann Verlag, München,
in der Verlagsgruppe Random House GmbH
Redaktion: Ralf Lay, Mönchengladbach
Bildredaktion: Sonja Storz
Reproduktion: Lorenz & Zeller, Inning a. A.
Layout und Satz: Barbara Rabus und Sabine Hüttenkofer
Druck und Bindung: Westermann Druck Zwickau GmbH
Printed in Germany
ISBN 3-570-50062-4
www.riemann-verlag.de

»Das Leben ist Gott, Lebensgenuss Gottesgenuss, wahre Lebensfreude wahre Religion. Aber zum Lebensgenuss gehört auch der Genuss von Speis und Trank. Soll daher das Leben heilig sein, muss auch Essen und Trinken heilig sein. Ist diese Konfession Irreligion?«

ANSELM FEUERBACH

Inhalt

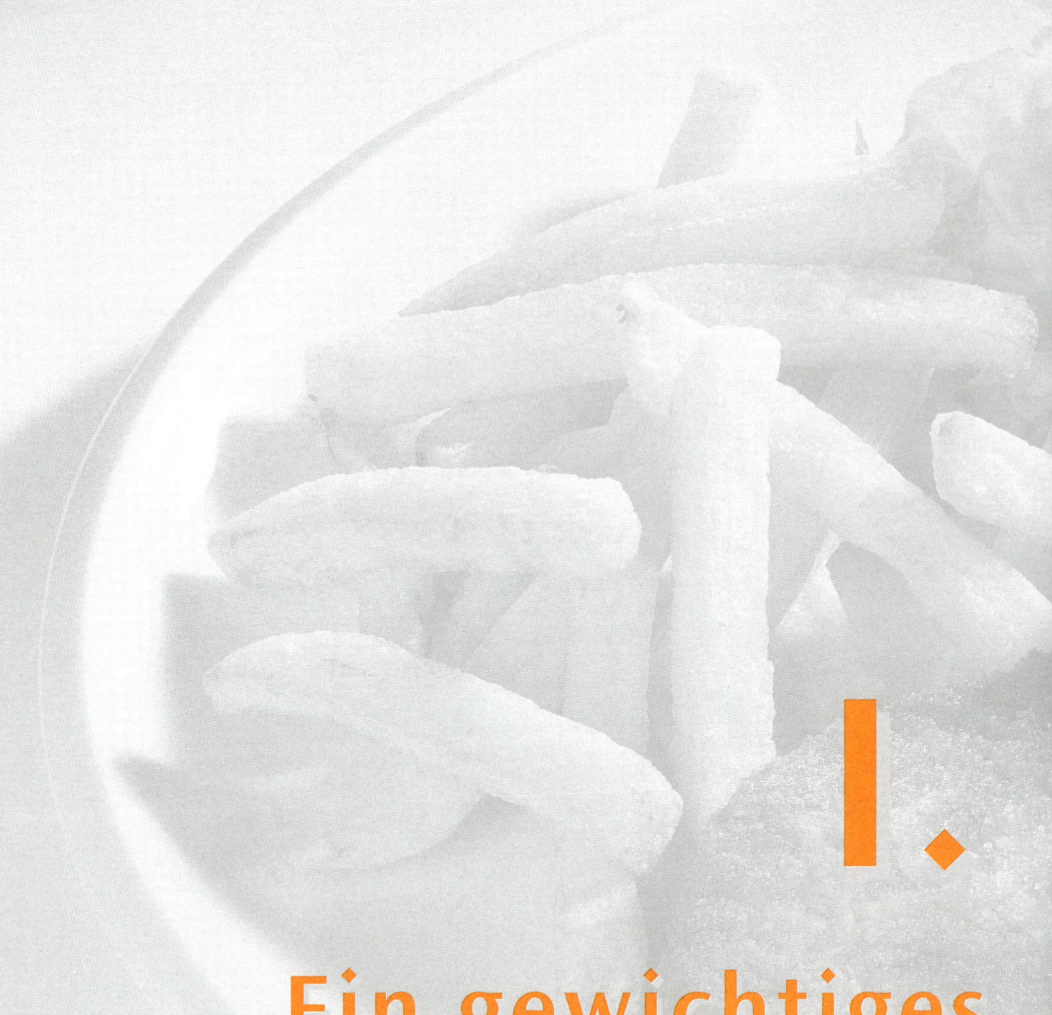

I.

Ein gewichtiges
Problem *oder*

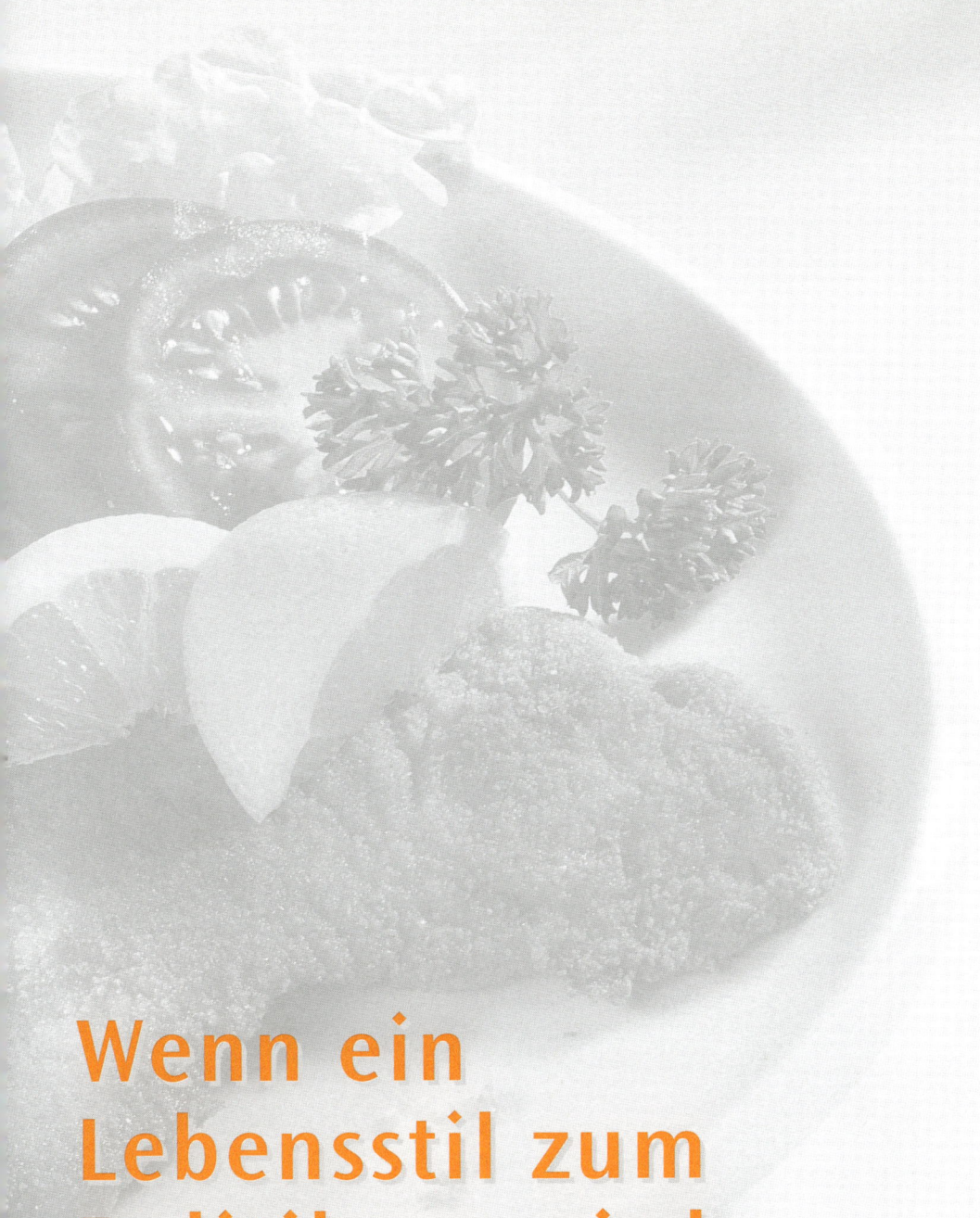

Wenn ein Lebensstil zum Politikum wird

För mich hieß es immer: raus in den Garten oder raus auf die Straße. Wir drehten Pirouetten auf Rollschuhen oder fuhren mit dem Fahrrad zum Freibad. Nach Stunden kamen wir ausgehungert ins Haus gelaufen, meist noch eine darbende Freundin dabei. Wenn der große Hunger gestillt war, ging es gleich wieder los. Immer unterwegs und aktiv waren wir, und jede Jahreszeit hatte ihre Besonderheiten. Hüpfen, Schaukeln, Fangen und Kirschkernweitspucken aus der Baumkrone – die Sommermonate war ich eigentlich nur draußen. Und im Winter ging es sofort in den Garten zum Schneemannbauen. Solange es hell war, zogen wir mit dem Schlitten zum Hügel vorm Ruhrfestspielhaus in Recklinghausen.

Heute sind solche Tobetage für die meisten Kinder unvorstellbar. Sich nach der Schule treffen, ohne vorher einen Termin am Handy abgemacht zu haben, einfach so klingeln und fragen, ob der Max oder die Alina rauskommt zum Spielen, das gibt es kaum noch. Entweder sind Kinder mit Terminen überladen wie ihre Eltern – montags Musikschule, dienstags Fußball, mittwochs Ballett, natürlich immer gefahren vom Taxi Mama –, oder sie feuern die Schultasche in die Ecke, schalten die Welt ab und ihren virtuellen Kosmos ein – stundenlang.

Gerannt wird nur noch virtuell

Mit der einen Hand an der Fernbedienung oder am Joystick, mit der anderen in der Chipstüte, gucken und daddeln und kauen sie, egal, wie das Wetter draußen ist. Statt Verstecken gibt es »Versteckte Kamera«, statt »Räuber und Gendarm« wilde Verfolgungsjagden an der Spielkonsole.

Viele Bildschirmkids haben abends wahrscheinlich sogar das Gefühl, sie hätten sich selbst bewegt. Schließlich tragen sie teure Turnschuhe und haben ihre Helden den ganzen Nachmittag rennen lassen.

Wirklich bewegt haben sie sich nicht, dafür aber Zuckerlimonade, Joghurt, Schokoriegel und ein paar käseschwere Baguettes aus der Mikrowelle verputzt. Bei ihren Eltern ist der Tag nicht viel anders verlaufen. Auch sie haben ihn überwiegend im Sitzen verbracht.

Tag für Tag wiederholt sich in Millionen deutscher Haushalte das gleiche Spiel. Erwachsene und Kinder nehmen mehr Kalorien auf, als sie bei diesem Lebensstil benötigen. Kalorien sind nichts anderes als Energie – wie Benzin fürs Auto. Diese überschüssige Energie lagert der Körper in Fettzellen ein, für schlechte Zeiten, das hat er so gelernt. Pro Tag und Person mögen es immer nur ein paar Gramm sein. Doch die sind bis heute zu einem gewaltigen Problem angewachsen.

Schlanke werden bestaunt

Deutschland ist zu dick, und es wird immer dicker. Jeder zweite Bürger dieses Landes leidet an Übergewicht, knapp 20 Prozent haben bereits die nächste Stufe erreicht: Sie sind fettleibig. Die veränderte Freizeitgestaltung hat vor allem die Silhouette unserer Sprösslinge umgeformt: Sie sind breiter geworden, schwerer, träger, geraten schneller aus der Puste.

1984 waren 12 Prozent aller Minderjährigen übergewichtig, heute sind es bereits 20 Prozent. Und 8 Prozent sind schon adipös, also fettleibig. Hält diese Entwicklung an – und nichts spricht dagegen, dass sie sich verlangsamt –, dann wird im Jahre 2030 jedes zweite Kind fettleibig sein. Nur jeder vierte Deutsche hat dann überhaupt noch ein normales Gewicht. Ein paar Jahre später werden es die Dünnen sein, die auf der Straße bestaunt werden.

Das Problem ist ein globales. Die Weltgesundheitsorganisation WHO

Schlanke werden Exoten

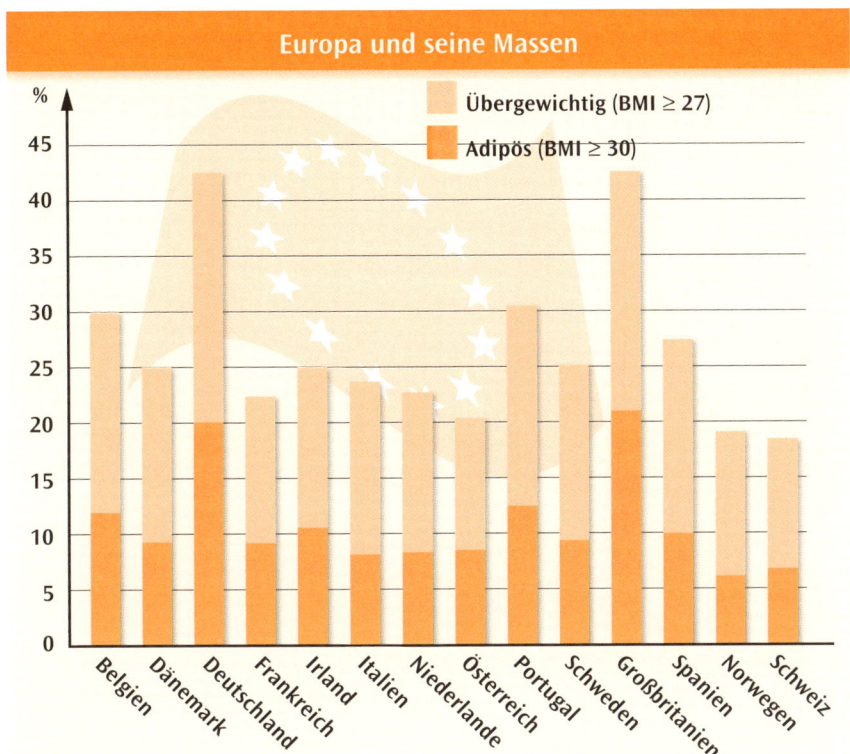

Europa und seine Massen

Übergewichtig (BMI ≥ 27)
Adipös (BMI ≥ 30)

%

45
40
35
30
25
20
15
10
5
0

Belgien · Dänemark · Deutschland · Frankreich · Irland · Italien · Niederlande · Österreich · Portugal · Schweden · Großbritanien · Spanien · Norwegen · Schweiz

Anmerkung: Bitte lassen Sie sich nicht davon verwirren, dass im Text ein BMI von 25 als Grenzwert für Übergewicht angegeben wird, in dieser Grafik der Wert aber bei 27 liegt. BMI 25 ist international der gebräuchliche Wert, aber BMI 27 wird auch oft genannt. Wie in vielen Bereichen ist die Grenze fließend.

spricht von einer »weltweiten Epidemie«. Jede Minute gibt es auf der Erde sechs Todesfälle in Folge von Diabetes. In den USA wird Fettleibigkeit das Rauchen bald als Todesursache Nummer eins abgelöst haben. Dort, in der Heimat bizarr deformierter Zeitgenossen, ist die immer fetter werdende Gesellschaft inzwischen Topthema. Alle großen Magazine und Fernsehsender warnen vor den unkalkulierbaren Folgen der Wohlstandskrankheit, weltweit anerkannte Blätter wie die *Washington Post* bringen lange Leitartikel; und selbst Präsident George W. Bush hat sich des Problems angenommen. Schon deswegen, weil ihn ein ganz einfacher Fakt überzeugte: Die Zahl der gedruckten Medienbeiträge zum Thema hat sich in den USA ungefähr verachtfacht, von knapp 600 im Jahr 2000 auf über

US-Soldaten sind zu dick 4500 im Jahr 2003. Außerdem musste ihm ein weiterer Umstand Sorge bereiten: 54 Prozent seiner aktiven Soldaten waren als zu fett bezeichnet worden.

Es ist nur eine Frage der Zeit, bis die große »Fett-weg-Welle« nach Europa schwappt. *Zeit*, *Focus* und *Stern*, diverse Tageszeitungen und TV-Magazine beginnen bereits, die gesellschaftspolitische Dimension des Themas zu erkennen. Denn schließlich geht es hier nicht um das Für und Wider von Diäten, um die paar Pfund, die zur Bikinifigur fehlen, den kleinen Rettungsring, den jeder aus dem Winter mitbringt, sogar Kabinettsmitglieder. Hier geht es um weitaus mehr als Ästhetik. Es geht um eine alarmierende Entwicklung, die viele Bereiche unseres privaten, politischen und sozialen Zusammenlebens betrifft, vergleichbar allenfalls mit dem demographischen Wandel, der bei niedriger Geburtenrate und wachsender Lebenserwartung unser Rentensystem in den nächsten Jahrzehnten auf gewaltige Proben stellen wird, aber auch neue Fragen der Lebensgestaltung aufwirft.

Kein Gesundheitssystem der Welt kann bewältigen, was Übergewicht und Fettleibigkeit uns an immensen Kosten aufbürden, kein Sozialsystem aufbringen, was Millionen Arbeitsunfähiger benötigen, keine Gesellschaft kann ausgleichen, was das Dicksein an psychosozialen Folgeschäden verursacht. Und niemand kann heute einschätzen, wie eigentlich eine Gesellschaft innovativ und kreativ sein kann, wenn ein immer größer werdender Teil der Kinder und Jugendlichen ihre Bildungspotenziale nicht mehr nutzen können. Wenn die Neuausrichtung der Schulen nach dem PISA-Desaster zwar passiert, aber die Kinder mit sich selbst und den anwachsenden chronischen Erkrankungen beschäftigt sind.

Too big to ignore

Der Dickmacher »moderner Lebensrhythmus« ist eine der größten gesundheitlichen Bedrohungen und größten politischen Herausforderungen der modernen Staaten. Erstmals haben wir es nicht mit einem Mangel-, sondern mit einem Überflussproblem zu tun, »too big to ignore«, wie die Engländer und auch ein Dossier des Assekuranzkonzerns Swiss Re (siehe Kapitel III) sagen, »zu mächtig, um es zu übersehen«. Und es wächst immer weiter, weil unsere gesamte Ernährungs- und Bewegungskultur aus der Balance geraten ist: Wir bewegen uns zu wenig und essen zu viel, zu fettig, zu süß, und vielen ist es auch noch egal.

Die Antwort der Statistiker ist so einfach wie Furcht erregend: Es wird noch schlimmer. Und vor allem: Es ist unglaublich schwierig, diesen Trend umzudrehen. Die nächste Phase können wir bereits in den USA beobachten: um die 100 Milliarden Dollar verschlingt die Behandlung fettleibiger Menschen dort pro Jahr, Tendenz steil steigend. US-Unternehmer berechnen bereits den Produktivitätsausfall durch Übergewicht und die daraus folgenden Krankheiten. Ernährungskonzerne sehen sich zunehmend mit Beschwerden dicker Menschen konfrontiert, Versicherungen definieren ihre Prämiensysteme neu, erstmals sterben fettleibige Kinder früher als ihre Eltern, weil sie noch vor dem Erreichen der Volljährigkeit ihre Körper verschlissen haben. In den USA ist zurzeit Fettleibigkeit die zweithäufigste Todesursache nach dem Rauchen, jährlich 280 000 Todesfälle haben ihre Ursache im Übergewicht.

Dicksein macht krank

Kampagnen für die Kinder

Es sind vielfältige Einflüsse, die das Leben eines Kindes heute unvergleichbar mit zum Beispiel meiner Kindheit machen. Das Einzige, was uns abhielt von spielerischer Bewegung, waren Bücher, die wir uns aus

Fernsehen fällt ins Gewicht der Kinderbücherei geholt hatten, oder die Schulaufgaben. Heute sitzen schon Kleinkinder stundenlang vor dem Fernseher. Gebannt starren sie auf glucksende und quietschende Figuren, die man extra für sie erfunden hat. Das fällt im wahrsten Sinne des Wortes ins Gewicht.

Und deshalb liegt der Zeitpunkt, an dem wir ansetzen müssen, vor der Schule, bei den Kleinkindern. Alle Schuleingangsuntersuchungen der letzten Jahre weisen in die gleiche Richtung: Abc-Schützen werden immer schwerer.

Wir haben nun die Aufgabe, Ideen zu entwickeln, die unserem Nachwuchs vor und vom ersten Tag im Kindergarten bis zum Schulabschluss ein umfassendes Angebot für einen anderen Lebensrhythmus machen.

Dabei ist Eile geboten. Denn die Vorboten der Epidemie sind in Europa angekommen. Schweizer Lebensversicherungen wollen die Tarife vom Körperumfang ihrer Kunden abhängig machen, in Großbritannien wird die Einführung einer Fettsteuer überlegt, in Schweden wurde Eltern erstmals das Sorgerecht entzogen, weil sie ihr Kind trotz mehrfacher Warnungen regelrecht überfüttert hatten. Mit vier Jahren wog das Mädchen über 40 Kilogramm, erste orthopädische Schäden wurden festgestellt. Normal sind etwa 16 Kilogramm. Wann staffeln die ersten Fluglinien ihre Tarife nach dem Gewicht ihrer Passagiere?

»Adipositas« heißt das Fremdwort, das sehr bald in unseren Alltagswortschatz aufgenommen werden wird und beste Chancen hat, zum »Wort des Jahres« gewählt zu werden. Es bedeutet nichts anderes als »Fettleibigkeit«, eine bedeutsame Gesundheitsstörung, auf die weder Politik, Krankenkassen noch Schulen oder Industrie bislang angemessen reagiert hätten. Dabei liegen alle Zahlen, Statistiken und Entwicklungskurven vor, die unzweifelhaft eines belegen: Wir verfetten langsam, aber sicher. Eine Umkehr ist durch individuelle Diätmühen nicht in Sicht. Genau das Schleichende jedoch ist das große Problem, auch bei der öffentlichen Wahrnehmung. Die Bäuche haben sich allmählich in unseren Alltag gedrängt. Inzwischen verursacht die Fehlernährung allein in

Deutschland 70 Milliarden Euro Folgekosten im Jahr. Was wäre wohl los, wenn ein Virus oder eine Tierkrankheit derartige Schäden anrichtete? Sondersendungen im Fernsehen, Krisenstäbe, Rücktritte, Gesetzesänderungen. Doch die Sondersendungen, die BSE, MKS oder Nitrofen auslösten, die Debatten, die um Alkohol und Nikotin geführt werden, die gibt es zum Thema Gewicht nicht.

**Diäten
sind keine
Lösung**

Ein Problem schleicht in unser Leben

Bei der Fettleibigkeit ist es eher wie mit der demographischen Entwicklung. Bei diesem Thema haben wir auch die schmerzhafte Erfahrung gemacht, dass es nichts nützt, ein Phänomen einfach übersehen zu wollen. Seit über zwanzig Jahren kennen wir präzise Prognosen. Die Botschaft ist seit den siebziger Jahren klar: Immer weniger Junge können unmöglich das heutige Rentenniveau für immer mehr Alte erwirtschaften, deren Lebenserwartung zügig steigt. Mit jedem Jahr, durch das sich die Politik mit Beruhigungspillen wie »Die Rente ist sicher« gemogelt hat, wurden die notwendigen Korrekturen schmerzhafter.

Daraus können wir für die Volkskrankheit Übergewicht etwas sehr Wichtiges lernen: rechtzeitiges Handeln. Und dafür gibt es einen idealen Zeitpunkt: jetzt. Denn für die kommenden Jahre lässt sich zweifelsfrei vorhersagen, dass unser Hüftumfang kontinuierlich wachsen wird, nicht explosionsartig, aber mit beängstigender Stetigkeit.

Reagieren wir schnell und konsequent, können wir uns an die Spitze einer Entwicklung setzen, die fast die ganze Welt durchmachen wird. Der Zwang zum »schlanken Staat« herrscht nicht nur in Deutschland, sondern global.

Wir in Deutschland verfügen über beste Voraussetzungen, gegen diese Epidemie anzugehen. Wir haben das erforderliche »Gesundheits-Know-how«, ein nach wie vor starkes Bildungssystem, eine kluge Wissenschaft,

*Anteil der Über-
gewichtigen und
Fettsüchtigen
an der Gesamt-
bevölkerung im
Vergleich*

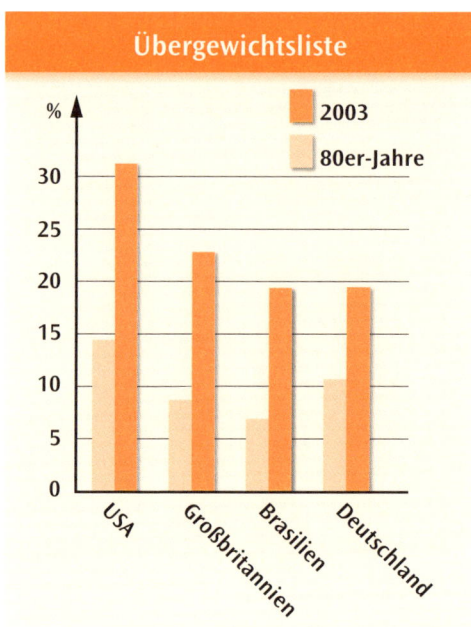

eine moderne Industrie, eine verantwortungsvolle Politik und zum Teil jedenfalls gesundheitssensible Bürger.

Dabei dürfen wir nicht darauf hoffen, dass sich das Gewicht automatisch einpendelt. Zu groß sind die Umwälzungen, denen wir in den letzten zwei, drei Generationen ausgesetzt waren und die unserem täglich Brot einen beispiellosen Bedeutungsverlust beigebracht haben. Wir befinden uns in einer entwicklungsgeschichtlichen Sondersituation: Nie zuvor lebte der Mensch in einem solchen Überfluss und konnte zwischen Dönerbuden, Bäckereien und Schokoriegelregalen Slalom laufen.

Hunger als historischer Katalysator

Durch die Geschichte des Homo erectus zog sich immer eine gegenteilige Versorgungslage: Jahrmillionen lang herrschte Mangel (siehe auch Kapitel IV). Die Entwicklung der Menschheit wurde entscheidend vom Kampf gegen den ärgsten Feind geprägt: Hunger. Ihn zu bekämpfen, hat der Mensch all seine Kreativität entfesselt. Um Essbares zu jagen, erfand er Waffen, um Nahrung anzubauen, verfeinerte er die Kunst des Ackerbaus und konstruierte Werkzeuge. Er wanderte Hunderte von Kilometern, um fruchtbaren Boden zu finden, er ersann Techniken, Nahrung haltbar zu machen. Die Kunst, Feuer zu entfachen, brachte vor 500 000 Jahren nicht nur Wärme in die Steinzeithöhle, sondern auch Abwechslung in den Speiseplan. Plötzlich gab es die Chance, Essen zu garen, bis heute auf immer ausgefallenere Art und Weise. Mit der kulturellen Verwandlung des Rohen, also der Fähigkeit zu kochen, war der Sprung aus dem Tierreich endgültig vollzogen. Der tagtägliche Kampf ums Essen war zweifellos *der* Katalysator für die Zivilisation.

Kampf ums Essen

Der Hunger war es auch, der die Weltgeschichte vorantrieb. Motor der Französischen Revolution war weniger die Sorge des Volks um Gleichheit, Freiheit und Brüderlichkeit, sondern schlichte Brotknappheit, was Marie Antoinette zu dem einfühlsamen Rat bewegte, die Leute sollten doch Kuchen essen, wenn es am Brot mangele ... Die römischen Kaiser wussten es besser: Sie regierten mit Brot und Spielen. Auch in den Weltreligionen spielt das Essen eine wichtige Rolle. Das Abendmahl ist das zentrale Ritual, das die Gemeinschaft der Christen immer aufs Neue zusammenführt. »Tut dies zu meinem Gedächtnis«, befahl Jesus den Jüngern bei ihrem Abschiedsessen. Als höchste Form der Frömmigkeit gilt bei allen großen Glaubensrichtungen das Fasten.

Weil es ein kostbares Gut war, das den Fortbestand des Lebens sicherte, wurde dem Essen stets eine mystische Bedeutung zugemessen. Schließlich verzehren wir nicht nur totes Fleisch oder abgeschnittenes Grünzeug, sondern etwas, was Gott hat wachsen lassen. Essen ist es, was die Lebenden von den Toten unterscheidet, es ist ein zutiefst optimistischer, lebensbejahender Akt. Essen heißt: Es gibt ein Morgen. Zugleich wird oft auch eine Brücke in die Vergangenheit geschlagen. In vielen Gegenden der Welt ist es üblich, einen Platz mehr zu decken – für die Ahnen.

Essen ist Gefühl

Wir alle verbinden zahllose Erinnerungen mit dem Essen, die intensivsten stammen wahrscheinlich aus der Kindheit. Den zart-ätzenden Geschmack von Ahoj-Brausepulver spüre ich noch heute auf der Zunge. Der Geschmack von Kakao und Schmalzstulle bei meiner Oma ist unvergessen. Essen, das war ein zentrales Thema der Kindheit, weite Teile der Erziehung drehten sich um den Esstisch. Gute Esser sind gute Kinder, so gilt bis heute die Regel. Kommt der Nachwuchs mit weniger Nahrung zurecht als andere, sorgen sich Mütter.

Kakao und Schmalz-stulle

Hunger, der ist in unserem kollektiven Gedächtnis unauslöschlich verankert, auch wenn wir ihn selbst nicht miterlebt haben. Die Erlebnisse unserer Eltern und Großeltern, jener Kriegsteilnehmer, die noch echten Hunger erlebten, haben uns Nachgeborenen klare Werte mit auf den Lebensweg gegeben. Essen ist etwas Wertvolles, das man unter größten Mühen besorgt und das man nicht wegwerfen darf. Zucker, Stärke, Fett waren Kostbarkeiten. Jeder kennt die Geschichten von den Städtern, die aufs Land fuhren, um für Opas goldene Uhr ein Stück Schinken, ein paar Eier und Kartoffeln einzutauschen. Es galt fast als Sünde, seinen Teller nicht leer zu essen.

Bis heute bildet der Esstisch den zentralen Punkt im Familienleben intakter Familien. Dort kommen Eltern und Kinder regelmäßig und verlässlich zusammen, dort wird kommuniziert, gelobt und getadelt, dort wird der Mensch für sein Leben mit Erinnerungen von Düften und Geschmack, mit Bedeutungen, Symbolik und sehr viel Emotion aufgeladen. Essen erzeugt immer Wärme, ein Gefühl von Heimat.

Ein gemeinsames Mahl hat Menschen stets zusammengehalten, das Essen in der Gruppe ist ein grundlegender sozialer Akt, bei dem man sich nicht nur vergewissert, nicht allein zu sein, man entwickelt bei gemeinsamer Zubereitung auch soziale Kompetenz. Man speist zusammen, man teilt, man tauscht sich aus, pflegt Gemeinschaft. Für mich ist es eine Zumutung, allein essen zu müssen. Ungleich schöner ist es, im Kreis von Freunden oder der Familie zu schmausen und zu zechen. Beim Essen verträgt man sich, es versöhnt, es vertieft, es hält zusammen. Selbst Bünde werden beim Essen geschmiedet, ob partnerschaftlicher oder politischer Natur.

Essen hält zusammen

Die entwerteten Mittel zum Leben

Doch heute haben sich die Bereiche Essen und Gemeinschaft entkoppelt. Viele Kinder missen die gemeinsame Mahlzeit, also das soziale Ereignis, aber auch das strukturierende Element. Und die Bedeutung für den Fortbestand des Lebens, die allgegenwärtige Angst vor dem Mangel, welcher der Nahrung seit Jahrmillionen eine metaphysische Bedeutung verliehen hatte, ist verschwunden.

Mit der Fortentwicklung von Landwirtschaft und Nahrungsmittelindustrie herrscht nun der Überfluss. Lebensmittel werden kaum noch als das wahrgenommen, was sie sind: Mittel zum Leben. Alte und Junge, Gebildete und weniger Gebildete, Reiche und Arme, Frauen und Männer haben permanent etwas zu trinken oder zu essen bei sich.

Obwohl wir wissen, dass wir weder Hunger noch Durst haben, können wir oft nicht anders: Die permanenten Reize ziehen uns mit. Eine uralte Menschheitsphantasie ist Wirklichkeit geworden. Überall ist das Schlaraffenland, bezahlbare Leckereien gibt es an jeder Ecke, fast minütlich wird unsere Standhaftigkeit geprüft.

Vom Lebensmittelchemiker bis zum Akustikdesigner machen sich viele Profis Gedanken um uns. Die Lebensmittelkonzerne stehen vor einem großen Dilemma: Der Markt ist im wahrsten Sinne des Wortes gesättigt. Mehr Umsatz lässt sich nur mit größeren Mengen, also größeren Portionen, machen oder mit immer neuen Angeboten, immer neuen Produkten.

Überfluss und Mangel Doch unsere historisch einzigartige Situation ist nicht nur durch Überfluss geprägt, sondern auch durch einen großen Mangel. Wie gesagt: Wir bewegen uns zu wenig. Nie in seiner Geschichte brauchte der Mensch weniger Energie.

Wir müssen damit klarkommen, dass natürliche Mechanismen nicht mehr funktionieren. Echten Hunger kennen wir nicht mehr, echte Sättigung aber auch nicht. Wir befinden uns in einem permanenten Zustand der Essbereitschaft für den angeblichen »kleinen Hunger zwischendurch«, der allerdings mit einer lebensbedrohlichen Situation nichts zu tun hat, sondern eher einer Laune, einem kurzen Verlangen entspringt, das immer wieder durch Werbung, Düfte, optische Reize angeregt wird. Karikaturisten könnten geneigt sein, die Hölle des 21. Jahrhunderts als ein Feinkostgeschäft oder einen Fast-Food-Laden darzustellen.

Es ist nicht leicht, das leiseste Appetitsignal nicht gleich als Anlass zur Nahrungsaufnahme zu interpretieren. Bei Pu, dem Bären, heißt es: »Weil Honig zu essen etwas so Besonderes war, gab es einen Augenblick unmittelbar vor dem Essen, der besser war als das Kosten selbst, aber er wusste nicht, wie man das nannte.« Diese kindliche Freude, diese Erwartung des Bissens, das kurze kleine Glück des Kauens und Schmeckens, das ist oftmals die alles entscheidende Frage. Essen ist die schnellste und einfachste Form der Lustbefriedigung, die es gibt. Dummerweise aber auch die kürzeste.

Fit statt fett

Das Lustessen, das Snacken aus der Hand, passt zum äußerst hektischen Lebensstil. Die Leidtragenden sind vor allem die Kinder. Doch wenn Eltern nicht mehr in der Lage sind, gemeinsam mit ihren Kindern zu essen, wenn überlebenswichtige Kulturtechniken, das Wissen um körperliches Wohlbefinden, um Essen und Nährwert, Zusammensetzung und Zubereitung von Speisen in der Familie nicht mehr vermittelt werden, dann wird Ernährungserziehung zur öffentlichen Aufgabe. Einen Nachwuchs, der nur noch das Einhandessen gelernt hat und sich zielstrebig fett snackt, den können wir uns nicht leisten, das dürfen wir den Kindern nicht antun. Wer im globalen Wettbewerb mit Innovation und Kreativität bestehen will und muss, darf nicht vergessen, seine Kinder auch entsprechend zu erziehen und zu bilden.

Wollen wir künftige Generationen stark machen im Kampf gegen die Bauchringe, muss die Ernährungserziehung in Kindergärten und Schulen getragen werden. Das Wissen um gesundes Essen und seine Bedeutung für Körper und Geist, um die Produktion und Verarbeitung von Lebensmitteln muss wie Lesen, Schreiben und Rechnen zu den Kernkompetenzen gehören, die in der Schule vermittelt werden. Die Kinder lernen so viel Spannendes über große Planeten und kleine Moleküle. Aber über uns selbst, unser Essen und unser Kraftwerk Körper vermitteln wir dem Nachwuchs zu wenig. Es geht nicht darum, ein weiteres neues Schulfach zu schaffen, sondern ein Ernährungs- und Bewegungsbewusstsein als Querschnittsthema im Unterricht und der gesamten Schule zu installieren.

Essen neu lernen

Vielleicht können gerade Kinder ein paar wichtige Grundsätze zurück in die Familien tragen. Das Vier-Milliarden-Programm der Bundesregierung für den Ausbau von Ganztagsschulen und damit auch Schulküchen ist ein wichtiger erster Schritt. Von gesunder Verpflegung an Kitas und Schulen sind wir zurzeit noch weit entfernt.

Der schwere Weg zurück

Es ist sehr schwer für Übergewichtige, den Weg zurück zum Normalgewicht zu gehen, geschweige denn durchzuhalten. Deshalb muss die Adipositas unbedingt schon in der Kleinkinderzeit bekämpft werden. Denn es geht um Verhalten, um Angewohnheiten, um Lebensstile, und die verändert man umso einfacher, je früher man damit ansetzt. Die Therapie eines Fettleibigen, der Jahrzehnte mit seinem Speckmantel zu leben gelernt hat, ist weit mühsamer, teurer und seltener von Erfolg gekrönt als Prävention im Kleinkind- oder Grundschulalter.

Doch es fehlt eine adäquate Zahl vernünftiger Behandlungsmethoden und -möglichkeiten. Eine Untersuchung der Arbeitsgemeinschaft Adipositas im Kindes- und Jugendalter (AGA) über die Therapiemöglichkeiten für dicke Kinder in Deutschland ergab ein niederschmetterndes Ergebnis: zu wenig Plätze, kein Einbinden der Familie, keine Erfolgskontrolle. Für Eltern betroffener Kinder gibt es nun zwei Möglichkeiten: Entweder ignorieren sie das Problem, oder sie begeben sich in die Hände kommerzieller Diätanbieter, was man weder den Kindern noch den Geldbeuteln der Eltern wünschen kann.

Dicksein als Martyrium

Wir können uns nur schwer vorstellen, was es für ein Kind bedeutet, übergewichtig zu sein. Laut einer Studie der University of Medicine of New Jersey aus dem Jahr 2000 ist das Seelenleben eines adipösen Kindes vergleichbar mit dem eines jungen Krebspatienten, der sich einer Chemotherapie unterzieht. Dicke Kinder sind sozial, emotional und physisch extrem eingeschränkt. Sie verpassen deutlich mehr Unterricht als Normalgewichtige, sind depressiver oder überaus ängstlich. Nur die wenigsten Kinder trauen sich, über ihre Probleme mit dem Gewicht, die Hänseleien, das Gefühl des Alleinseins zu reden. Und es werden immer mehr.

Die Kehrseite der Medaille

Während die Prozentzahlen der Menschen, die in den Industrieländern immer dicker werden, wachsen, magern die Models, gut frisierte Seismographen globaler Schönheitstrends, ständig vor sich hin. Models haben

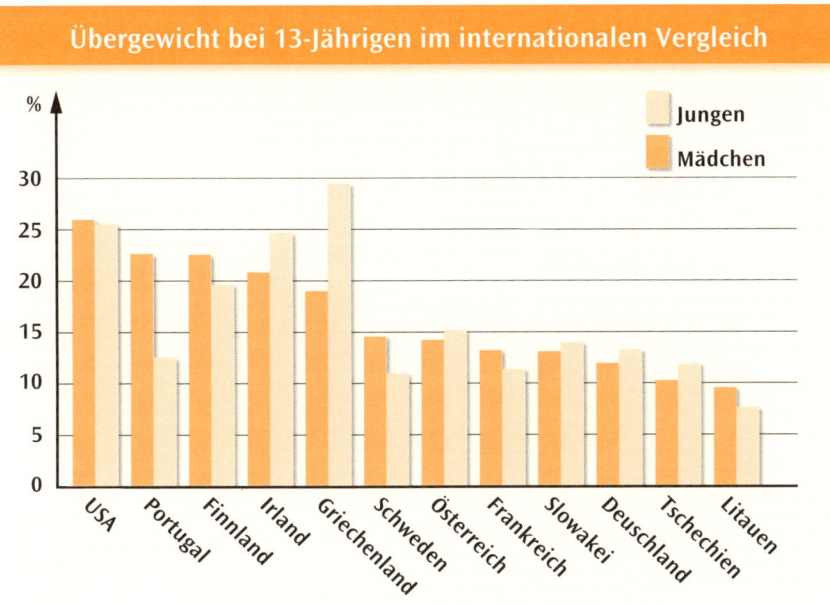

Übergewicht bei 13-Jährigen im internationalen Vergleich

in der Mehrheit einen unterdurchschnittlichen BMI, oftmals sind sie sogar krankhaft unterernährt. Aber Schlanksein ist erwünscht, eine gesellschaftliche Norm, die in Kultur und Werbung als erstrebenswert transportiert wird.

Vor allem deshalb sitzt bei vielen Frauen das schlechte Gewissen immer mit am Tisch. Im Mittelpunkt ihrer Lebensmittelauswahl steht nicht der Appetit auf Schmackhaftes, Genuss oder gar echter Hunger, sondern die Angst vor Kalorien. Sie achten beim Essen permanent auf ihr Gewicht. Viele denken, dass Erfolg und Glück im Leben davon abhängen, wie viel sie auf die Waage bringen.

Angst vor Kalorien

Der Diätwahn beginnt heute schon im Kinderzimmer: Jedes vierte Mädchen unter zwölf Jahren hat mindestens eine Schlankheitskur hinter sich. Wen wundert es da, dass die Zahl der Magersüchtigen ständig steigt? Auch dass der Nikotinkonsum gerade bei Mädchen erschreckend zunimmt, mag mit einer irrationalen und selbstzerstörerischen Magerlust zu tun haben. Und je mehr Waschbrettbäuche uns auf Werbeplakaten und in Männerzeitschriften präsentiert werden, desto mehr essgestörte junge Männer werden die Psychiatrien bevölkern.

Hungern als Sucht Die Wahrnehmung des eigenen Körpers ist bei Magersüchtigen verzerrt. Obwohl sie dürr sind bis auf die Knochen, halten sie sich für zu dick. Das Hungern wird zur Sucht: Es soll zu einem glücklicheren Leben führen und den fehlenden Selbstwert kompensieren. Der schwierige Weg heraus aus der Hungerfalle führt immer über ein klareres Selbstbild und ein besseres Selbstwertgefühl. Wie die Fettleibigen müssen auch die Dünnen lernen, auf ihren Körper zu hören und gut für sich selbst zu sorgen.

Gewicht und Herkunft

Wenn wir keinen gesellschaftlichen Konsens erzielen und nicht alle Anstrengungen unternehmen, Kinder früh an eine gesunde Ernährung zu gewöhnen, dann werden wir millionenfache Leidensgeschichten schaffen, die alle einem ähnlichen Drehbuch folgen: unzähligen Diäten, quälende Gymnastikstunden, Beratungen und ebenso viele Rückschläge und Demütigungen. Viele Übergewichtige haben die ganze Palette von Abnehmprogrammen durchlitten, für viele tausend Euro. Sie haben sich wochenlang von Diät-Drinks ernährt, das Fett weggelassen, jedes Kohlenhydrat oder beides zusammen, haben die Ananasdiät gemacht, die Kartoffeldiät, sie haben Atkins versucht und sich bei den Weightwatchers beklatschen lassen. Verschwunden sind Geld und Selbstwertgefühl. Nur das Gewicht ist geblieben.

Wie unendlich schwer es ist, ein einmal gesammeltes Übergewicht loszuwerden, weiß jeder, der sich nur einen Tag lang irgendeiner Diätfron unterworfen hat. Auch wenn uns die Zeitschriften mit großer Ausdauer erzählen, dass es jetzt garantiert eine Wunderdiät ohne Hungern gibt, so ist es im Prinzip seit Jahr und Tag dasselbe: Abnehmen funktioniert nur mit angemessenem Essen und Bewegung.

Doch das ist erst der Anfang: Um dauerhaft sein Gewicht zu halten, muss der Lebensrhythmus systematisch umgestellt werden. Wer das Essen als einzigen Freund, als einzige Belohnung und Trost kennen gelernt hat, für den bedeuten derlei Veränderungen mehr als nur den Verzicht auf Marzipan und Cola, sondern massive Eingriffe in einen komplexen Lebenslauf. Wer immer weniger soziale Kontakte und Freundschaften hat, sich auf die Einbahnstraße der Kommunikation begibt, per TV oder PC, für den ist es nach Jahren unendlich schwer, wieder ein soziales Wesen zu werden. Es sind überproportional viele Kinder aus sozial schwachen Schichten und Familien mit Migrationshintergrund, die diese Fähigkeiten nicht mehr lernen. Fettleibigkeit ist in Deutschland zu einem Zeichen von Armut geworden. Die Schuleingangsuntersuchungen zeigen es, Kinder aus finanziell schlecht gestellten und gerade aus Migrantenfamilien sind immer stärker betroffen als andere. Deshalb ist es eine zentrale Frage von Gerechtigkeit, dass wir uns dieses Themas annehmen.

Gewicht und Lebensstil

Bitte keine Moral

Wir sollten uns allerdings hüten, nun eine Moraldebatte zu führen zum Thema »Ist Dicksein nicht ein persönliches Versagen, ein Verhaltensproblem, Mangel an Disziplin?«. Denn Fettleibige haben genug Probleme, da brauchen sie nicht auch noch einen Schuldkomplex. Die Demütigungen gibt es ohnehin schon reichlich. Dem Populismus aber sind Tür und Tor geöffnet. Dicke haben keine starke Lobby, besonders nicht die Schwächsten unserer Gesellschaft.

Ein Bewusstseinswandel tut Not. Wichtig ist mir dabei vor allem, dass die wachsende Fettleibigkeit nicht als individuelles Problem, sondern in

Übergewicht und Gesellschaft seiner Ausrichtung als Bedrohung für das Gemeinwesen verstanden wird. Wir können zuschauen, bis es so weit ist wie in Amerika, oder wir beginnen jetzt, hier und heute, die Volkskrankheit Übergewicht zu bekämpfen. Denn nur wenn Politik und Industrie, Bürger, Gesundheits- und Bildungssystem, Sport und Eltern zusammenarbeiten, können wir diese Herausforderung meistern.

Eines steht allerdings jetzt schon fest: Schnelle Erfolge wird es nicht geben. Das Ess- und Bewegungsverhalten ist ein sehr widerspenstiger Gegner, zumal die Politik (zum Glück) kaum Einfluss darauf hat. Was wir brauchen, ist eine Art Mobilmachung. Wir müssen uns auf einen langen, zermürbenden Wettkampf um jedes Gramm einstellen, der uns sicher auch Rückschläge bescheren wird. Die Erfahrungen von Medizinern mit diesem Kampf stimmen alles andere als zuversichtlich. Andererseits wird das Problem mit jedem Tag, den wir warten, um einige Kilos größer und eine Lösung umso schwieriger. Umgekehrt gilt: Je eher wir anfangen, desto niedriger ist der Berg, den wir abtragen müssen. Jedes Pfund, das noch nicht auf unseren Rippen lastet, ist ein Erfolg.

Auf die Folgen schauen

Ist es überhaupt Angelegenheit der Politik, sich um die Gestaltung des Alltags von mündigen Bürgern zu kümmern? Die Linken wollen doch nur überall herumregulieren, höre ich die konservativen Kollegen mäkeln. Essen sei Privatangelegenheit der Menschen, wer sich wider besseres Wissen mäste, müsse auch mit den Folgen eigenverantwortlich klarkommen. Diese Kritiker verkennen natürlich, dass solche Menschen eines Tages der Vorwurf ereilen wird, der Allgemeinheit hohe Kosten zu verursachen.

Ist es nicht auch Aufgabe des Staates, bei grundsätzlichen Veränderungen des Lebensstils rechtzeitig eine öffentliche Debatte anzuzetteln über

Folgen und Kosten für das Individuum und das Gemeinwesen? Bei der Einführung einer neuen Technik sind uns heute die Technikfolgenabschätzung und aufwändiges Monitoring selbstverständlich. In einer Wissensgesellschaft brauchen wir auch dies: die Einschätzung der Folgen unseres modernen Lebensstils und die Entwicklung von Konzepten, die Schäden verhindern. Das heißt, die Wissensgesellschaft darf sich nicht nur mit Brain Drain oder Brain Gain beschäftigen, mit der Ab- oder Zuwanderung von Intellektuellen. Unser Ziel muss sein, unsere Kinder mitzunehmen, richtig auszubilden. Wir brauchen eine moderne, bewegungsaktive Stadt.

Wettkampf um jedes Gramm

Es geht hier also nicht nur um einzelne Schicksale, sondern um die Gemeinschaft. Die Folgekosten zahlt jeder Steuerbürger, jeder Unternehmer, jeder Krankenkassenbeitragszahler. Ist es wirklich demokratisch, Gewinne einer Technik zu privatisieren, Folgekosten aber auf die Gemeinschaft abzuwälzen? Es kann ja nicht damit getan sein, dass ein Gesundheitsminister, gleich, welcher Partei, ausschließlich damit befasst ist, den Kosten hinterherzurennen, dass eine Familienministerin nur Kindergeld auszahlt und eine Ernährungsministerin nur tätig wird, wenn MKS und BSE unsere Tiere befallen.

Wenn es eine zentrale Aufgabe von Politik ist, weit reichende Gerechtigkeit bei den Startchancen ins Leben zu schaffen, dann gehört es sicher dazu, Wissen und Fähigkeiten zu vermitteln, die mit hinreichender Bewegung und vernünftiger Ernährung zu tun haben. Denn wer dick in die Schule kommt, wird wahrscheinlich auch dick durchs Leben gehen. Und damit fangen wir am besten in der Vorschulerziehung an und setzen es in der Schule fort. Fettleibigkeit ist nämlich auch ein Bildungsproblem.

Ansonsten droht uns ein Kulturkampf, der nur Verlierer kennt. Es wird einen erbitterten Streit geben zwischen denen, die an der Entwicklung verdienen, und denen, die darunter leiden. Wie bei der Prohibition oder dem Tabakverbot am Anfang des vergangenen Jahrhunderts wird es nicht nur um Gesundheit gehen, sondern um Größeres, um Grundrechte, um

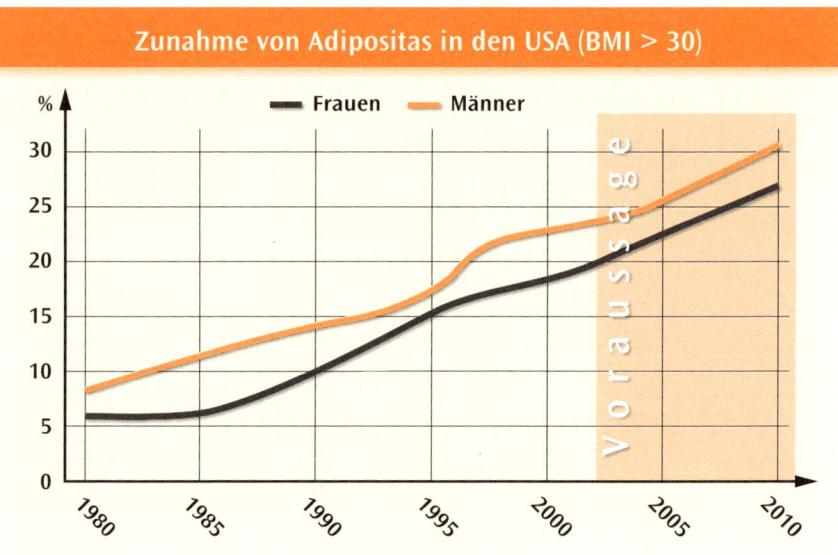

die Aufgaben des Staates und, wie immer bei den ganz großen Themen, auch um das Verhältnis von Bürgern und Gemeinschaft, von Rechten und Pflichten.

Das klingt allerdings leichter, als es ist. Obgleich Mediziner, Ernährungswissenschaftler, Sportexperten und Nahrungsmittelproduzenten nie mehr forschten und wussten über die komplexen Abläufe zwischen **Ein** Essen, Bewegen und Zunehmen, scheint es doch unendlich schwer zu **mühsamer** sein, einer immer schneller fortschreitenden Gewichtszunahme Herr zu **Kampf** werden. »Selbst wenn wir heute alles richtig machten, um diesen Trend zu stoppen, würde es die weitere Ausbreitung in den nächsten zehn Jahren kaum ändern«, fürchtet Van Hubbard, Direktor beim US-Institut für die Koordinierung der Ernährungsforschung. George Blackburn, Ernährungsexperte an der Harvard Medical School, sieht die Lage noch düsterer. Angesichts der Steigerungsraten habe es den Anschein, »als verlören wir hier eine Schlacht, Fettleibigkeit vorzubeugen oder zu bekämpfen«.

Standortvorteil Gesundheit

Ich bin da optimistischer. Unsere Kampagnen, angefangen bei »Trimm Dich« bis zu derjenigen gegen Aids, haben bewiesen, dass wir Dinge bewegen können, sogar uns selbst.

Eine neue Bewegung

Deutschland hat die Chance, sich als ein Standort zu positionieren, der eine neue Zivilisationskrankheit, welche die ganze Erde erfassen wird, am ehesten und effektivsten in den Griff bekommen hat. Nach der PISA-Studie ist alle Welt nach Finnland gepilgert, um ein modernes und effektives Bildungssystem zu bestaunen. Warum setzen wir uns nicht zum Ziel, jenes Land zu werden, das weltweit führend ist in Fragen der individuellen und allgemeinen Gesundheit, das der Epidemie Adipositas ein neues und ganzheitliches Konzept entgegensetzt? Wer, wenn nicht wir?

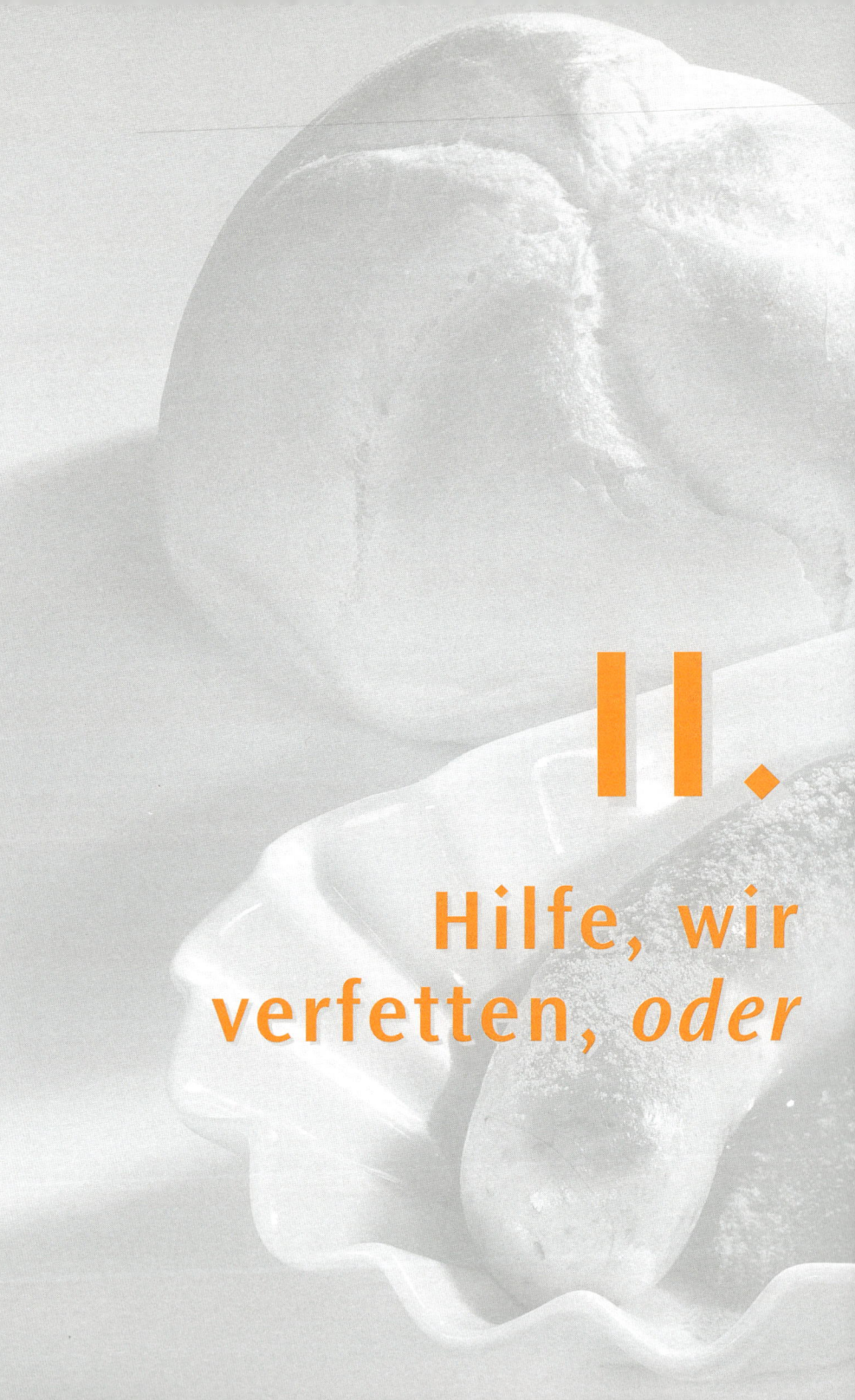

II.

Hilfe, wir verfetten, *oder*

Wie sich zunehmend Gewicht in unser Leben schleicht

Der Sitz war zu schmal für ihn, er hatte entweder zwei Tickets kaufen müssen, oder die Fluggesellschaft war so kulant gewesen, neben ihm einen Platz frei zu lassen. In den USA kämpfen Fluglinien gerade mit den Verbänden der Übergewichtigen um die Frage: Darf die Airline für diese Passagiere zwei Tickets verlangen oder muss sie den ausufernden Hüften ihrer Fluggäste entgegenkommen und die Sitze verbreitern, was natürlich auch wieder höhere Preise bedeuten würde?

Es gibt für Übergewichtige viele Aktivitäten des täglichen Lebens, die zur Schwerstarbeit geraten. Oftmals dauert es viele Jahre, bis die 30 000 Fettzellen manchmal gar das Zehnfache ihrer eigentlichen Größe erlangt haben. Nachdem sie kontinuierlich mehr Energie aufgenommen hatten, als sie brauchten. Irgendwann dann hat der Körper sogar zusätzliche Fettzellen aktiviert, die Präadipozyten. In früheren Zeiten hätte dieser Körper das Überleben gesichert, weil er offenbar besonders gut überschüssige Energie für schlechte Zeiten einlagern kann. Doch heute erweist sich die Speicherfähigkeit als Fluch. Die Vorräte schwellen an, werden aber nicht verbraucht. Fett ist ein eigensinniges Zeug, zickig und unberechenbar, aber auch sehr anhänglich. Es ist nicht nur träge, sondern eine durchaus schlaue Masse. Es schützt und polstert, es regelt unser Wohlbefinden, es ist verbunden mit dem Gehirn, es will am Körper bleiben. Fett ist nicht leicht wegzukriegen. Und das ist das Unangenehme.

Dicksein ist eine Quälerei

Der Mann im Flugzeug muss unzählige Warnungen von Ärzten, die zarten Hinweise seiner Freunde und die deutlicheren seiner Familie überhört haben, er wird Diäten und Trimmprogramme ausprobiert haben, vielleicht hat er sich schon operieren lassen. Wahrscheinlich leidet er an Diabetes und Herz-Kreislauf-Problemen, wird öfter zum Arzt gehen, häufiger im Job fehlen als Normalgewichtige; dass er mit psychischen Problemen zu kämpfen hat, ist wahrscheinlich. Dick ist keiner gern in einer Welt der »Waschbrettbäuche«. Der seelische Druck, der auf den Vertretern der Generation XXL lastet, ist groß. Wie stark muss die Macht des Appetits sein, wenn er alle diese schweren Probleme übertönt?

Der Fluggast winkte die Stewardess heran. »Could I have a belt extension, please?« Die Flugbegleiterin nickte, ohne die Miene zu verziehen. *Belt extension*, was mochte das sein? Sekunden später war alles klar. Die Stewardess kam mit einem Stück Sicherheitsgurt von einem guten Meter Länge, an einer Seite mit Schnalle, an der anderen mit einem Clip versehen, um den ohnehin schon weiten normalen Gurt noch zu verlängern.

Absturz wegen Übergewicht Der Fluggast gehört zu jenem Drittel Amerikaner, das an Fettleibigkeit, *obesity*, leidet. Ein weiteres Drittel der amerikanischen Bürger ist auf dem besten Weg in die Superschwergewichtsklasse, denn sie sind schon übergewichtig.

Fairerweise müssen wir die Begriffe sauber trennen. Fettleibige, das ist die Risikogruppe, die mit großer Wahrscheinlichkeit an ernährungsbedingten Leiden erkranken wird. Übergewicht ist dagegen nicht zwangsläufig gesundheitsgefährdend. Mit ein paar Pfund zu viel kann jemand fitter und fröhlicher sein als ein träger Magerer. Allerdings weisen viele Studien darauf hin, dass ein Übergewichtiger dazu neigt, mit den Jahren immer runder zu werden, also eines Tages fettleibig. Insofern kann Übergewicht ein erster Schritt auf dem Weg zum Gesundheitsrisiko sein.

Den übergewichtigen Passagieren zuliebe hat die amerikanische Flugaufsichtsbehörde eine neue Gewichtsberechnung für Flugzeuge eingeführt. Seit Dezember 2003 muss der Kapitän pro Passagier 10 Pfund mehr veranschlagen. 180 amerikanische Pfund inklusive Kleidung und Handgepäck sind nicht mehr zeitgemäß. Den Ausschlag für diese Entscheidung gab der Absturz einer kleinen Beech 1900 im Jahre 2003 in North Carolina, die gleich nach dem Start ins Trudeln geriet, weil

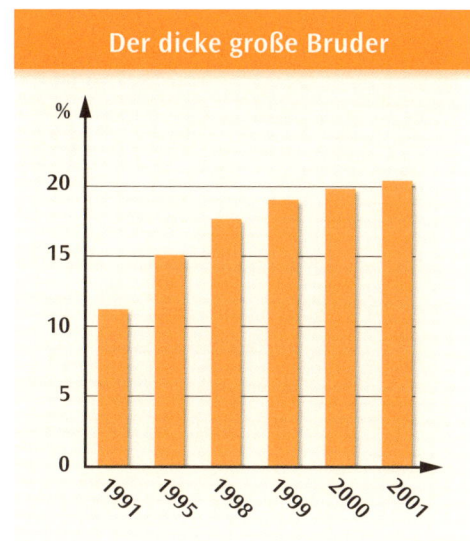

Adipositas unter erwachsenen Amerikanern

sie offenbar überladen war – nicht mit Fracht, sondern mit kräftig gebauten Fluggästen.

Nach übereinstimmender Meinung führender Mediziner, Institute und selbst der US-Regierung ist Übergewicht inzwischen mehr als eine Volkskrankheit. Es hat die Ausmaße einer Epidemie erreicht, stellte das U.S. Center for Disease fest. Im Land der Vielfress-Wettbewerbe – der Rekord für 4 Kilogramm Mayonnaise liegt bei acht, der für 168 Austern bei zehn, der für 50 Hotdogs bei zwölf Minuten – verschlingt die Behandlung der Folgen von Fettleibigkeit um die 120 Milliarden Dollar jährlich, vor allem für Diabetes, Bluthochdruck, Herzleiden, Gicht und Osteoporose. Andere Schätzungen sprechen von 100 Milliarden Dollar.

Und die Amerikaner nehmen immer schneller zu. Von 1999 auf 2000 erhöhte sich die Quote der übergewichtigen Erwachsenen von 56 auf 65 Prozent, die Gruppe der extrem Fettleibigen wuchs von 3 auf 5 Prozent. Laut der Studie »Size USA« – einer regelmäßigen anthropometrischen Studie im Auftrag der Bekleidungsindustrie – haben sehr viele Amerikanerinnen ihre Taille verloren und ihre Gestalt verändert.

Unter afroamerikanischen Frauen ist bereits jede zweite fettleibig, jede siebte sogar extrem. Hält die Entwicklung an, wird es in ein, zwei Generationen kaum mehr einen normalgewichtigen Amerikaner geben. *Belt extensions* könnten also zum Normalfall werden.

USA – die versteuerte Taille

In Rekordzeit ist das wachsende Übergewicht zu einem politischen, wirtschaftlichen und sozialen Problem geworden. Mein Kollege Hans Eichel würde sagen, dass aus einem flüchtigen Trend dann eine stabile Entwicklung geworden ist, wenn er sich im Steuerrecht niederschlägt.

In den USA ist es so weit: Dort kann man Kosten für eine Abmagerungskur steuerlich geltend machen, wenn sie von einem Arzt verschrieben wurde. Der Staat will gesunde Bürger, die leistungsfähig sind und keine unplanmäßigen Kosten verursachen. Keine Zeitung, kein Magazin, kein TV-Sender, der nicht Titelstorys zur bedrohlich schwellenden Taille der Weltmacht gebracht hätte. Denn eine stetig Gewicht zulegende Gesellschaft bedeutet mehr als explosionsartig wachsende Kosten, sie bedroht die Zukunft eines Landes, ökonomisch, gesundheitlich, sozial und kulturell.

Der Präsident hat das Thema zur Chefsache gemacht und die landesweite Aktion »HealthierUS« gestartet. Im Land, in dem die Frittenportionen enorme Ausmaße haben, werben Regierungsstellen plötzlich für fünf bis neun Portionen Obst oder Gemüse täglich, Gesundheitsminister **30 Minuten** Thommy Thompson predigt 30 Minuten Sport am Tag und geht mit **Sport** gutem Beispiel voran. Zeigt sein Schrittzähler am Gürtel abends weniger **am Tag** als 10 000 an, marschiert er angeblich noch ein paar Runden um den Block. Dicksein ist angeblich sogar schon Karrierehemmnis im Weißen Haus. Schlank = fit = mächtig, das galt bereits bei Präsident Herbert Clark Hoover. Der ließ seine Mitarbeiter morgens um sieben auf dem Rasen zu einem Spiel namens Hoover-Ball antreten, bei dem ein 5 Kilogramm schwerer Ball über ein mehr als 2 Meter hohes Netz gewuchtet werden musste.

In Washington greift der Tugendterror blitzschnell um sich. Condoleeza Rice lässt verbreiten, sie gehe schon morgens um fünf an die Kraftmaschine, Thompson quält seine Leute mit der ständigen Frage: »Wie viel haben Sie schon abgenommen?«, und Donald Rumsfeld klagt, dass er die von Thompson vorgeschriebene Schrittzahl nicht einhalten kann. First Lady Laura Bush schließlich tourt unermüdlich durch die Schulen, um für Bewegung und gesünderes Essen zu werben. Eine gewaltige Aufgabe.

Rumsfeld hat ein Problem

USA ist überall

Lange Jahre haben wir geglaubt, der US-Lebensstil hätte nichts mit unserem gemeinsam. Wer nach einer Reise in den USA gefragt wurde, was ihm aufgefallen sei, antwortete fast immer: »Unglaublich viele Dicke.« Doch mit der Volkskrankheit Übergewicht ist es wie mit Hamburgern und Soft Drinks, Frisbeescheibe und Skateboard, Videorecorder und Fernbedienung: Früher oder später erwischt es auch uns – garantiert.

Beim Thema Übergewicht sollten wir uns nicht allzu viel auf unsere vermeintlich anderen europäischen Gewohnheiten einbilden. Auch hier beginnt es so wie vor ein paar Jahren in den USA. Erst finden sich in den Zeitungen und im Fernsehen immer mehr Meldungen über vermehrten Fernsehkonsum, über zunehmendes Kindergewicht, verändertes Freizeitverhalten, über Studien, die richtige Ernährung und Diätstress untersuchen, über die Anfälligkeit von Dicken für Herz-Kreislauf-Probleme, über den Mann in Hamburg, der mit seinen 350 Kilogramm nicht mehr aus dem Bett kam und mit einem Kran über den Balkon seiner Wohnung im zweiten Stock von der Feuerwehr abgeseilt werden musste, schließ-

Was der Mikrozensus über die Deutschen verrät

Zu berücksichtigen ist, dass die Befragten eigene Angaben machten und nicht vermessen wurden. Ein Viertel verweigerte die Antwort. Wer antwortete, neigte dazu, die Größe um einige Zentimeter zu über-, das Gewicht um 2 bis 3 Kilogramm zu unterschätzen.

Berliner sind schlanker

◆ Im Mai 2003 waren die deutschen Männer im Durchschnitt 1,77 Meter groß und 81,8 Kilogramm schwer, was einen BMI von 26 und damit leichtes Übergewicht bedeutet. Frauen waren 1,65 Meter groß und 67,3 Kilogramm schwer. Mit einem BMI von 24,7 lagen die Frauen gerade noch im Normalbereich. Damit hatten Männer seit 1999 bei konstanter Durchschnittsgröße um 1 Kilogramm zugelegt, Frauen um 0,6 Kilogramm.

◆ Männer erreichen ihr höchstes durchschnittliches Körpergewicht (84,2 Kilogramm) im Alter zwischen 45 und 50 Jahren, Frauen im Alter von 65 bis unter 70 Jahren (71,2 Kilogramm).

◆ Im Mai 2003 war fast jeder zweite Erwachsene übergewichtig (49 Prozent): ein Prozentpunkt mehr als 1999. Starkes Übergewicht hatten 13 Prozent. In allen Altersgruppen waren Männer häufiger übergewichtig als Frauen. Insgesamt waren 58 Prozent der Männer und 41 Prozent der Frauen übergewichtig. Starkes Übergewicht lag bei 14 Prozent der Männer und 12 Prozent der Frauen vor.

◆ Übergewicht ist bei jungen Erwachsenen weit verbreitet. Bei den 20- bis unter 25-Jährigen war jeder vierte Mann (25 Prozent) und jede sechste Frau (16 Prozent) übergewichtig.

◆ Im Alter nimmt Übergewicht deutlich zu. Bei den 65- bis unter 70-jährigen Männern mit fast drei Vierteln (74 Prozent) und bei den 70- bis unter 75-jährigen Frauen mit knapp zwei Dritteln (62 Prozent) werden die Spitzenwerte erreicht.

◆ Gut die Hälfte der Frauen (55 Prozent) und 41 Prozent der Männer waren normalgewichtig. Untergewicht ist bei Frauen mit 4 Prozent und bei Männern mit 1 Prozent anzutreffen. Am stärksten ist ein BMI von unter 18,5 bei Frauen im Alter von 18 und 19 Jahren anzutreffen (13 Prozent).

◆ Die Verteilung von Unter-, Normal- und Übergewicht nach dem Familienstand zeigt starke geschlechtsspezifische Unterschiede. Verheiratete und verwitwete Männer sind zu zwei Dritteln (66 bzw. 65 Prozent) übergewichtig, ledige Männer nur zu 38 Prozent. Auch bei den Frauen sind Verwitwete überdurchschnittlich betroffen (54 Prozent), gefolgt von Verheirateten mit 44 Prozent. Wie bei den Männern ist der Anteil bei ledigen Frauen am geringsten (23 Prozent). In dieser Gruppe ist mit 8 Prozent ein bemerkenswerter Anteil an Untergewichtigen zu finden.

◆ Die Verbreitung von Übergewicht unterscheidet sich in regionaler Hinsicht. In den Stadtstaaten Hamburg und Berlin lag der Anteil mit 42 und 43 Prozent am niedrigsten, in Sachsen-Anhalt und Thüringen mit 54 sowie in Mecklenburg-Vorpommern mit 56 Prozent am höchsten.

◆ Die Beteiligung am Erwerbsleben scheint Einfluss auf das Körpergewicht zu haben. Erwerbstätige wiesen mit 45 Prozent einen geringeren Anteil als Erwerbslose (51 Prozent) und Nichterwerbspersonen (55 Prozent). Erwerbstätige Frauen haben nur zu 32 Prozent Übergewicht, Männer zu 55 Prozent. Auch bei Berufsgruppen gibt es deutliche Unterschiede: Bergleute lagen mit 69 Prozent vorn, Sprechstundenhilfen mit 23 Prozent am Ende der Skala.

◆ Kranke und Unfallverletzte sind häufiger übergewichtig.

◆ Ehemalige Raucher hatten zu 70 Prozent einen BMI größer als 25, Ex-raucherinnen waren zu 43 Prozent übergewichtig, Raucherinnen zu 32 Prozent und Nie-Raucherinnen zu 44 Prozent.

Quelle: Statistisches Bundesamt

Thüringer sind dicker

lich Juxe wie »Die dicken Kinder von Landau«, denen Harald Schmidt ein schwergewichtiges Denkmal setzte.

Diese Meldungen ergeben schon bald einen Trend, denn es stellt sich heraus, dass all die verstreuten Nachrichtenschnipsel ein und dieselbe Ursache haben: Die Deutschen essen und trinken zu viel. Die Entwicklung ist schleichend. Und am liebsten möchten wir auch darüber nicht reden. Beim Mikrozensus, der regelmäßigen Umfrage der Bundesregierung zu Lebensverhältnissen und Befinden ihrer Bürger, verweigert ein Viertel die Antwort auf die Frage nach dem Körpergewicht.

Jahresringe und Hüftringe

Doch Ignorieren hilft nicht. Die 40 000 Kilogramm und 52 000 Liter, die wir im Laufe eines Lebens durch unsere Körper schleusen, bieten mehr Energie, als unser Körper braucht. Die Folgen sehen wir jeden Sommer im Schwimmbad. Ein Baum legt Jahresringe an, Überflussbürger sammeln Hüftringe ...

Nie war der Appell richtiger und wichtiger, die Deutschen sollten den Gürtel etwas enger schnallen oder sich wieder mehr bewegen. Denn im europäischen Vergleich liegen wir gemeinsam mit den Briten an vorderster Stelle. Aber auch in den Entwicklungs- und Schwellenländern zeigt ein veränderter Lebensstil in den Städten seine Folgen. War Übergewicht in China wegen des traditionell gemüselastigen Speiseplans fast unbekannt, sind heute bereits 18 Prozent der Chinesen übergewichtig, vor allem in den Städten. Kinder werden auf *Fat Farms* zum Zwangsabspecken geschickt. In Indien stehen Diabetes und Herz-Kreislauf-Beschwerden gegen die traditionellen Mangelkrankheiten. Ob Australien, Kuwait, Panama, Ägypten oder Russland, überall wachsen die Bäuche, insbesondere bei Kindern.

Das Jahr 2000 war ein historisches, denn erstmals in der Geschichte der Menschheit übertraf die Zahl der Übergewichtigen die der Untergewichtigen.

Bei den Arbeiten zu diesem Buch habe ich mich natürlich etwas kritischer als sonst im Spiegel angeschaut: 61 Kilogramm auf 164 Zentimeter,

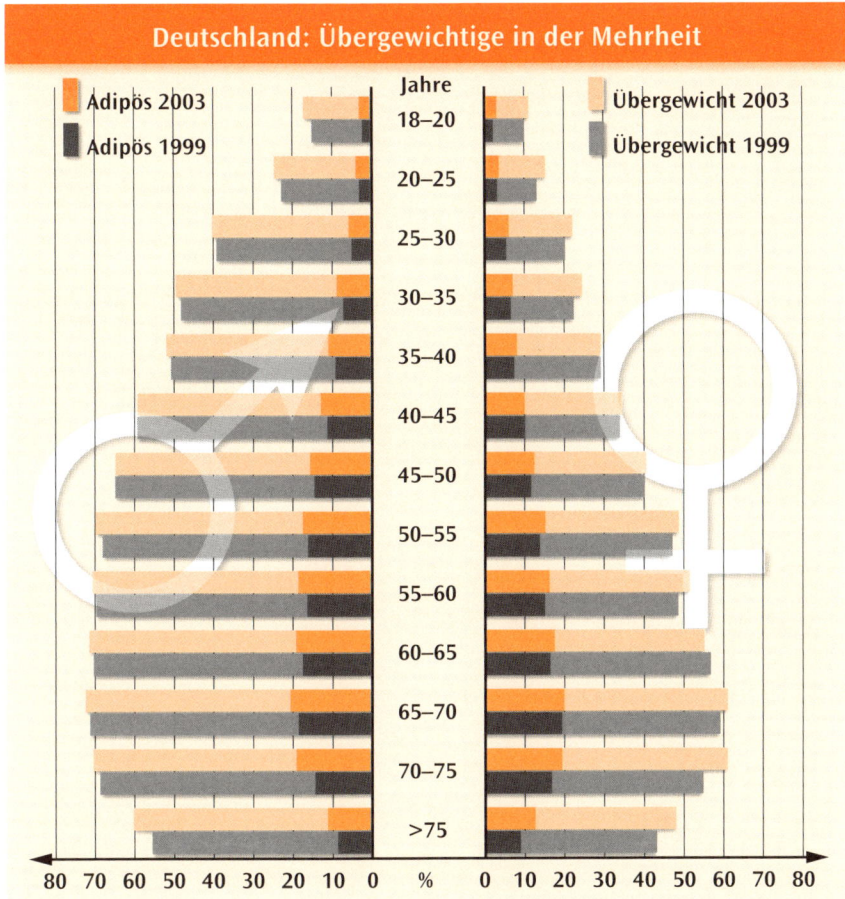

Deutschland: Übergewichtige in der Mehrheit

Adipös 2003   Übergewicht 2003

Adipös 1999   Übergewicht 1999

Jahre: 18–20, 20–25, 25–30, 30–35, 35–40, 40–45, 45–50, 50–55, 55–60, 60–65, 65–70, 70–75, >75

80 70 60 50 40 30 20 10 0   %   0 10 20 30 40 50 60 70 80

Anteil der Männer und Frauen mit Übergewicht oder Adipositas in der jeweiligen Altersgruppe

damit gehöre ich glücklicherweise noch zur Gruppe der Normalgewichtigen. Und das ist nicht einfach als Ministerin für Verbraucherschutz, Ernährung und Landwirtschaft. Denn auf fast jedem Termin erwartet mich ein Sortiment Häppchen. Im seltensten Fall ist es ein Obstkorb, doch häufig gibt es fettreich belegte Brote, vielgängige Menüs und dazu Wein.

Manchmal glaube ich, dass der Teufel in Wirklichkeit ein Zuckerbäcker ist und das Schlaraffenland seine Hölle ...

In drei Minuten zum BMI

Apfelform oder Birnenform

Ob man mit dem eigenen Gewicht im grünen Bereich ist, lässt sich relativ einfach ermitteln. Früher wurde das Normalgewicht mit der so genannten Broca-Formel berechnet: Körperlänge minus 100. Aber das entpuppte sich als ungenaue Methode. International verbreitet ist heute der »Body-Mass-Index« (BMI). Man teilt das Gewicht in Kilogramm durch das Quadrat der Körpergröße in Metern. Für einen Menschen von 80 Kilogramm Gewicht und 1,80 Metern Größe bedeutet dies: 80 : 3,24 (1,80 × 1,80) = 24,691, gerundet 24,7. Das ist in Ordnung, gerade noch. Ab einem BMI von über 25 spricht die Weltgesundheitsorganisation WHO von Übergewicht, andere bei einem BMI über 27. Ab 30 beginnt Fettleibigkeit oder Adipositas Grad I, mit einem BMI von 35 ist die Rede von Fettsucht oder Adipositas Grad II. Alles ab einem BMI von 40 gilt als extreme Fettsucht oder Adipositas Grad III. In den USA mussten gerade Grad IV und V eingeführt werden, weil es mittlerweile so viele Adipöse gibt, die mit Grad III nicht mehr erfasst werden können. Das sind dann beispielsweise Männer, die bei einer Körpergröße von 180 Zentimetern über 200 Kilo auf die Waage bringen.

Eine einfachere Messmethode ist der Hüftumfang, der bei Männern nicht mehr als 102 und Frauen nicht über 88 Zentimeter betragen sollte.

Normalgewicht, Übergewicht, Fettleibigkeit			
BMI/Körpergröße	*1,70 m*	*1,80 m*	*1,90 m*
25 (bis hier normal)	72 kg	81 kg	90 kg
30 (bis hier Übergewicht)	87 kg	97 kg	108 kg
40 (bis hier Fettleibigkeit)	116 kg	130 kg	144 kg

Alles über einem BMI von 40 gehört zur krankhaften Fettsucht.

Fast ein Viertel der Deutschen hat bereits einen BMI von über 30, ist also nicht mehr nur übergewichtig, sondern adipös und nach Definition der WHO krank.

Übergewicht ist eine tückische Volkskrankheit. Sie kommt langsam und leise, Schokoriegel für Schokoriegel, die Folgen stehen in keinem unmittelbaren Zusammenhang mit der Nahrungsaufnahme, die Signale sind anfangs leicht zu ignorieren. Wer mit nassen Haaren durch den Herbstwind läuft, wird sich erkälten, und zwar sofort. Wer täglich Soft Drinks, Zuckerriegel, Tiefkühlpizza und einen Liter Schokoladeneis verdrückt, wird erst einmal gar nichts spüren, außer einem Magengrummeln vielleicht. Man gewöhnt sich daran, jedes Jahr die Hose eine Nummer größer zu kaufen. Man kann jahrelang vor sich hin wuchern, ein paar Lebenslügen erfinden, die Waage in den Müllcontainer werfen ...

Waage in den Mülleimer

Apfel- oder Birnenfigur

Doch die Folgen kommen, garantiert. Sie unterscheiden sich nur marginal, je nachdem, ob man zum androiden Typus gehört, bei dem sich das Fett in der Körpermitte zur Apfelform sammelt, oder zum gynoiden Typus, bei dem sich das Fett am Körper entlang verteilt und eher eine Birnenform bildet. Adipöse Menschen werden sich mit großer Wahrscheinlichkeit früher oder später mit einer ernährungsbedingten Krankheit herumschlagen müssen.

Fakt ist zudem, dass Dicke schlechtere Chancen im Beruf haben. Die ersten Unternehmen beginnen bereits, fettleibige Mitarbeiter mit massivem Druck zum Abnehmen zu bewegen. So wurde ein 177 Kilogramm schwerer Mann von seinem Arbeitgeber, der australischen Post, ohne Lohnfortzahlung zwangskrankgeschrieben. Er darf erst zurückkommen, wenn er 40 Kilo abgenommen hat. Eine Schleifpapierfirma in Missouri bietet ihren Angestellten eine regelmäßige Zahlung von 100 Dollar zu-

Typische Risiken der Übergewichtigen

Ablagerungen in den Adern

◆ *Bluthochdruck:* Je höher der BMI, desto höher der Blutdruck, der koronare Herzerkrankungen und Arteriosklerose begünstigt, also Gefäßverengung. Überschüssige Fette bilden Entzündungsstoffe, die die Arterienwände angreifen. Zudem entstehen so genannte Advanced Glycation Endproducts (AGE), die sich mit Kalk, abgestorbenen Immunzellen und Fett an den Gefäßwänden ablagern. Das Herz muss schwerer arbeiten, um das Blut durch die enger werdenden Adern zu pressen.

◆ *Diabetes Typ 2:* Schon bei einem BMI zwischen 23 und 25 steigt das Risiko bei Frauen deutlich, bei einem BMI über 30 liegt es um das Dreißigfache höher als bei Normalgewichtigen. Insulin, das die Verwertung von Nährstoffen steuert, versagt seinen Dienst. Glukose wird nicht mehr in die Zellen transportiert, sondern schwimmt im Blut. Das Risiko steigt mit der Dauer der Adipositas und liegt bei einem Bierbauch, den die Wissenschaft als androide Fettverteilung bezeichnet, höher als bei Hüftspeck, genannt gynoide Fettverteilung. Diabetes gehört zu den sich am schnellsten verbreitenden Krankheiten und ist im Begriff, in Entwicklungsländern die klassischen Infektionskrankheiten abzulösen. Die Krankheit verläuft selten tödlich, führt jedoch zu Erblinden und macht zuweilen Amputationen nötig.

◆ *Gallenblasenerkrankungen:* Adipöse leiden signifikant häufiger unter Gallensteinen.

◆ *Gehirn:* Der hohe Blutdruck schlägt sich aufs Gedächtnis nieder, die Konzentration leidet. Lösen sich Gerinnsel, kann es zu einem Schlaganfall kommen, der Übergewichtige doppelt so häufig trifft.

◆ *Gicht:* Adipöse Menschen produzieren vermehrt Harnsäure, die sich in den Gelenken ablagert.

◆ *Herzkrankheiten:* Die Studien, die von einem BMI von 25 als Obergrenze für das Normalgewicht ausgehen, sagen, dass bei einem BMI von 25 bis 29 das Risiko eines Herzinfarkts doppelt so hoch ist wie beim Normalgewichtigen. Mit jedem Anstieg des BMI um 10 Prozent steigt die Infarktwahrscheinlichkeit um 20 Prozent. Wer überdies noch raucht, kann von Glück reden, wenn er einem Infarkt überhaupt entgeht.

◆ *Immunsystem:* Randvolle Fettzellen produzieren etwa zehnmal mehr Entzündungsstoffe als leere Zellen. Entzündung macht die Fettablagerungen in den Arterien instabil. Sie platzen leichter auf, was einen Gefäßverschluss in Form von Herzinfarkt oder Schlaganfall zur Folge haben kann. Messen kann man die Entzündung über den TRP-Spiegel im Blut. Diese Untersuchung wird von den Krankenkassen nicht übernommen, ist allerdings vergleichsweise preiswert.

◆ *Lebenserwartung:* Ab einem BMI von 30 steigt das Mortalitätsrisiko deutlich an, es liegt für Männer höher als für Frauen. Ursache sind meist koronare Herzerkrankungen. Chronische Krankheiten, die in der Regel auf eine Fehlernährung zurückzuführen sind, gehören in den Industrienationen zu den herausragenden Todesursachen. Fettleibigkeit, so lautet die Faustregel, macht den Körper um zwanzig Jahre älter, ein dicker Dreißigjähriger ist also bestenfalls so fit wie ein schlanker Fünfzigjähriger.

Fett macht älter

◆ *Metabolisches Syndrom:* Fallen Bluthochdruck, erhöhte Zucker- und Blutfettwerte zusammen, spricht man vom metabolischen Syndrom oder »Syndrom X«, einem Stoffwechselchaos: Muskel-, Fett- und Leberzellen kapitulieren vor jahrelanger Energieschwemme, indem sie einfach »dichtmachen«.

◆ *Krebs:* Hormonale Veränderungen durch das Körperfett führen zu erhöhtem Krebsrisiko, bei adipösen Frauen liegt es um 50 Prozent, bei Männern um 33 Prozent höher. Tumoren bilden sich vor allem an Speiseröhre, Dickdarm, Brust, Gebärmutter und Nieren. Die Hälfte der Brustkrebsfälle bei Frauen nach dem Klimakterium soll auf Übergewicht zurückgehen. Laut einer US-Studie ist bei jedem sechsten Krebstoten die Ursache Übergewicht (E. E. Calle et al., *New England Journal of Medicine* 2003, 348 [17]).

◆ *Orthopädische Probleme:* Übermäßiges Körpergewicht begünstigt Arthrose im Kniegelenk, durch die Verlagerung des Körperschwerpunkts wird die Wirbelsäule strapaziert und das Hüftgelenk belastet. Auch die Füße werden stark beansprucht.

◆ *Psychosoziale Komplikationen:* Übergewicht ist oftmals ein Problem für eine Ehe oder Partnerschaft, der soziale Aufstieg ist für Übergewichtige schwerer, die Zahl von Angststörungen und Depressionen liegt deutlich höher als bei Normalgewichtigen. Dieses Thema ist weithin tabu und bedarf noch der Erforschung.

◆ *Schlaganfall:* Das Risiko korreliert eindeutig mit dem Gewicht. Bei einem BMI von 30 liegt es ungefähr doppelt so hoch wie beim Normalgewichtigen.

◆ *Schlafapnoe:* Damit sind gewichtsbezogene Atemstörungen vor allem im Schlaf gemeint, die von Fetteinlagerungen in Rachen und Schlund herrühren. Zudem quetschen Fettdepots nachts die Lunge ab. Die unruhige und sauerstoffreduzierte Nachtruhe führt über die Jahre zu ernsthaften Störungen verschiedener Körperfunktionen. Alarmsignal ist eine fortgesetzte Tagesmüdigkeit.

◆ *Stoffwechselstörungen:* Übergewicht begünstigt einen höheren Spiegel von Triglyzeriden, die wiederum das »gute« HDL-Cholesterin senken, das einen Schutzeffekt im Körper übernimmt. Zugleich werden aus den Fettmassen Fettsäuren freigesetzt, die den Anstieg des »bösen« LDL-Cholesterins bewirken.

Dicke verdienen weniger sätzlich, wenn sie nicht zunehmen. Eine Krankenversicherung in Oklahoma richtet Weightwatcher-Kurse für ihre Beschäftigten ein. Ford, Pepsi und IBM haben ihre Fitnessangebote ausgeweitet. In manchen Firmen gibt es schon regelrechtes Wettabnehmen: Die Abteilung, die am meisten Pfunde pro Kopf verliert, wird mit einem Bonus belohnt. Das bedeutet im Umkehrschluss aber auch: Wer dick bleibt, verdient weniger und wird mit wachsender sozialer Ächtung leben müssen. Der Druck wird enorm.

Würde Kohl heute noch Kanzler?

Ich bin fest davon überzeugt, dass sich auch die Symbolik politischer Macht verändert hat. Früher flößten dicke Herrscher wie der König von Tonga den Menschen Vertrauen ein. Heute ist das anders. Eine wohlgerundete Silhouette würde nicht mehr als Symbol für Gelassenheit und Sicherheit wahrgenommen, sondern als Zeichen von Trägheit. Die Menschen wollen drahtige Volksvertreter. Anders als früher haben wir heute ein sportliches Bundeskabinett.

Dass Dicksein auch in Deutschland eher als Karrierebremse wirkt, kann man daran ablesen, dass in politischen, ökonomischen und gesellschaftlichen Führungspositionen im Vergleich zu früheren Jahren kaum mehr Übergewichtige anzutreffen sind, gerade so, als seien die auf dem Weg nach oben stecken geblieben. Im deutschen Internetforum für Dicke tauschen sich Betroffene regelmäßig über Benachteiligungen im Berufsleben aus. Eine Verbeamtung, heißt es da, sei für Übergewichtige nur schwer zu erlangen, der Amtsarzt würde oftmals davon abraten. Den Betroffenen schlagen solche Entscheidungen natürlich auf die Seele.

Schlanke werden verbeamtet

Seelenleid Übergewicht

Damit kommen wir zu einem anderen, vielleicht dem wichtigsten Punkt: die Folgen für die Psyche. In Amerika wie in Deutschland ist Fettleibigkeit – für die Betroffenen – ein Tabuthema, fast wie eine Behinderung oder Alkoholismus. Man starrt zwar verstohlen und lästert später nach Kräften, aber offen redet man nicht über Ringe und Polster.

Doch genau das brauchen wir – eine ehrliche Atmosphäre statt der vielen Gemeinheiten, die hinterrücks ausgetauscht werden. Dicke haben ein Recht darauf, mit ihren Problemen nicht verlacht, sondern ernst genommen zu werden. Hilfe ist nur gemeinsam möglich, mit Freunden, mit der

Risiko Übergewicht

Fettleibigkeit kann krank machen. Manche der XXL-Kinder und -Jugendlichen haben Leiden, die man bisher nur bei Erwachsenen kannte, wie etwa Diabetes Typ 2, Gallensteine und Fettleber

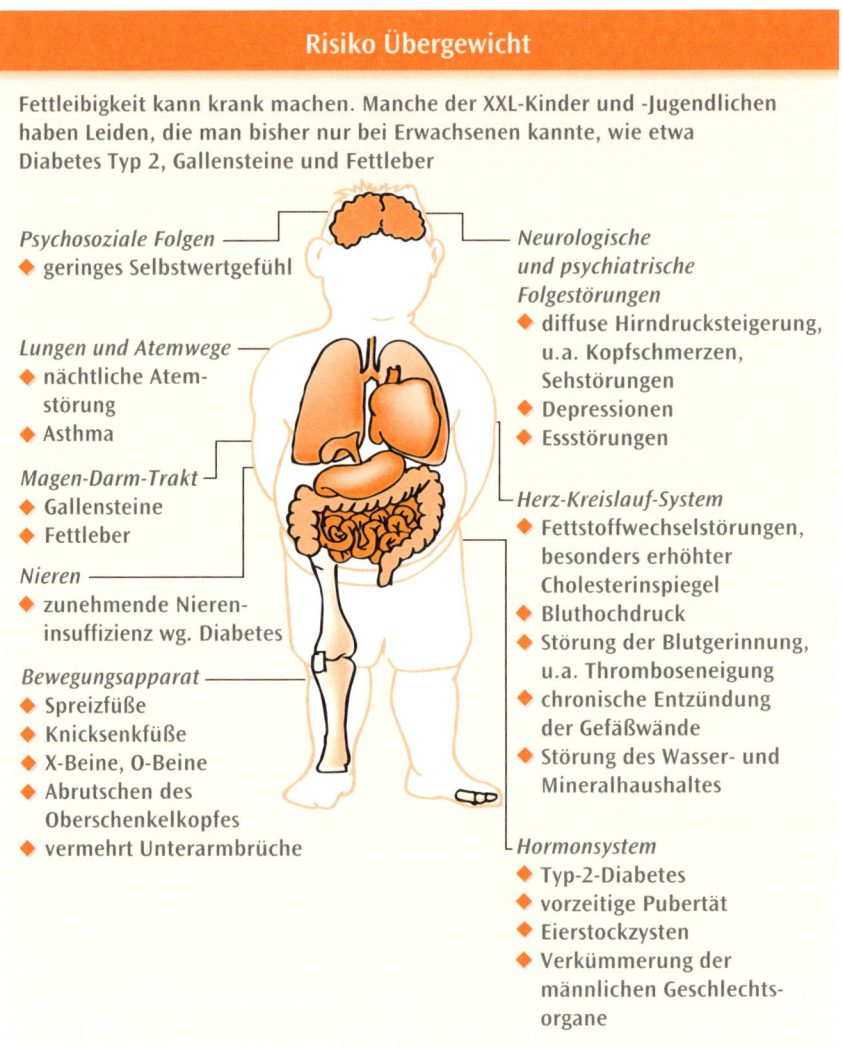

Psychosoziale Folgen
◆ geringes Selbstwertgefühl

Lungen und Atemwege
◆ nächtliche Atemstörung
◆ Asthma

Magen-Darm-Trakt
◆ Gallensteine
◆ Fettleber

Nieren
◆ zunehmende Niereninsuffizienz wg. Diabetes

Bewegungsapparat
◆ Spreizfüße
◆ Knicksenkfüße
◆ X-Beine, O-Beine
◆ Abrutschen des Oberschenkelkopfes
◆ vermehrt Unterarmbrüche

Neurologische und psychiatrische Folgestörungen
◆ diffuse Hirndrucksteigerung, u.a. Kopfschmerzen, Sehstörungen
◆ Depressionen
◆ Essstörungen

Herz-Kreislauf-System
◆ Fettstoffwechselstörungen, besonders erhöhter Cholesterinspiegel
◆ Bluthochdruck
◆ Störung der Blutgerinnung, u.a. Thromboseneigung
◆ chronische Entzündung der Gefäßwände
◆ Störung des Wasser- und Mineralhaushaltes

Hormonsystem
◆ Typ-2-Diabetes
◆ vorzeitige Pubertät
◆ Eierstockzysten
◆ Verkümmerung der männlichen Geschlechtsorgane

Noch ein Nachtisch ganzen Familie. Das verschämte Verstecken, die aufgesetzte Fröhlichkeit, die vergebliche Mühe, so auszusehen und zu agieren wie Normalgewichtige, das ist menschenunwürdig.

Stellen wir uns den Routinebesuch eines Übergewichtigen beim Arzt vor. Große Angst herrschte schon vor dem Termin, den der Patient womöglich mehrfach verschoben hat, in der Hoffnung, beim kränkenden Besteigen der Waage etwas besser dazustehen, wenn er ein paar Wochen Zeit gewinnt. Obwohl nicht viel darüber gesprochen wird, hat der Patient in seinem Leben Tausende von Demütigungen erfahren. Die kleinen Neckereien seiner Familie, die Straßenkinder, die »Dickmops« rufen, die Arbeitskollegen, die ihm beim Mittagessen wortlos ihren Nachtisch rüberschieben.

Ist er endlich im Behandlungszimmer, legt er unter größter Scham seine Kleider ab und betet, dass das unausgesprochene Schweigeabkommen auch diesmal gilt. Denn beide, Arzt wie Patient, mögen eigentlich nicht darüber sprechen, es gilt als zu persönlich, als peinlich, als No-no-Thema, so offensichtlich, dass sich ein Gespräch erübrigt. Und viele Mediziner fragen sich: »Ist es mein Job, ihn zum Abnehmen zu bewegen? Dann würde die Krankenversicherung das bezahlen, und wir hätten in der Uni mehr darüber gelernt.« Der Übergewichtige hingegen betet still: »Lass es bitte schnell vorbei sein.«

Der peinliche Arztbesuch

Der Arztbesuch gilt als erfolgreich, wenn über alles geredet wurde, nur nicht über die adipösen Polster. Der Wunsch geht in Erfüllung, sofern der Doktor auch diesmal keine Neuigkeiten hat, keine weiter gekletterten Cholesterinwerte, keine neuen Herz-Kreislauf-Probleme, keine noch alarmierenderen Diabetesindikatoren. Der Patient weiß ohnehin alles. Er kennt die Risikofaktoren, er kennt die neuesten Untersuchungen, Zahlen, Statistiken, Trends. Alles hat er gelesen, das meiste spürt er oder hat es selbst probiert. 30 Minuten Bewegung am Tag würden sein Problem lösen, hat seine Krankenkasse gesagt. Kombiniert mit einem anderen Speiseplan. Er hat es versucht. Ohne Erfolg.

»Nehmen Sie ein bisschen ab«, sagt der Doktor zum Abschied. Der Patient nickt stumm, während es in ihm schreit: »Aber wie, zum Teufel?«

Zwanghaft gut gelaunt

In psychologisch betreuten Abnehmkursen berichten die Teilnehmer immer wieder über das quälende Gefühl, versagt zu haben, jeden Tag aufs Neue, bei jedem Bissen. Es herrscht Wut auf sich selbst, ein fürchterlicher Selbsthass, eine emotionale Achterbahn aus Esslust und -frust. Und dann die Angst vor Verletzung, vor den Blicken, vor peinlichen Situationen. Wird man in der U-Bahn einen Platz finden, der ausreicht? Wie reagiert der Nebenmann? Ständig muss man gut gelaunt und unternehmungslustig sein, um die Welt davon zu überzeugen, dass Dicke nicht träge, sondern total gut drauf sind, so wie Dirk Bach und Hella von Sinnen. Dicksein bedeutet, sich bei jeder Einladung zu überlegen, ob die Gefahr besteht, dass man sich bloßstellt. Und man müht sich zu erinnern, welche Stühle die Gastgeber besitzen, wie eng die Gästetoilette war, wie vernichtend die Blicke ihrer adretten Kinder, als man keuchend in der Altbauwohnung im dritten Stock angelangt war.

Dicksein heißt Warten Dicksein heißt, dass man alles vergessen sollte, was modisch ist, Klamotten, Sport, Tanzen gehen. Dicksein heißt Scham, heißt, Fotoapparate und Videokameras zu hassen, Dicksein bedeutet Warten darauf, dass das Leben erst beginnt, wenn man dünner geworden ist, Dicksein heißt für viele, sich zu verstecken. Natürlich gibt es auch Dicke, die sich wohl fühlen in ihrer Haut, denen ihr Umfang Schutz und Sicherheit gibt. Manche Feministinnen behaupten sogar, Dicksein sei eine Gegenreaktion auf den Beauty- und Sexualisierungsterror, dem sich Frauen (gerechterweise inzwischen auch Männer) pausenlos zu unterwerfen haben.

Wie qualvoll es sein muss, wenn man sich tagtäglich, stündlich, ja praktisch jeden Moment mit seiner Figur und seinem Essen beschäftigt, illustriert ein Tagebucheintrag der amerikanischen Therapeutin Geneen Roth (siehe Literaturverzeichnis), die alle Höhen und Tiefen des Dick- und Dünnseins durchlebt hat und heute Abnehmkurse anbietet: »Die Morgendämmerung ist schön, aber sie interessiert mich nicht. Mich interessiert nichts, nur, wie fett ich bin. Ich erwache mit einem dicken Bauch. Mein Gesicht sieht aus, als hätte jemand Luft in meine Backen geblasen; mein Körper fühlt sich an, als hätte jemand eine Flasche Leim hineingeschüttet und mich bis in meinen Kopf damit verklebt. Ich habe Angst, richtige Angst. Ich kann mir nicht vorstellen, wie ich je aufhören kann, so viel zu essen. Ich möchte immer weiter essen, weil ich mich so schlecht fühle. Die Erdnussbutter steht in der Speisekammer. Die innere Stimme sagt: ›Dann fängst du eben morgen mit deiner Diät an. Was bedeutet schon ein Tag mehr? Du musst so oder so 25 Pfund abnehmen. Es ist Mittwoch, du kannst nicht bis zum Wochenende Diät halten. Dann bist du zu schwach zum Studieren.‹ Ich stehe auf und hole die Erdnussbutter. Dann denke ich daran, wie schlecht ich mich fühlen werde. Wir schlecht ich mich schon fühle. Und halte mich zurück. Für einen Moment. Es ist sieben Uhr morgens.«

Die Diät beginnt morgen

Gefangen im Teufelskreis

Wie fürchterlich es sein muss, im Teufelskreis gefangen zu sein, können sich Normalgewichtige kaum vorstellen. Wir alle wissen, dass wir Maß halten sollten, und dennoch tun wir nichts lieber, als über die Stränge zu schlagen.

Dazu muss ich mich nur an die Vorbereitungen zu diesem Buch erinnern. Um uns über Nährwertangaben und Werbestrategien zu informieren, haben wir vier große Plastiktüten voll Süßkram aus verschiedenen Supermärkten besorgt, von gezuckerten Frühstücksflocken und Schokocroissants über Kekse, Gummibärchen, Negerküsse bis hin zu Fruchtriegeln und Joghurts mit Bonbonbeilage. Jeden Tag befasse ich mich mit dem Thema Ernährung, weiß um die Kalorien, den Zucker, die Fette, die in jeder der Tüten dort lauern.

Doch die menschliche Natur ist manchmal eben grausam und unerbittlich. Mit sehnsüchtigem Blick schlich ich um unser Buffet. Meine Wahl fiel auf Waffeln mit Schokoladenüberzug. Und zum Glück zog mich ein Termin fort vom verlockenden Sortiment.

Einfach nur eine Belohnung

Was ich damit sagen will: Unser Kopf – der Intellekt, die Vernunft – weiß ganz genau, was gut ist für uns. Aber gut ist nicht immer das, was wir als lecker empfinden oder gerade wünschen, weil wir allein sind, gestresst oder müde oder einfach nur eine kleine Belohnung brauchen.

Wer aus dem Urlaub nach Hause kommt, wird zuerst mit zwei Fragen konfrontiert. Die erste: Wie war das Wetter? Und die zweite: Wie war das Essen? Stimmt das Futter, geht es dem Menschen gut. Fett und Zucker erhöhen ja tatsächlich den Spiegel der Aminosäure Triptophan, Grundstoff der körpereigenen Glücksdroge Serotonin. Und dann diese allgegenwärtigen Reize, Farben, Gerüche, Bilder, die sagen: Friss mich, jetzt und ganz. Essen ist mehr als 100 000-mal Energieaufnahme, der wir so zwischen dreizehn bis siebzehn Jahre unserer Wachzeit widmen.

Damit wäre eine der Ursachen für übermäßiges Essen identifiziert: unsere Erinnerungen, Prägungen, Geschmacksgewöhnungen, Emotionen, die seit frühester Kindheit mit der Nahrungsaufnahme zugleich Wärme, Geborgenheit, das Zusammensein der Familie auf unsere mentale Festplatte gespeichert haben. So erklärt sich auch, dass mit dem gut gemeinten Ratschlag »Friss die Hälfte« nicht jeder etwas anfangen kann. Essen, das ist ein unglaublich komplexer Vorgang, wenig beeinflusst von den Genen, viel mehr von unseren Gewohnheiten, zweieinhalb Millionen Jahren Geschichte, die unseren Körper gelehrt hat, gespeicherte Energie nicht herauszurücken, von einer marketingstarken Industrie, von Gefühlen, unseren Eltern, einem hochkomplexen Kommunikationssystem zwischen Magen und Hirn, von Lust, Appetit und dem, was wir »Lifestyle« nennen.

In den seltensten Fällen ist ein Bauch allein genetisch bedingt. In den paar Jahrzehnten, in denen die Weltbevölkerung verfettete, haben sich unsere Gene kaum verändert. Genau das ist aber das Problem: Unser Körper steuert Hunger und Sattheit nach einem ausgeklügelten System, das für die Steinzeit gemacht war (siehe auch Kapitel IV). Ein Kilogramm Fett, etwa 9300 Kalorien, so die Faustregel, bedeutete eine Woche länger Überleben während einer Hungersnot oder im Winter. So siebte die Evolution zugunsten der speicherfreudigen Fettzellen. Dass plötzlich quasi »Mammut im Überfluss« da ist, darauf hat sich die DNA noch nicht eingestellt. Die Evolution denkt in Jahrmillionen, der Chipentwickler in Monaten. So taumeln wir mit einer Steinzeit-Physis über die Datenautobahn.

Mammut im Überfluss

Unser Körper verteidigt sein einmal erreichtes Gewicht mit verschiedenen Mitteln. Wie unser Essverhalten gesteuert wird, wissen die Forscher heute relativ genau. Die Schilddrüse spielt bei der Appetitregulation beispielsweise eine wichtige Rolle: Wenn weniger Nahrung aufgenommen wird, fährt sie die Produktion von Hormonen hoch, und der Körper kommt mit geringeren Nahrungsmengen aus. Das bedeutet, dass der Grundumsatz niedriger ist und die Reserven des Körpers nicht so stark angegriffen werden müssen. Ist wieder mehr Nahrung da, geht der Grundumsatz hoch. Dieser Effekt trägt maßgeblich zum bekannten Jo-Jo-Effekt bei, der jedem Abnahmewilligen ein Gräuel ist.

Ein weiteres Steuerungsprinzip funktioniert über den Füllungszustand des Magens. Dehnungsrezeptoren in der Magenwand vermitteln dem Hungerzentrum im Hypothalamus, ob der Magen voll oder leer ist. Dies geschieht über den Botenstoff Ghrelin, der bei leerem Magen verstärkt ausgeschüttet und dessen Produktion bei gefülltem Magen vermindert wird. Aus diesem Grund spielt die Energiedichte von Nahrungsmitteln eine so wichtige Rolle: Wie viel Kalorien jemand bis zur Sättigung aufnimmt, hängt primär von Gewicht und Volumen der Nahrung ab und nicht von deren Kaloriengehalt. Wer also seinen Magen mit Melone füllt, bis er voll ist, hat wesentlich weniger Kalorien aufgenommen als jemand, der Schokoladenriegel isst, bis die Magenwände signalisieren: satt. Auch die Hormone Insulin und Leptin spielen beim Hungergefühl eine wichtige Rolle.

Lachen macht schlank

Ein wesentlicher Faktor ist auch die Energiebilanz: Ein Teil der Kalorien wird gebraucht, um die Grundfunktionen des Körpers aufrechtzuerhalten: Herzschlag, Stoffwechsel, Muskeln, Temperatur. Dieser Grundumsatz kann kaum beeinflusst werden, er beträgt konstant etwa eine Kalorie pro Stunde und Kilogramm Körpergewicht. Das bedeutet für einen 80 Kilogramm schweren Menschen am Tag 1920 Kalorien, wovon Leber und Muskulatur je ein Viertel beanspruchen, das Hirn 20, das Herz 10 Prozent.

Rock'n'Roll frisst Kalorien Dazu kommt der Leistungsumsatz, der im Schlaf niedrig, bei Sport oder anstrengender Arbeit entsprechend hoch liegt. Das kann ein Lachanfall von fünf Minuten sein, der 40 Kalorien verbraucht, eine Stunde Hausarbeit, die 222 Kalorien kostet, eine Stunde Rock-'n'-Roll-Tanzen für immerhin 600 Kalorien oder eine Etappe der Tour de France, die 6000 Kalorien vernichtet. Nichtstun dagegen braucht kaum Energie: 30 Minuten vor dem Fernseher erleichtern den Menschen um gerade mal 13 Kalorien.

Damit sind wir wieder beim zweiten Punkt, der mir in der Debatte oft zu kurz kommt. Es geht nicht nur um Aufnehmen von Energie, sondern auch um das Verbrauchen. Bei uns Wohlstandsbürgern ist ein Phänomen zu beobachten, das wir von Haustieren kennen. Ein Kater, der seine Mäuse nicht mehr fangen muss, sondern sein Designer-Fresschen mit Petersilienblatt auf Porzellan kredenzt bekommt, wird faul und fett. Weil wir uns überwiegend motorisiert bewegen, sind wir zu *cruise potatoes* geworden, weil wir statt Hauswirtschaft und Sport vor allem kognitive Fächer schätzen, sind wir zu *intellectual potatoes* geworden, weil wir Fertiggerichte kaufen, statt zu kochen und gemeinsam zu essen, sind wir zu *fried potatoes* geworden, und weil wir am Rechner einkaufen, spielen und kommunizieren, sind wir inzwischen *mouse and couch potatoes*.

Jeeps für Dicke

Im Frühjahr 2004 hat das US-Magazin *Newsweek* noch einen Faktor ausgemacht: die Stadtflucht. Menschen, die in die Reihenhaussiedlung im Grünen flüchten, neigen dazu, mehr Auto zu fahren und sich weniger zu bewegen als in der City. Dazu passt das massenhafte Aufkommen schwerer Geländewagen. Immer mehr Dicke haben Probleme, sich in ein normales Auto wie einen Golf zu zwängen, und vor allem gewaltige Last, ihr Gewicht wieder emporzuwuchten beim Aussteigen. Ein Automobilmanager verriet mir neulich, dass sich die teuren, Sprit fressenden Ungetüme erst in den USA und jetzt in Deutschland so gut verkaufen, weil sie höher liegen. Das Treppchen und die Handgriffe erleichtern das Ein- und Aussteigen für Fettleibige.

»Jeder Gang macht schlank« – das ist eine großmütterliche Weisheit, die viel Wahres birgt. Früher kostete Wäschewaschen Schweiß und Muskelkraft, der Schulweg bedeutete ein paar Kilometer Fußmarsch, der Job in der Fabrik war eine körperliche Plackerei, selbst das Umstellen des Fernsehprogramms erforderte einen beherzten Satz aus dem Wohnzimmersessel. Nicht dass ich die Rückkehr ins Bergwerk und die Abschaffung von Autos und Rolltreppen fordern würde. Aber Fakt ist doch, dass wir uns in dieser durchmaschinisierten Welt kaum Chancen geben, uns zu bewegen. **Die Macht der Bewegung**

Die Widersprüchlichkeiten unserer High-Tech-Welt nehmen zuweilen bizarre Züge an. Neulich führte mir ein Freund vor, wie er alle Steckdosen im Haus mit einem Knopfdruck ausschalten kann. Allenfalls die Suche nach der richtigen unter all den Fernbedienungen verspricht etwas körperliche Betätigung. Als Nächstes wird er mir wohl ein Förderband präsentieren, das ihn vom Fernsehsessel direkt ins Bett bringt. Zugleich strebt er regelmäßig ins Fitnessstudio, um sich zu bewegen. Sein Auto parkt er darunter in der Tiefgarage.

Mit dem Lift ins Fitnessstudio

Den Gipfel der Paradoxie habe ich neulich in Berlin auf der Grenze der bürgerlichen Stadtteile Schöneberg und Wilmersdorf am Prager Platz erlebt. Die Bewohner der umliegenden prächtigen Altbauten kaufen in der neu errichteten Einkaufspassage nicht nur ein, sie treiben dort auch Sport. Über den Geschäften liegt ein prächtiges Fitnessstudio mit Schwimmbad, Laufbändern und den üblichen Bauch-Beine-Po-Kursen. Zum Eingang des Bewegungstempels führt eine Wendeltreppe, vielleicht über zwanzig Stufen. Sie windet sich um einen gläsernen Aufzug, der die 5 Höhenmeter quälend langsam bewältigt.

Ich traute meinen Augen nicht, als ich sah, wie Sportwillige, die große Tasche geschultert, geduldig auf den Lift warteten, anstatt die paar Stufen zu steigen. Oben, im schicken Sportdress, simulierten sie dann auf dem Stepper Treppensteigen, weil das gut ist für stramme Waden. Ganz offenbar ist eine zielgerichtete Fortbewegung wie die Fahrt mit dem Rad zur Arbeit oder eben Treppensteigen diskreditiert, die ziellose Simulation aber – Stepping, Spinning – hoch angesehen. Dabei ginge es einfacher: Wer mit seinen Kindern am Wochenende wandern geht und den Kasten Mineralwasser selbst nach Hause schleppt, der hat sich zwei Stunden Fitnessstudio gespart.

Es ist schon eine Studie wert, wie sich die Definition von Sport in den letzten Jahren geändert hat. Nehmen wir als Beispiel die für die Menschheit ziemlich normale Fortbewegungsform des Gehens: Früher ging man zur Arbeit, zum Einkaufen, zur Schule. Wenn die Zeit drängte, ging man eben etwas schneller. Heute braucht der Mensch zum Gehen einen Trainer, teure Spezialschuhe, Hemden, Hosen mit High-Tech-Membranstoffen, jede Menge Treibstoff und nennt sich »Walker«. Der legt mit dem Auto viele Kilometer zum Wald zurück, walkt eine Stunde, um dann mit dem Auto zurück nach Hause zu fahren, wo er per Aufzug zurück in die Wohnung gehoben wird. Prima, wenn sich Menschen bewegen!

Walken statt Gehen

Immer und überall essen

Heute herrscht den ganzen Tag ein einziges einsames Kauen. Das früher in festen Zeitabläufen stattfindende regelmäßige Essen ist heue entrhythmisiert. Eine Vielzahl von Zwischenmahlzeiten hat in den USA wohl den Begriff *grazing kids* (»grasende Kinder«) entstehen lassen. Es sind keine vollwertigen Mahlzeiten, die wir uns da nebenbei gönnen, deswegen bilden wir uns auch ein, dass all die Snacks gar nicht richtig zählen bei der täglichen Kalorienbilanz. Aber das ist ein Trugschluss. Zwei belegte Brötchen und ein vermeintlich leichter Joghurtdrink bergen mehr Kalorien als ein klassisches deutsches Mittagessen.

Snacks zählen nicht

Auch hier herrscht der Widerspruch. Einerseits sind wir Deutschen in der EU die fleißigsten Käufer von Light-Produkten. Fast zwei Milliarden Euro geben wir dafür jedes Jahr aus. Warum gehören wir eigentlich trotzdem zu den schwersten unter den Europäern? Weil wir andererseits den Wert von Nahrung vor allem an der Menge und damit am Preis bemessen. Ein Einkaufswagen, der überquillt vor 1,5-Liter-Flaschen, Jumbo-Packungen und Maxi-Spar-Angeboten, und obendrauf eine Lage fettarmer Geflügelwurst gegen das schlechte Gewissen, dieser Berg von Convenience-Produkten und Fertignahrung zu angeblichen Schnäppchenpreisen erscheint uns mehr wert als ein Korb voll Obst und Gemüse.

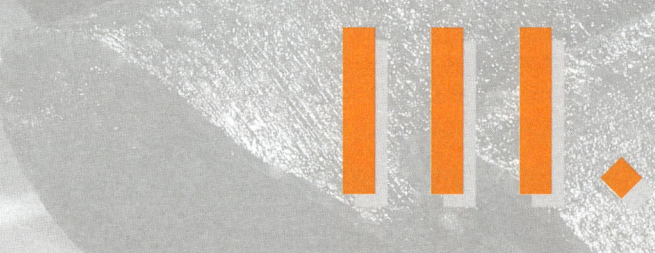

III.

Die Kosten des
Fetts *oder*

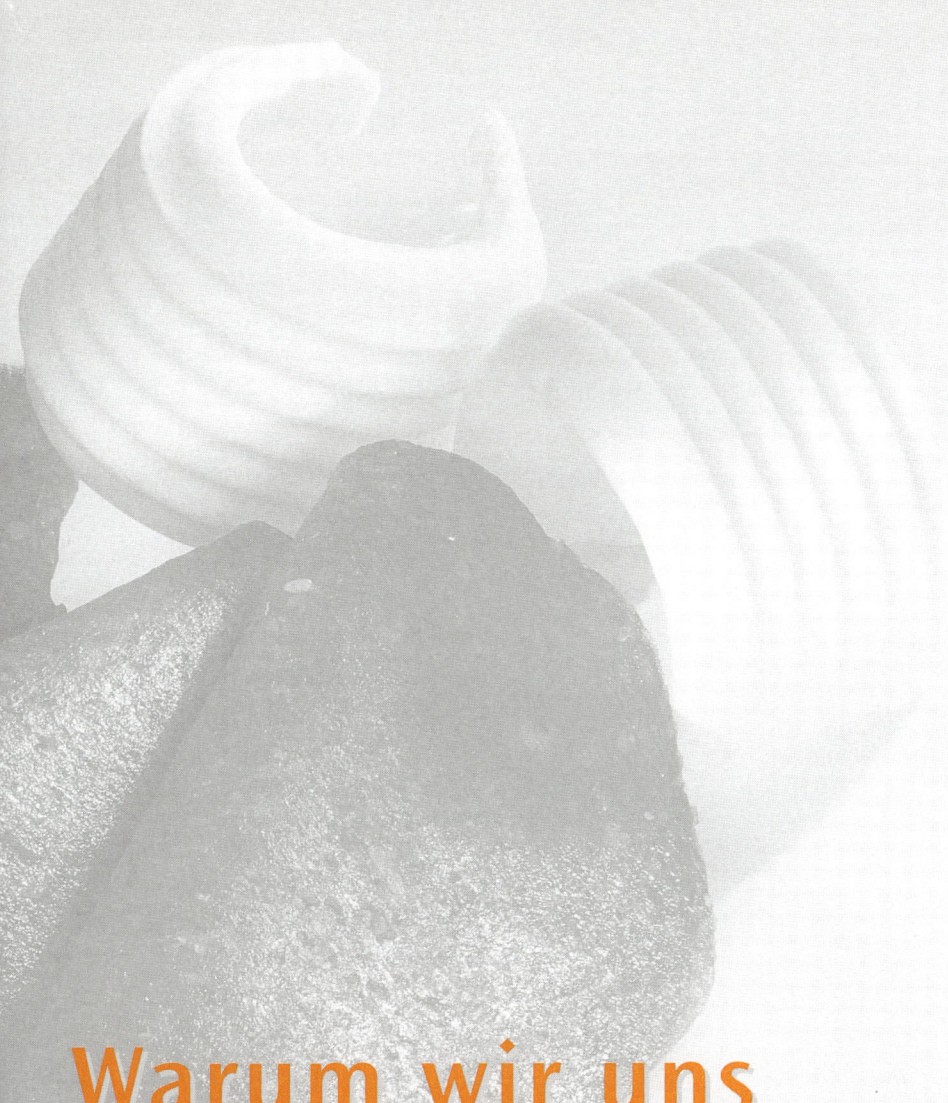

Warum wir uns das Dicksein nicht leisten können

Wir neigen dazu, Drogenmissbrauch, Rauchen, Alkoholismus für gravierende Probleme zu halten, weil die Abhängigen oft eine lange Leidensgeschichte mit massiven gesundheitlichen Problemen durchmachen, weil sie sich aus dem sozialen Miteinander verabschieden und nur mit großer individueller und gesellschaftlicher Mühe zurück in ein normales Leben zu holen sind.

Lange Zeit galten Heroinabhängige oder Alkoholiker als willensschwache Menschen, die selbst schuld waren an ihrem Elend. Die so genannte Beschaffungskriminalität und ihre Verhinderung standen im Zentrum der Debatte. Erst in den siebziger Jahren setzte sich die Erkenntnis durch, dass es sich um Kranke handelt, die medizinischer und psychologischer Hilfe bedürfen. Dabei schwang nicht nur Mitmenschlichkeit mit, sondern auch die volkswirtschaftliche Erwägung, dass die Behandlung der primär Abhängigen zu aller Nutzen ist.

Krankheit oder nicht?

Schon längst wird auch hierzulande diskutiert, ob Fettleibigkeit nicht als Krankheit eingestuft werden muss, die uns des Weiteren dazu bewegt, nicht nur existente Symptome zu therapieren, sondern Prävention systematisch weiterzuentwickeln.

Die Frage, ob Übergewicht eine Krankheit ist, hat das Potenzial für einen Glaubenskrieg. Die Gegner argumentieren, dass Übergewicht nicht zwangsläufig nur negative Folgen hat: Ein dicker Mensch, der sich regelmäßig bewegt, kann gesünder sein als ein normalgewichtiger, der sich nicht rührt. Übergewichtige Senioren leiden seltener an Osteoporose als magere. Vieles spricht dafür, dass Übergewicht ein begünstigender Faktor für zahlreiche Gesundheitsprobleme ist, nicht aber eine Krankheit selbst.

Im Prinzip wird die gleiche Debatte seit Jahrzehnten ums Rauchen geführt: Nikotinsucht gilt nicht als Krankheit, ist aber Ursache für schwere Erkrankungen. Hätte ein Entwöhnungstraining auf Krankenschein nicht für alle Seiten nur Vorteile und würde Probleme lösen, bevor sie richtig teuer und schmerzhaft werden?

Abnehmen auf Kranken-schein

Abnehmen auf Krankenschein?

Die Kosten wären in der Tat immens. 800 Millionen Dollar fielen bei siebzig Millionen fettleibigen Amerikanern an, wenn nur jeder Vierte einmal mehr im Jahr zum Arzt ginge; sechs Milliarden kämen zusammen, wenn sich ein Viertel zu einem Ernährungskurs anmeldete; fünf Milliarden kostete es, wenn jeder Zehnte Diätpillen verschrieben bekäme.

Langfristig wäre es natürlich vernünftig, wenn Übergewichtige eine Therapie bekämen, bevor eine der Folgekrankheiten ausgebrochen ist, und wenn Kinder früh zu gesundheitsgerechtem Essen erzogen würden.

Andererseits ist völlig unklar, wie eine effektive Behandlung aussehen könnte. Denn der Dicke trennt sich ähnlich ungern von seinen Essgewohnheiten wie der Raucher von seiner Zigarette. Fakt ist: Die meisten Abnehmkurse bleiben ohne Erfolg. So stecken die USA bereits in einer nahezu ausweglosen Lage. Es scheint inzwischen fast unfinanzierbar, alle Betroffenen ausreichend medizinisch zu versorgen und auch noch die Folgekosten aufzubringen, die laut American Obesity Association 1999 die Grenze von 100 Milliarden Dollar erreicht haben. Nicht eingerechnet geschätzte 50 Milliarden an Produktivitätseinbußen infolge von Fettleibigkeit.

Auch die Argumente der Versicherungswirtschaft sind nicht von der Hand zu weisen. Zum einen fragen die Krankenversicherungen, warum ausgerechnet sie für die Fettleibigkeit aufkommen sollen, wo doch zum Beispiel auch ein Arbeitgeber Kurse auflegen kann, um seine Angestellten schlank und fit zu erhalten. Wer garantiert, dass ein Übergewichtiger nicht gleich nach dem Kurs umgehend einen Jumbo-Burger verschlingt? Und wie will man Fehlverhalten sanktionieren? Gibt es die Weightwatcher auf Krankenschein? Schicken wir die Fitnessstudio-Rechnung ans Finanzamt? Slim-Fast-Quittung statt Restaurant-Beleg?

Wer zahlt fürs Abnehmen?

Die Weltwirtschaft reagiert

Das Thema elektrisiert sogar die Mächtigen der globalen Ökonomie. Auf dem Weltwirtschaftsforum in Davos, wo die wichtigsten Themen der Zukunft besprochen werden, debattierte 2004 eine Runde über das globale Problem Fettleibigkeit und die Schwierigkeit, es zu lösen. Es herrschte einhellig die Meinung, dass hier sofort gehandelt werden müsse.

Denn laut Weltgesundheitsreport aus dem Jahre 2001 verursachen nichtübertragbare Krankheiten, also solche, die vor allem auf individuelles Verhalten zurückzuführen sind, 60 Prozent aller Todesfälle weltweit und über 40 Prozent der Gesundheitskosten. Die volkswirtschaftlichen Ausfälle bedingt durch Fettleibigkeit werden in Großbritannien mit etwa zwei Milliarden Pfund im Jahr veranschlagt, allein durch die niedrigere Produktivität. Diabetesmedikamente kosten 60 bis 100 Euro pro Patient und Monat, im Jahr 2003 gaben die USA 75 Milliarden Dollar für die Folgekrankheiten des Dickseins aus. Und diese Entwicklung wird sich noch beschleunigen: 2020 werden es drei Viertel aller Todesfälle und 60 Prozent der Kosten sein. Unangefochten an der Spitze: Herz-Kreislauf-Erkrankungen und Diabetes infolge Übergewichts. Die Zuckerkrankheit entwickelt sich zum globalen Volksleiden Nummer eins.

Ein Labor namens Nauru

Wie der moderne Lebens- und Ernährungsstil funktioniert, lässt sich im Zeitraffer auf der kleinen Südseeinsel Nauru beobachten. Bis Mitte der fünfziger Jahre waren Zivilisationskrankheiten wie Diabetes dort praktisch unbekannt. Dann stellte sich heraus, dass in Naurus Boden Unmengen qualitativ hochwertigen Phosphats steckten. Australische Firmen bauten den Düngerstoff ab. Damit kam der Reichtum, Fast Food und eine veränderte Esskultur. Die Menschen kochten kaum noch, sie aßen. Heute, zwei Generationen später, hat Nauru eine der höchsten Diabetes- und Fettleibigkeitsraten der Welt.

Reichtum brachte Übergewicht

Folgeschäden des Diabetes
◆ *Auge:* Die Kapillaren (kleine Blutgefäße) der Netzhaut werden durch fehlerhaften Stoffwechsel zerstört → Sehstörungen bis zur Erblindung.
◆ *Herz:* Die Nerven am Herzmuskel sind geschädigt. Das führt zu »stummen« Infarkten, Kammerflimmern, plötzlichem Herztod.
◆ *Nervensystem:* Die Nerven werden durch zu viel Insulin belastet → Neuropathie, Kribbeln, Taubheit, beginnend bei den Füßen. Das Berührungs-, Schmerz- und Temperaturempfinden ist gestört oder fällt ganz aus → Amputation einzelner Gliedmaßen.
◆ *Magen-Darm-Trakt:* Schluckbeschwerden und eine durch geschädigte Nerven bedingte Lähmung des Magens.
◆ *Nieren:* Die zerstörten Gefäße haben eine Niereninsuffizienz zur Folge → Bluthochdruck, vermehrter Druck auf die Gefäße, neue Schädigungen.
◆ *Sexualität:* Erektionsstörungen infolge mangelhafter Durchblutung → eingeschränkte Orgasmusfähigkeit.
◆ *Fuß:* Wundheilungsstörungen, offene Geschwüre, Durchblutungsstörungen bis zur Leiste → Amputation.

»Wir müssen Fettleibigkeit genauso betrachten wie eine infektiöse Seuche und genauso entschlossen reagieren«, sagt Dr. Jeffrey Koplan, Direktor des US-Zentrums für Seuchenkontrolle. Er steht mitten im Epizentrum dieser so genannten Seuche: 1991 hatte noch kein US-Bundesstaat über 14 Prozent Fettleibige, heute gibt es, außer in Colorado, nirgendwo weniger als 15 Prozent. Das ist umso dramatischer, da Dicke teure Kranke sind. Verglichen mit einem Durchschnittsbürger steigen die jährlichen Krankenhauskosten für einen Alkoholiker in den USA um 150 Dollar, für einen Raucher um 230 Dollar, für einen Fettleibigen aber um fast 400 Dollar. Angesichts eines US-Haushalts, der 2005 ins Gesundheitssystem 550 Milliarden Dollar pumpt, ist eine Veränderung individueller Lebensgewohnheiten eine ökonomische Notwendigkeit. Für Übergewicht und seine Folgen werden im US-Gesundheitssystem schon heute drei von fünf Dollar ausgegeben.

Dicke sind teure Patienten

Diabetes droht vielen

In Deutschland verläuft von einem niedrigeren Niveau aus die Entwicklung ähnlich. 7 bis 13 Milliarden Euro kosten die Folgeerkrankungen der Adipositas im Jahr, hat die FAZ ausgerechnet, andere Schätzungen erreichen für das Problem Übergewicht bis zu 70 Milliarden. Hinzu kommt der Verlust von bis zu 10 Prozent der produktiven Lebensjahre. Wir haben bereits fünf Millionen Diabetiker in Deutschland, davon etwa 4,8 Millionen, die ernährungsbedingt daran erkrankt sind. Hinzu kommt eine Dunkelziffer von unentdeckten Fällen. Und das Problem verschärft sich. Denn Neugeborene von diabeteskranken Frauen haben mit hoher Wahrscheinlichkeit ebenfalls ein Leben als Moppel vor sich. Auf rund 30 Milliarden Euro werden die jährlichen Kosten geschätzt, ein Fünftel des Budgets der deutschen Krankenkassen.

Wobei wir ehrlicherweise zugeben müssen: Niemand weiß, ob dieses

Geld auch optimal eingesetzt wird. Welche Behandlungen welchen Erfolg haben, ob Prävention nicht billiger und gerechter wäre, wie Ernährung und Erkrankung im Detail zusammenhängen, dies alles ist längst nicht erschöpfend erforscht. Warum zum Beispiel wenden die USA 13 Prozent ihres Bruttosozialprodukts für Gesundheit auf, die Japaner aber nur gut 7, obgleich die Sterblichkeitsrate in Japan deutlich niedriger liegt?

Fragen, die wir bald beantworten sollten, denn das demographische Problem, das der FAZ-Herausgeber Frank Schirrmacher in seinem Bestseller *Das Methusalem-Komplott* so eindringlich schildert, wird erst richtig dramatisch, wenn wir eine weitere Komponente mit bedenken: Wir werden nicht nur alt, sondern auch noch chronisch krank. Das Altern ist Ursache für gesellschaftliche Veränderungen, aber das Kranksein im Alter ist ein echtes Problem. Für ein wohlverdientes aktives Seniorendasein brauchen wir Fitness auch in unseren späten Tagen.

Die Angst der Versicherer

Übergewicht und Börse   Unser sorgloser Ruhestand ist noch aus einem anderen Grund in Gefahr. Denn nicht nur Regierungen und Krankenkassen beobachten die weltweit wachsenden Hüften mit Sorge, sondern auch jene Finanzmächte, die uns im Alter die Rente aufbessern sollen: die Versicherungskonzerne. Wenn die weltweit operierenden Assekuranzen ein Problem als solches akzeptieren, dann ist es an den Weltbörsen und damit an den Tischen der großen Entscheider angekommen. So war es schon mit der Klimaerwärmung. Wir Grünen, Umweltverbände, Wissenschaftler konnten warnen, mahnen, Zahlen vorlegen, soviel wir wollten – aber als die ersten Versicherer begannen, für etwaige Sturm- oder Flutschäden absurde Prämien zu fordern, oder es gleich ablehnten, solche Risiken zu versichern, da war Klimapolitik plötzlich fest in den Wirtschaftsteilen der großen Zeitungen verankert.

Anfang des Jahres 2004 war es auch in Sachen Fettleibigkeit so weit. Als erster großer Assekuranzkonzern listet die Schweizer Rückversicherung Swiss Re in einem über vierzig Seiten starken Dossier kühl die weltweit bekannten Fakten und Studien zum Thema Übergewicht und seiner Bedeutung für künftige Generationen auf, Titel: »Too big to ignore: the impact of obesity on mortality trends«, zu Deutsch: »Zu groß, um es zu übersehen: der Einfluss von Fettleibigkeit auf Sterblichkeitstrends« (www.swissre.com). Einen Begriff wie »Sterblichkeitstrends« können sich auch nur Versicherer einfallen lassen.

Die Botschaft des Reports: »Es ist an der Zeit aufzuwachen. Wenn wir uns nicht darum kümmern, wird Fettsucht sich sehr nachteilig auswirken auf unsere Lebenserwartung und die unserer Kinder, unsere Gesundheitsstandards und die Weltwirtschaft im Allgemeinen. Ohne Übergewicht läge unsere Lebenserwartung höher. Auch Lebensversicherer werden von der Fettsucht betroffen. Sie gehen das Problem an, indem sie ihre Preise den neuen Erfahrungen anpassen. Die Existenz zahlreicher rauchfreier Räume war Resultat von Erziehung, Überzeugung und in vielen Fällen auch entschlossenem Handeln. Übergewicht muss eine ähnliche Bedeutung wie das Rauchen bekommen. Gemeinsame Bemühungen von Regierungen, Ärzten, Nahrungsmittelkonzernen und Konsumenten sind nötig, um dieses Risiko ernst zu nehmen und wirkungsvoll zu bewältigen. Sonst werden es vor allem die Versicherten sein, die diese Kosten tragen.« Nochmal kurz zur Erinnerung: Diesen Besinnungstext hat kein Öko-Bauer verfasst, sondern ein milliardenschwerer Global Player aus der konservativen Finanzbranche.

Übergewicht = höhere Prämien

Das Dossier spricht eine wohltuend klare Sprache: In zwanzig Jahren habe sich in den Industrieländern die Zahl der Übergewichtigen verdoppelt bis verdreifacht, die Schwellenländer holen rasch auf. Führend sind diesem Bericht zufolge die Weltmächte USA und Russland, es folgen Deutschland, Finnland, England und Spanien, mit etwas Abstand kommen Schweden, Frankreich, Italien. Ganz am Ende rangiert die Schweiz

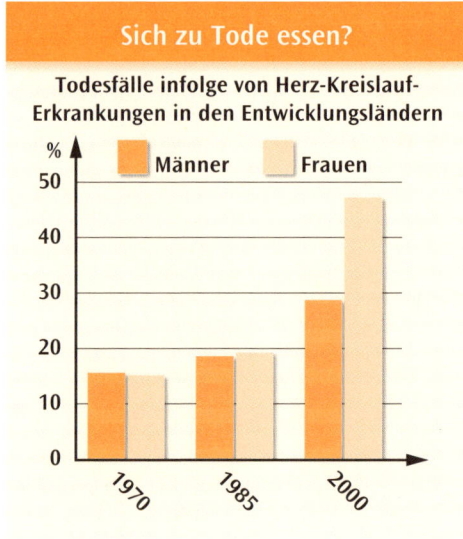

Sich zu Tode essen?

Todesfälle infolge von Herz-Kreislauf-Erkrankungen in den Entwicklungsländern

mit nur etwa 5 Prozent Verbreitung. Aufgrund veränderter Ernährungsgewohnheiten schließen asiatische Staaten schnell auf.

Auch die Ursachen werden klar benannt: Wegen des rapiden Anstiegs der Adipositas in wenigen Jahren können genetische Gründe ausgeschlossen werden. »Es ist eine Folge des Lebensstils, bei dem schlechte Ernährung und Bewegungsmangel zusammenkommen.« Das reicht von der Unsitte des »TV-Dinners«, also Abendessen vor dem Fernseher, bis hin zum vermehrten Essen außer Haus. Die Zahl der Schnellimbisse hat sich in Großbritannien von Mitte der achtziger bis Mitte der neunziger Jahre ungefähr verdoppelt.

Die Versicherungen werden für uns alle nachteilige Korrekturen vornehmen: Sie werden die Prämien herauf- und die Erträge herabsetzen. Denn der Markt ist schwer umkämpft. Umsatzzuwächse sind vor allem über den Preis möglich, also werden die Prämien centgenau kalkuliert.

Die Risiken neu berechnen Veränderte Risiken bringen die knappen Kalkulationen völlig durcheinander. Und die Risiken verändern sich. Alle langfristigen Berechnungen der Versicherer, auf denen die heutigen Zahlungen basieren, gehen naturgesetzmäßig von einer dauerhaft steigenden Lebenserwartung aus. Verunstaltet die Fettleibigkeit nun diese seit Jahrzehnten positiv verlaufende Kurve, muss neu gerechnet werden. In den USA beispielsweise sterben heute sechs Menschen pro tausend im Jahr. Hätte sich das Gewicht in den letzten dreißig Jahren konstant gehalten, wären es nur vier.

Diese Trends bedrohen die Versicherungen insbesondere in den Industrieländern im Kern, sie »können einen Einfluss auf die Profitabilität der Lebensversicherungsbranche haben«, warnt der Report aus der Schweiz.

Der ökonomisch optimale BMI

Ökonomisch bedeutsam für die Swiss Re sind folgende Zahlen: Ein BMI zwischen 22 und 25 ist versicherungstechnisch der optimale Wert, er verheißt die höchste Wahrscheinlichkeit auf ein langes Leben, damit regelmäßig fließende Prämien und eine spätestmögliche Auszahlung. Ab einem BMI von 30 dagegen schnellt das Risiko von Herz-Kreislauf-Erkrankungen, Krebs und allen anderen Todesursachen dramatisch in die Höhe. Dass schon Dreißig- bis Fünfzigjährige davon überproportional betroffen sind, ist für die Versicherungsbranche ein Alarmsignal. Diese Menschen stehen in der Mitte ihrer Produktivität und sind die treuesten Beitragszahler. Aus bilanztechnischen Gründen dürfen sie in diesem Alter einfach nicht sterben. Zudem hat ein übergewichtiger Vierzigjähriger eine sechs bis acht Jahre kürzere Lebenserwartung als normalgewichtige Altersgenossen.

Schlanke zahlen länger

Ein Umstand hat mich besonders nachdenklich gemacht. Während es einen klaren Zusammenhang zwischen Gewichtszunahme und Krankheitsrisiko gibt, existiert umgekehrt kein eindeutiger Beleg, dass Abnehmen alle Risiken senkt. Es sieht fast so aus, als ob ein Mensch, der einmal schweres Übergewicht hatte, bestimmte Risikofaktoren für den Rest seines Lebens mit sich herumträgt. Vorsorge von Kindesbeinen an wird mit dieser Erkenntnis noch weitaus wichtiger. Vielleicht kommt es eines Tages so weit, dass Versicherungskonzerne mit ihrer Macht als Aktionäre die Lebensmittelkonzerne dazu drängen, die Lebensmittel zum Lebensstil des 21. Jahrhunderts zu entwickeln. Zumindest ist es erforderlich, dass Lebensmittel und Lebensstile sich wieder aufeinander zubewegen.

Oder die Branchen finden zu einer gemeinsamen Strategie, weil ein schlauer Mathematiker festgestellt hat, dass dem optimalen Konsumenten ein BMI von etwa 25 erhalten werden muss: Der lebt lange und gesund für die Versicherung, er kauft vielleicht pro Besuch etwas weniger, dafür aber viele Jahre länger Lebensmittel ein.

Der BMI diktiert die Prämien

Das Dossier der Swiss Re regt tatsächlich an, den BMI als Maß für die Versicherungsprämien zu nehmen: je dicker, desto höher die monatlichen Prämien. Diese Entwicklung ist möglicherweise die wirksamste Motivation zum Abnehmen. Andererseits bedeutet es für die – statistisch dickere – Gruppe der sozial Schwachen eine doppelte Strafe: Einerseits werden sie von uns, der Politik, zu verstärkter privater Vorsorge aufgefordert, zudem müssen sie für ihr Übergewicht eine höhere Prämie zahlen. Es ist **Ständig neue** Aufgabe der Politik, diese Ungerechtigkeit nachwachsenden Generatio-**Prämien** nen zu ersparen, sie gar nicht erst entstehen zu lassen.

Die Versicherungen rechnen für die Zukunft mit noch weitaus heftige-ren Herausforderungen. Was zum Beispiel ist, wenn eine ganze Altersgruppe, die Schulkinder von heute, insgesamt viel dicker werden als ihre Vorfahren? Dann muss das gesamte System neu geordnet werden. Künftig werden Prämien womöglich alle zwei Jahre neu verhandelt, immer dann, wenn der Versicherte unter Aufsicht seines Versicherungsmaklers auf die Waage gestiegen ist? Denn es lässt sich ja nicht voraussagen, ob ein 25-Jähriger, der einen Vertrag unterzeichnet, sein Gewicht hält, zunimmt oder womöglich leichter wird.

Die WHO geht voran

Beim Thema Adipositas begegnen sich die Befürchtungen von großer Industrie und der Weltgesundheitsorganisation. Die WHO spricht von einer »chronischen Krankheit, die in Industrie- und Entwicklungsländern
auftaucht, bei Kindern und Erwachsenen«, und erklärt Fettleibigkeit zur
Seuche und zum gravierendsten Gesundheitsproblem 2004. Statt Mangelkrankheiten schaffte es erstmals ein Wohlstandsproblem auf diesen
Rang.

Probleme des Wohlstands

Auf ihrer 53. Weltgesundheitsversammlung im Jahr 2000 hat die WHO
eine erste Resolution zum Thema »Globale Strategie zur Verhütung und
Kontrolle von nichtübertragbaren Erkrankungen« verabschiedet und 2002
einen »Process for a Global Strategy on Diet, Physical Activity and Health«
angestoßen. Gemeinsam verfassten Experten von WHO und FAO, der Er-
nährungsorganisation der Vereinten Nationen, ein Papier mit dem Titel
»Diet, Nutrition and the Prevention of Chronic Diseases«. Erstmals wurde der aktuelle globale Wissensstand zusammengefasst, um Handlungs-
optionen für Politik, Lebensmittelproduzenten, Gesundheitswesen und
Bürger zu entwickeln. Naturgemäß berührt solch ein weltumspannender
Report allerlei Interessen. So gab es Kritik hinsichtlich der Studienaus-
wahl, der Interpretation oder Gewichtung von Ergebnissen und der abgeleiteten Empfehlungen wie etwa Steuern oder Werbeverbote.

Dennoch bildet die Studie in ihrem globalen und unideologischen Ansatz einen Meilenstein. Sie hat das Potenzial, wie einst der Umweltbericht
des Club of Rome eine Wendemarke im globalen Bewusstsein zu werden.
Zumal der WHO-Report zusammenfällt mit umwälzenden Entwicklungen in der Menschheitsgeschichte. Früher korrelierten etwa Bevölke-
rungsentwicklung und Getreidepreis: Sie stiegen bis zu dem Punkt, an
dem eine Hungersnot beides wieder brutal dezimierte. So wurde ein jahr-
hundertelanges Gleichgewicht gehalten. Doch der Hunger hat als bevöl-
kerungspolitisches Regulativ ausgedient.

Was die WHO fordert

Der WHO-Report fordert für den Kampf gegen das Übergewicht Maßnahmen, die folgende Kriterien erfüllen:

◆ Alle Aktivitäten haben verständlich und umfassend zu sein.

◆ Jedes Land sollte Rücksicht auf seine kulturellen, ökonomischen und juristischen Besonderheiten nehmen.

◆ Regierungen haben eine zentrale Steuerungsrolle, sie wachen gleichsam über langfristige Programme und ihre Umsetzung.

◆ Regierungen müssen die Interessen von Industrie, Non-Governmental Organizations (NGOs) und Wissenschaft integrieren.

◆ Ein lebenslanges Ernährungsbewusstsein muss geschaffen werden, das vom Stillen bis zur Vermeidung von Altersdiabetes reicht.

◆ Jede Strategie sollte die spezifische Situation unterer Schichten berücksichtigen und sich bemühen, Ungleichheiten zu mindern, anstatt sie zu verstärken.

◆ Der Zusammenhang zwischen Ernährung und Bewegung muss deutlich gemacht werden.

◆ Gesundes Essen muss möglichst überall erhältlich sein.

◆ Eine »International Obesity Task Force« soll obendrein weltweit auf das Problem aufmerksam machen und Lösungen liefern.

Quelle: www.who.int/nut/documents/trs_916.pdf

Lebenslang richtig essen

Nahrung, so der WHO-Report, entwickele sich von einem lokal und handwerklich produzierten Gut zu einer globalisierten Einheitsware. Die alte Regel, dass sich in entwickelnden Ländern mit wachsendem Wohlstand die Versorgungslage bessert, stimmt so nicht. Vielfach drängen die multinationalen Unternehmen auf die neuen Märkte, um einen ursprünglich von lokalen Pflanzen bestimmten Speisezettel durch Convenience Food mit zu viel Zucker und gesättigten Fettsäuren zu verdrängen. Eine knappe Versorgungslage wird also zynischerweise von einer schlechten abgelöst. Studien zeigten, dass etwa in China die Fettaufnahme der armen Schichten mit der Industrialisierung stärker steigt als die der reichen. In einer einstimmig beschlossenen Resolution empfiehlt die WHO, den Verzehr von Zucker, Salz und Fett zu drosseln und mehr Obst und Gemüse zu essen. Denn die Trends sind weltweit nahezu identisch.

Weg mit Zucker, Salz und Fett

Überall wird, oft gefördert mit gewaltigem Marketingaufwand, mehr, fetter und kohlenhydratreicher gegessen, überall wird zunehmend gesnackt, überall stillen die Mütter weniger, überall kommt die Bewegung zu kurz. Ungesättigte Fettsäuren, wie sie in Fisch und Olivenöl enthalten sind, verzehren die Menschen dagegen nahezu überall zu wenig. Weltweit werden ohnehin strapazierte Gesundheitsbudgets durch Fettleibigkeit zusätzlich belastet. Die indirekten Kosten für krankheitsbedingte Arbeitsausfälle oder Frühverrentungen sind kaum zu beziffern. Nur mit konsequenter Prävention sei die weltweit explodierende Epidemie namens Globesity (aus *global* und *obesity*) in den Griff zu bekommen.

Die Zucker-Lobby blockt

Obgleich die Tendenz des Reports, Übergewicht als die Seuche in der Ersten, Zweiten und Dritten Welt zu betrachten, bei Fachleuten unbestritten ist, gab es massive Proteste gegen den Bericht. Eine kleine Zeile auf Seite 56 zum Beispiel hat eine US-Maschinerie aus Regierung, Industrie und Lobbyisten in Marsch gesetzt. In wenigen Worten wagte es die WHO doch tatsächlich zu empfehlen, nicht mehr als 10 Prozent seines täglichen Kalorienbedarfs aus Zucker zu bestreiten. Dagegen hatte der US-Delegationsleiter Steiger, ein Freund der Familie Bush, seine Vorbehalte artikuliert und eine Unterstützung der Resolution abgelehnt. Da der Einfluss der USA als Hauptgeldgeber sehr groß ist, stellte die WHO den Resolutionsentwurf noch einmal ins Internet.

Wie umkämpft der Bericht ist, zeigt die Tatsache, dass das WHO-Regionalbüro Europa seine Mitglieder per Mail aufforderte, Protestnoten gegen das amerikanische Vorgehen nach Genf zu senden. Dabei haben die WHO-Empfehlungen keinen rechtsverbindlichen Charakter, sie sollen vielmehr Weichen stellen für vorausschauendes gesundheitspolitisches Handeln. Alteingesessene Interessenvereinigungen haben aber wenig Lust, sich die Geschäfte von der WHO erschweren zu lassen. Würden die von der WHO empfohlenen 10 Prozent Zucker zur globalen Richtlinie, würde dies die Supermarktsortimente radikal umkrempeln. Kinder hätten das Limit schon mit den süßen »Cereals« zum Frühstück erreicht.

Dabei fällt der Lebensmittelindustrie laut WHO eine entscheidende Rolle zu: weniger gesättigte Fette, mehr Obst und Gemüse, präzise Inhaltsangaben, Konzentration auf gesünderes Essen. Doch es ist ein bisschen wie bei der Einführung des bleifreien Benzins in Deutschland. Die **Quälend** Debatten, bis endlich Änderungen kommen, sind zäh und lang. Opposi-**lange** tion ist in Ernährungsfragen besonders leicht. Denn das Thema ist so **Debatten** komplex, dass sich die Verantwortung bequem immer jemand anderem zuschieben lässt. Generell sind alle einig, dass es gesünder werden muss. Doch im Detail steckt viel Stoff für Zoff.

Selten wagt jemand ein klares Wort so wie Dean Ornish auf dem Weltwirtschaftsgipfel in Davos. Der Direktor des amerikanischen Instituts für Präventivmedizin stellte trocken fest: »Andere Länder fangen an zu denken wie wir, zu essen wie wir, und jetzt sterben sie wie wir.« Ornish war es, der bei McDonald's für Nachdenken sorgte, als er den Fast-Food-Chef Greenberg Mitte der neunziger Jahre fragte: »Wann hören Sie auf, Junk Food zu produzieren?« Nahrungsmittelkonzerne, sagt Ornish, hätten die gesellschaftliche Pflicht, auf Verhalten einzuwirken, vor allem mit ihren milliardenschweren Werbeetats. Sein Rat: »Verkaufen Sie es als hip, sexy und spaßig, wenn man sich gesund ernährt.«

Die Ökonomie des Hüftgolds

Letztendlich können kühle ökonomische Faktoren über dick und dünn entscheiden, wenn der Staat etwas nachhilft. Das National Bureau for Economic Research hat dazu einige radikale Überlegungen angestellt. Fakt eins: Übergewicht entsteht, wenn die Zufuhr von Kalorien deren Verbrauch übersteigt. Fakt zwei: Kalorienzufuhr, insbesondere Fett und Fast Food, ist in den letzten Jahrzehnten immer billiger geworden. Fakt drei: Das Loswerden von Kalorien wurde dagegen immer teurer. Früher diente dazu die Arbeit, heute muss man seine kostbare Freizeit dafür opfern und oft noch bezahlen.

Um eine schlankere Gesellschaft zu bekommen, müsse man nur die Preise verändern, sagen die Radikalökonomen. Eine Fettsteuer wäre ein Anfang – oder die Soft-Drink-Steuer, wie es sie in Kalifornien gibt. Mit den Einnahmen ließe sich zugleich physischer Kalorienverbrauch subventionieren. Obwohl Staatseingriffe, so schließt das ansonsten eher wirtschaftsliberal gesinnte Institut, könnten sich Steuern und Subventionen tatsächlich lohnen, weil die positiven Folgen, zum Beispiel die Reduzierung der galoppierenden Gesundheitskosten, die negativen Aspekte deutlich überwögen.

Wohl möglich, dass die Entwicklung in den kommenden Jahren in diese Richtung gehen wird. Warum? Ganz einfach: Die absehbare Kostenexplosion im Gesundheitssystem wird es erzwingen. Die Menschen werden sich unwohl fühlen. Und die Nahrungsmittelindustrie steht vor der Wahl, sich in imagebelastenden Rückzugs- und Rechtfertigungsschlachten zu verkämpfen oder aber sich mit an die Spitze einer neuen Bewegung zu setzen.

Kosten erzwingen Reformen

Die Angst der Fast-Food-Ketten vor dem Gericht

Den US-Konzernen droht das Schicksal der Tabakindustrie. Im Land der unbegrenzten Prozessmöglichkeiten starten die ersten juristischen Versuche bereits, den Food-Multis Ärger zu bereiten. John Banzhaf, Juraprofessor der George Washington University, der zum Volkshelden wurde, weil er gegen Tabakkonzerne hohe Schadenersatzsummen erstritten hatte, kümmert sich inzwischen um die Fast-Food-Anbieter. Seine Argumentation: Weil die Firma irreführende unzureichende Informationen über den Nährwert ihrer Produkte verbreite, täusche sie die Verbraucher und begünstige Fettsucht. Mit der so genannten Cheeseburger Bill gelang es dem konservativ dominierten Repräsentantenhaus Anfang 2004 zwar, mögliche Prozesse vorerst zu verbieten, weil Ernährung zum individuellen Problem erklärt wurde. Das ist aber eine These, die sich auf Dauer nicht halten wird.

Wie sehr sich die Produzenten um den guten Ruf ihrer Marken sorgen, beweisen erste freiwillige Maßnahmen. So bietet McDonald's in Deutschland Milch und Obst an und nimmt weltweit die XXL-Menüs vom Markt, was auch ein Erfolg des Dokumentarfilms »Super Size Me« von Filmemacher Morgan Spurlock ist. Die Neupositionierung in Deutschland zeigt, wie sensibel Unternehmen reagieren können. Andere denken ähnlich und beginnen, Sortimente zu verändern.

Konzerne reagieren freiwillig

Die Grenzen der Expansion

Es gibt noch einen weiteren Grund, warum sich die Lebensmittelindustrie auf neue Wege einlassen muss: Das Nahrungsmittelgeschäft hat die Grenzen des Wachstums erreicht, die Renditen sind mäßig, die Umsätze entwickeln sich angesichts schrumpfender Bevölkerungszahlen in den nächsten Jahren eher abwärts. So beginnen auch die großen Konzerne, sich um den Erhalt der Ressource Boden zu kümmern, und regen bei ihren Rohstofflieferanten Programme der Nachhaltigkeit an. Ruinöse Preiskämpfe nutzen niemandem, Gewinne sind langfristig nur mit besserer Qualität zu faireren Preisen zu erzielen.

Was den deutschen Einzelhändlern zu schaffen macht, ist die Tatsache, dass die Ausgaben für Lebensmittel, gemessen am Haushaltseinkommen, stetig sinken. Die Bürger haben ihre gestiegenen Einkünfte nicht in teurere Nahrungsmittel investiert, sondern in Computer, Urlaube oder Autos. Machten die Ausgaben für Nahrungsmittel, Getränke und Tabakwaren im Jahr 1970 noch 26 Prozent der Konsumausgaben aus, sind es derzeit etwa 16 Prozent. Eine Studie der Wirtschaftsprüfer Ernst & Young prophezeit dem klassischen Einzelhandel daher keine schöne Zukunft. Zwischen 1995 und 2002 sanken die Umsätze um 0,7 Prozent.

Die Multis steuern mit einer Reduzierung der Kosten gegen, doch irgendwann ist genug gespart bei Personal, Verkaufsflächen, Qualität. Ist es wirklich eine wünschenswerte Entwicklung, wenn zum Beispiel eine deutsche Discountkette ein 500-Gramm-Brot für 25 Cent anbietet und die anderen nachziehen müssen? Weder für den Bäcker an der Ecke, der morgens früh aufsteht, einen Lehrling ausbildet und ordentliche Backwaren anbietet, noch für die Bauern und Konsumenten bringt derlei Dumping langfristig Vorteile. Das Resultat ist, dass 600 bis 800 Betriebe jedes Jahr zumachen, und zwar so lange, bis wir das Einheitsbrot aus zwei, drei riesigen Monopolbäckereien bekommen, die außerhalb der EU stehen. Und wir für ein Brot mit dem Auto in den Riesensupermarkt vor den Toren der Stadt fahren müssen.

Ein Brot für 25 Cent

Die Sorgen der Verbraucher

Die Industrie hat massives Interesse an einer berechenbaren und einträglichen Ernährungslage. Und der Verbraucher auch. Eine Studie der PR-Agentur Edelman in den USA, Deutschland, Frankreich und England ergab, dass Mütter größere Sorgen in Ernährungsfragen hegen als in früheren Jahren, vor allem aber, dass die Verbraucher generell Verantwortungsbewusstsein und Aufklärung von den Firmen erwarten. Die sich mit atemberaubender Geschwindigkeit verbreitenden neuen Trends verwirren nicht nur die Kunden, sondern ganze Branchen. Kaum wird »Low Carb« propagiert, fallen die Aktien von Nudelherstellern und Zuckerproduzenten ins Bodenlose. Mit einer teiglosen Pizza, die auf dem Gipfel der Keine-Kohlenhydrate-Welle erfunden wird, kann ein Unternehmer vielleicht einen kurzfristigen Erfolg landen. Aber dauerhaft wird turbulenten Börsenkursen und Imageverlust nur der entgehen, der auf stabiles Ernährungsverhalten bauen kann.

Pizza ohne Teig

Bei einigen Unternehmen setzt sich langsam die Einsicht durch, dass sich verantwortungsvolle Firmenpolitik womöglich positiv auf den Gang der Geschäfte auswirken könnte. Der US-Multi Kraft zum Beispiel schränkt die Werbung für Kinder ein und verringert die Portionsgrößen, unter anderem die der Chipstüten. Kraft wolle Teil der Lösung und nicht Teil eines Problems sein, ließ das Unternehmen verlauten. Amerikanische Ernährungsexperten betrachten die Entscheidung als einen Meilenstein im Kampf gegen das Übergewicht.

Obst für alle

Um sich zumindest keinen Vorwürfen auszusetzen, haben sich andere Großunternehmen zur Gründung eines gemeinsamen Vereins entschlossen, des ACFN. Diese Gesellschaft für Fitness und Ernährung, der auch renommierte Wissenschaftler angehören, kümmert sich um Ernährungserziehung an Schulen, unterstützt Forschung und regionale Fitnessprogramme. In einer Selbstverpflichtung haben sich zahlreiche Firmen bereit erklärt, für gesündere Produkte und bessere Kennzeichnung zu sorgen und irreführende Werbung zu bannen. Ergebnisse sollte man allerdings geduldig abwarten.

Schnell und einfach wird der Weg zum besseren Essen jedenfalls nicht. Die Kapitalmärkte zum Beispiel sehen Umpositionierungen wie die von McDonald's skeptisch. Als der Fast-Food-Riese im Frühjahr 2004 seine »GoActive«-Mahlzeiten mit Salat, Wasser und Schrittzähler präsentierte, fiel die Aktie erst einmal. Während der konservative Minister Thommy Thompson die Aktivitäten des weltweit größten Nahrungsmittelherstellers begrüßte, gingen sie den NGOs nicht weit genug. Es sei vor allem ein Marketing-Gag, wurde kritisiert, denn in den Schulen würde sich gar nichts ändern.

In Schweden ist Reklame für die Kleinen untersagt, doch deutlich magerer sind allein deshalb schwedische Kinder auch nicht. Vermutlich wird der Prozess des Umsteuerns viel Zeit in Anspruch nehmen und umfassend sein müssen. In Großbritannien, dem Land der eifrigsten Schokoladenesser, sinkt der Absatz von Tafeln und Riegeln langsam, aber konstant, ebenso der Verkauf von zuckerhaltigen Brausen. Zugleich steigt die Nachfrage nach kalorienarmen Produkten sowie Obst und Gemüse. Bei dieser Entwicklung müssen wir uns vielleicht auch von mancher lieb gewonnenen Annahme verabschieden. Nach einer Untersuchung der Universität Southampton nämlich hat allein die Neueröffnung eines großen Supermarktes in einem armen Teil von Leeds umwerfende Erfolge gebracht. Zwei Drittel der Menschen mit denkbar schlechter Ernährung konsumierten plötzlich deutlich mehr Obst und Gemüse, einfach weil es nun bezahlbar und verfügbar war.

Obst statt Schokolade

IV.

Kleine Kulturgeschichte des Essens *oder*

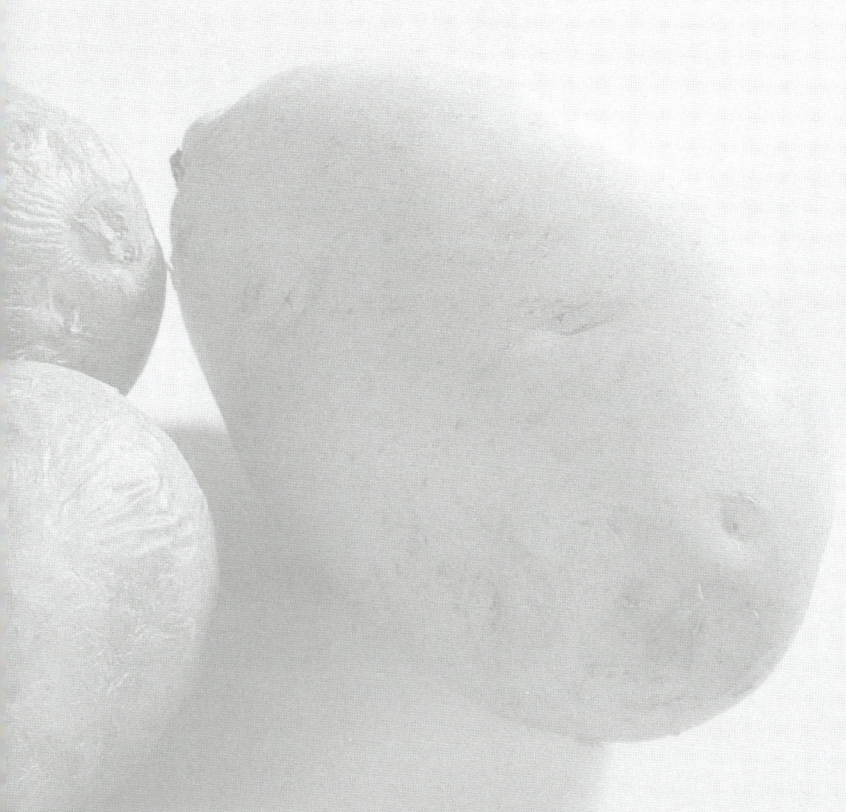

Steinzeitkörper und Computerhirn

Dass Spuren unserer Jahrmillionen alten Geschichte in jedem von uns stecken, lässt sich mit einem einfachen Experiment nachweisen. Dazu brauchen wir lediglich einen Sommernachmittag und eine Grillparty. Am Buffet türmen sich Salate, Brote, Früchte, Gemüse, Dips. Doch so ziemlich jeder Gast strebt achtlos daran vorbei Richtung Grill, wo ein Mann stoisch im Rauch steht, umschlichen von lauernden Gästen, die auf den Rost starren. Geduldig harren sie im Qualm aus, um ein Stück Gegrilltes zu ergattern.

Soziologen der Universität Freiburg haben herausgefunden, dass die Arbeit mit rohem Fleisch eindeutig als männlich und archaisch empfunden wird. Hier erntet das Männchen Anerkennung, weil es öffentlich die Nahrungszufuhr sichert. Am Grill wird zudem über die Rollen in der Horde entschieden. Wer am Feuer hantiert, ist natürlich der Boss.

Glut und Essen, das ist seit jeher eine mystische Kombination. An der Feuerstelle, später in der Küche, wird die Nahrung zubereitet, dort saßen die Jäger nach entbehrungsreichen Tagen, dort wärmten sich die Kinder, die Alten, die ganze Sippe. Es herrschte Eintracht, Frieden, Nähe und vor allem Appetit. Nach einer asiatischen Legende fliegt der Küchengott jedes Jahr zum Himmel, um zu berichten, was sich auf der Erde an Gutem und Schlechtem zugetragen hat. Wer wüsste es besser als der Gott, der mitten im Kommunikationszentrum Küche zu Hause ist?

Den Menschen unterscheidet vom Tier unter anderem der Umstand, dass er seine Nahrung mehr oder minder sorgfältig zubereitet. Der Kulturanthropologe Claude Lévi-Strauss sagte, dass das Anfertigen der Mahlzeit einer der kulturellen Grundakte des Menschen sei. Der Ausschluss vom Essen kommt einer schweren Strafe gleich.

Suche, Anbau, Zubereiten und auch der Mangel von Nahrung, das war stets die stärkste Triebfeder der menschlichen Entwicklung, technisch wie sozial. Hunger trieb unsere Vorfahren zu ungeahnter Kreativität und Zähigkeit. Am Essen und Trinken lässt sich der kulturelle und wissenschaftliche Stand einer Gesellschaft ablesen, sei es anhand der Werkzeuge, der Finesse bei der Zubereitung oder des Alkoholkonsums. Das Rom des Kaisers Augustus ernährte täglich 800 000 Menschen – eine unglaubliche zivilisatorische Leistung. Noch heute bildet das Essen den Höhepunkt großer Festlichkeiten, es zeigt Macht und Reichtum. Bei der Hochzeit des spanischen Thronfolgers im Mai 2004 wurde eine Torte aufgefahren, die 170 Kilogramm wog. Die Nahrung und ihre Zubereitung begründete auch jene Rollen, die wir mühsam zu modernisieren versuchen: Die Frau hütete in der Höhle das Feuer, der Mann beschaffte das Grillgut.

Eine Torte von 170 Kilogramm

Platz fürs Gehirn

Womöglich war es sogar das Essen, das die Entwicklungslinien von Mensch und Affe vor zweieinhalb Millionen Jahren auseinander laufen ließ. Ein Gendefekt bewirkte, dass die frühen Hominiden deutlich weniger kräftige Kaumuskeln als die Primaten zur Verfügung hatten. Doch der physische Nachteil erwies sich als Gewinn. Ohne diese starken Muskeln, die viel Platz brauchten, bot der Schädel mehr Platz fürs Gehirn. Obgleich mit nahezu identischen Genprogrammen ausgerüstet, zog der Mensch dem Bruder Affen davon, weil sein Denkapparat sich vergrößerte. Diese These ist umstritten, sie gefällt mir aber gut.

Zugleich konnte sich der Mund vom Fressorgan zum sensiblen Sprechwerkzeug entwickeln. Die frühen Menschen waren langsamer und schwächer als die meisten ihrer natürlichen Feinde. Aber sie waren auch schlauer und deswegen anpassungsfähiger als jedes andere Lebewesen.

Sie lernten, dass das Überleben in der Gruppe leichter fiel, und begannen, sozial zu denken – aus reinem Eigennutz, sie wollten einfach nur überleben. Anthropologen nehmen an, dass einer der fundamentalen Unterschiede zwischen Affen und frühen Menschen darin bestand, dass unsere Fell tragenden Verwandten Essbares umgehend gierig verzehrten, während die Hominiden Nahrung suchten, sammelten, zu ihrer Gruppe trugen und erst dann, gemeinsam, verspeisten. »Der Mensch lernte den aufrechten Gang, weil er seine Hände brauchte, um Nahrung zu sammeln und sie zu tragen«, folgert Gerd Paczensky in seiner lesenswerten *Kulturgeschichte des Essens und Trinkens*.

Sammler und Mitesser

In Wirklichkeit wissen wir nicht viel vom frühen Menschen und seinem Speiseplan, nur so viel, dass auf der Welt wohl eine Reihe unterschiedlicher Ernährungs- und Entwicklungsstufen nebeneinander existierten. Unser Nord- und Mitteleuropa erlebte allerdings keine dieser Blütezeiten.

Hungerphasen waren meist jahreszeitlich bedingt. Im Winter wuchs nicht viel, das Jagen war beschwerlich. Wer Fettpolster anlegen konnte, war im Vorteil. In manchen Klimazonen zwang die letzte Eiszeit zu unglaublichen Brutalitäten, zu entbehrungsreichen Märschen, den Herden hinterher, den Grünpflanzen entgegen. Gab es nicht genug zu essen, wurden Kinder und Alte getötet oder ausgesetzt. In gemäßigteren Zonen bot die letzte Eiszeit dem Jäger und Sammler ein reichhaltiges Menü: Große Herden grasten auf den weiten fruchtbaren Ebenen in Europa, Afrika, Nordamerika und Asien. Es gab Wild, mal ein Nashorn, Ziegen, Wildschweine, Fische, Muscheln, Schnecken, dazu allerlei Früchte, Pflanzen und Gewürze. Eine Ausgrabung im Iran förderte vom Ende der Jäger-und-Sammler-Phase Samen von vierzig verschiedenen Pflanzenarten, ein Dutzend Gras- und Getreidearten, Hülsenfrüchte, Kapern, Pistazien und die Knochen von 35 Tieren zutage. Forscher der Universität Colorado haben den Speiseplan aller heute noch lebenden gut 200 Jäger-und-Sammler-Kulturen akribisch untersucht. Nicht eine davon lebt vegetarisch, viele dieser Kulturen sogar recht fleischreich. Im Durchschnitt verzehren sie 27 Prozent Proteine, 31 Prozent Kohlenhydrate und 38 Prozent überwiegend tierisches Fett.

Was Ötzi aß

Warum die Menschen 4000 Jahre v. Chr. begannen, ernsthaft Ackerbau zu betreiben, und sesshaft wurden, ist nicht klar. Zucht von Pflanzen und Tieren war vermutlich einfacher an einem festen Ort, eine kleine Siedlung war sicherer, es gab Wasser, vielleicht spielte auch das Bedürfnis nach Heimat eine Rolle. Mit Viehzucht und Landwirtschaft wuchsen die sozialen Unterschiede. Es wurde nicht mehr alles geteilt, sondern es entstand Wettbewerb. Bald gab es Reich und Arm. Und jeder entwickelte seine regionalen Gerichte.

Der 5000 Jahre tiefgefrorene Alpenjäger Ötzi stammt wohl aus einer dieser frühen Siedlungen. Der Hirte und Jäger oder Wilderer trug eine Kupferaxt, er hatte Getreide dabei, einen mobilen Glutbehälter, ein einfaches »Feuerzeug«. Italienische Forscher fanden heraus, dass sich der **Rothirsch und Getreide** Gletschermann kurz vor seinem Tod mit einigen Bissen Rothirsch (es kann auch Steinbock oder Gemse gewesen sein) und ein paar Körnern Getreide gestärkt hatte, bevor er von einer Pfeilspitze getroffen zusammenbrach. Die DNA-Analyse seines Mageninhalts ergab zudem, dass er zuvor durch einen Nadelwald gewandert war, wo er Beeren verzehrt hatte.

Ernährungsfragen bestimmten oft die Weltgeschichte. Der Makedonier Alexander, der ein Weltreich vom Sudan bis Indien erobert hatte, war zugleich ein großer Trinker. Er genoss seinen Wein unverdünnt, was die Griechen für barbarisch hielten.

Einen Hang zur flüssigen Fehlernährung hatten auch Griechen und Römer. Sie zechten im Wirtshaus, in »Klubs« oder beim so genannten

Speisepläne durch die Jahrtausende und Kulturen

◆ *Indianer in Mexiko vor 12 000 Jahren:* geröstete Schnecken, verschiedene Kürbissorten, Geflügel mit Hirsebeilage, grüner Salat, Schlangen- und Eidechsenragout mit Chilipfeffer, Kaktusfrucht.

◆ *Mexiko vor 5000 Jahren:* Kürbis, Avocados, Chili con Carne mit Fleisch von einer haarlosen Hundesorte.

◆ *Armenspeise im alten Rom:* ein Getreidebrei namens »Puls«, später vom Brot verdrängt, Graupen, Quark.

◆ *Gericht der Römer:* mit Milch gekochtes Schweinefett mit dicken Graupen, verknetet mit frischem Käse, Eidotter und Hirn, eingewickelt in ein Feigenblatt, in Brühe gekocht.

◆ *Armenspeise im europäischen Mittelalter:* Getreidebrei und Eintopf, zum Beispiel Porridge (»eiliger Pudding«) mit Bier oder Milch übergossen.

◆ *Armenspeise 16. Jahrhundert, Frankreich:* dicke Suppe, in Notzeiten aus Kastanien und Kleie, Knorpeln und Knochen, Sehnen, Würmern, Nattern, lange gekocht.

◆ *Armenspeise in europäischen Küstenländern und bei Seefahrern im 17. Jahrhundert:* Schildkröte, Hummer, Austern, heute Luxusgerichte.

Essen und Politik

Symposion. Im vorchristlichen Griechenland trafen sich die Eliten zu »Vereinsmählern«. Ob es um kommunale, um ökonomische oder kulturelle Belange ging, immer wurden die Dinge beim Essen geregelt, ein antiker Vorläufer des Business-Lunch also, nur weniger atemlos als heute. Oft kam es zu einer Libationszeremonie: Es wurde etwas vom Essen oder Trinken geopfert. Die Tafelrunden waren Orte des Friedens. Es galt als unfein, während des Mahls über Unangenehmes, etwa Krieg, zu reden. Wichtig war auch die Regel, dass beim Essen alle gleich waren und behandelt wurden, natürlich nur die Teilnehmer und nicht die Sklaven, die

die Köstlichkeiten zubereiteten und herbeischleppten. Das Essen war eine Art konkreter Utopie, ein Moment des Friedens und der Gleichheit. Beim fröhlichen Zechen und Schmausen Geschäfte machen oder Politik, daran hat sich bis heute nichts geändert.

Ein Vorspeisenrezept von damals klingt besonders gut: Olivenöl wird in einer Kasserolle mit zwei Esslöffeln Fischsoße und einem Esslöffel klaren Honigs erhitzt, dazu kommt ein halbes Pfund frischer Garnelen. Das Ganze wird sechs Minuten gekocht, die Garnelen werden herausgefischt, der Sud eingekocht, mit frisch gehacktem Oregano und Pfeffer abgeschmeckt und wieder über die Garnelen gegeben. Dazu werden Salat und Brot gereicht.

Fortschritt durch Ackerbau

Sowohl bei Griechen als auch Ägyptern bedeutete der Ackerbau einen kulturellen Fortschritt, der den Menschen vom Fleisch fressenden Raubtier in einen zivilisierten Siedler verwandelte und den Bau von Städten **Weizen** überhaupt erst ermöglichte. Die griechische Göttin Demeter gab einem **für die** Priester der Sage nach Weizenkörner, die er an alle Menschen verteilen **Menschen** sollte. Die Römer nannten Demeter »Ceres«, sie gab den »Cerealien« ihren Namen.

Tatsächlich war in Athen und später auch in Rom das überwiegende Nahrungsmittel ein Getreidebrei oder Teig namens »Puls«, dem je nach Vorratslage mit etwas Gemüse oder Sirup Geschmack gegeben wurde. In Tibet gehört der Gerstenteig Tschampa bis heute zum täglichen Mahl. Griechische Bäcker waren es, die in Rom der Eintönigkeit ein Ende machten und gebackene Leckereien feilboten. Puls war fortan nur noch für Arme und Sklaven. Neben dem Getreideteig waren Eintöpfe populär, sie sättigten, waren schmackhaft und ließen sich gut strecken. Ob Gazpacho, Bouillabaisse, Chili con Carne oder Pichelsteiner Eintopf, jedes dieser Gerichte hat seine jahrhundertealte Geschichte. Und jede beginnt gleich: als Arme-Leute-Essen.

Die feineren Herrschaften schätzten die Orgie. Köche galten zu Zeiten Neros als Superstars, für die horrende Ablösesummen bezahlt wurden. Der römische Dichter Sallust soll 100 000 As geboten haben, das entspricht etwa 100 000 Euro, um den Sklaven Dama, einen begnadeten Kochkünstler, abzuwerben. Herr Lucullus ließ seine Häuser zu riesigen Speisesälen umbauen. In dieser Zeit erlebte auch das kunstvolle Mästen von Tieren eine Blüte.

Mediziner stritten sich um den Nährwert von Mahlzeiten und die Prozesse im Körper, für die bereits Hippokrates, Polybos und Galen eine lange gültige Theorie geprägt hatten. Für sie war der Prozess der Nahrungsverarbeitung eine »Kochung«, bei dem die vier Lebenssäfte (schwarze und gelbe Galle, Blut, Schleim) eine wichtige Rolle spielen. Diesen Säften wurden die Elementarqualitäten kalt, trocken, feucht, warm zugeordnet, aus denen wiederum ein bestimmter Charakter abzuleiten war. Schwarze Galle, das war der Melancholiker, kalt und trocken, Blut stand für den Sanguiniker, warm und feucht. Und auch eine Art Functional Food gab es **Das Blut der** schon, das warme Blut römischer Gladiatoren. Es würde Epileptiker hei- **Gladiatoren** len, behauptete Plinius.

Bärentatze und Pferdekopf

Das Mahl als Mittel zur Selbstdarstellung perfektionierte man am chinesischen Hofe. Um 200 v. Chr. waren mehr als die Hälfte der 4000 Bediensteten für das Essen zuständig, darunter 342 Fischspezialisten, 94 Eismänner, 128 Köche, 110 Weinbeamte und 62 Wildexperten. Die Geschmäcker waren weltweit grundverschieden. Araber schwörten auf das Fett vom Schafsschwanz, der Stamm der Kung dagegen auf den Mageninhalt der Antilope, in China aß der Kaiser Kamelhöcker oder eingelegte

Bärentatzen, englische Fürsten zogen Schwäne vor, die Jakuten brachten zur Hochzeit einen Pferdekopf mit. Nur in einem Punkt waren sich fast alle einig: Fleisch war etwas Gutes, Nahrung für die wohlhabenden Leute.

Der Umgang mit dem Essen beschäftigt auch alle großen Religionen, jedes heilige Buch befasst sich ausführlich mit Vorschriften und Verboten. Im Buddhismus heißt es, dass Fleischverzehr zu Gier führt und der Meditation abträglich ist. Der Koran verbietet Schweinefleisch und Alkohol und fordert Askese im Fastenmonat Ramadan. In dieser Zeit darf nur vor Sonnenauf- bzw. nach Sonnenuntergang gegessen werden, dann aber reichlich und in großer Runde. Das ganze Leben wird für ein paar Wochen »entschleunigt«, Medien und Vergnügungsindustrie üben sich in Zurückhaltung. Der jüdische Glauben schreibt koscheres Essen vor, was eher mit »tauglich« als mit »rein« zu übersetzen ist. In asiatischen Tempeln werden Schälchen mit Lebensmitteln geopfert. Fasten gilt fast überall als ein direkter Weg zu Gott. Wir bewundern die Ruhe der japanischen Teezeremonie, wir denken an Essen als Grabbeigabe, an den Leichenschmaus, die Henkersmahlzeit und wundern uns über Kannibalen, die glauben, sich die Energie anderer Menschen einzuverleiben, indem sie sie aufessen.

Askese im Ramadan *(Marginalie)*

Maharaja-Burger für Indien

In Texten der vedischen Zeit um 1000 v. Chr. wird Nahrung als ein zwischen Menschen und Göttern zirkulierendes Gut angesehen. Als besonders wertvoll galten Milch, Butter, Honig, Reis, Gerste, Bohnen, Sesam, Linsen und andere Hülsenfrüchte. Bis heute herrscht in Indien die Annahme, dass Körper und Geist von der verzehrten Nahrung bestimmt werden.

»Ein Mann, der fett wird, wird im Üblen fett«, heißt es in einer alten

Schrift, »er stolpert und kann nicht mehr gehen, deswegen soll man nur morgens und abends essen.«

Mit ihrer jahrtausendealten Esstradition waren viele Inder lange immun gegen westliche Ernährungstrends. Importiertes und industriell Gefertigtes breitete sich allenfalls schleppend aus. Die überlieferten Speiseregeln sind zumindest bei konservativen Hindus anerkannt, sie werden eher als Privileg denn als Belastung empfunden. McDonald's muss hier den Maharaja-Burger anbieten, einen vegetarischen Bratling. Die Werbekampagnen amerikanischer Fast-Food-Ketten sorgen für erbitterte gesellschaftliche Debatten. Aber sie scheinen auch nicht zu fruchten. Statt an Tuberkulose sterben die meisten Inder nun an Herz-Kreislauf-Krankheiten, und der Diabetes schreitet voran.

Die Weisheit der asiatischen Küche

In weiten Teilen Asiens wird Essen als Medizin betrachtet, als aktiver Beitrag zur Gesundwerdung und -erhaltung. Ausgewogen in den Zutaten, nicht zu schwer, frisch, gesund und wohlschmeckend, so muss das perfekte Gericht sein. Dabei werden jahrhundertealte Erfahrungen weitergegeben, zum Beispiel die, dass Bambusgerichte nicht für Menschen mit Rheuma taugen oder eingelegte Fische bei Asthma auf keinen Fall verzehrt werden dürfen.

Die erste Bratwurstbude

In Europa herrschte für einfache Leute über die Jahrhunderte fast immer ein Mangel an Nahrung. Kaum gab es genug, wuchs die Bevölkerung, bis der Mangel oder Seuchen sie wieder dezimierten. Aber es gab auch den Überfluss und die Vielfalt verschiedener Länder. Im Köln des 13. Jahrhunderts trafen sich Händler aus Russland, Spanien, Italien und dem Orient, es gab ein Speiseangebot ähnlich wie heute, mit orientalischen Naschereien, exotischen Früchten, Fischen aus dem Meer – in den Gassen dufteten die Anfänge einer europäischen Küche.

Doch immer wieder folgte der Völlerei der Hunger. Als Mitte des 16. Jahrhunderts zum Beispiel verregnete Sommer und harte lange Winter mehrere Ernten vernichteten, schnellten die Preise für Getreide in die Höhe. In Augsburg und Nürnberg erreichten sie 1572 das Zehnfache des sonst üblichen Niveaus. Konnte ein erzgebirgischer Bergmann 1565 mit seinem Tagesverdienst von 24 Pfennigen noch 5940 Gramm Brot kaufen,

Brot aus Laub und Rinde bekam er plötzlich nur noch ein gutes Kilogramm. Ein Arzt aus Thüringen berichtet von Laubbrot, Baumrindenbrot, Tannenzapfen- und Sägespanbrot. Die Menschen verhungerten.

Das Elend in Europa hielt an, bis ein Friedensbankett in Nürnberg mit Pfalzgraf Karl Gustav von Zweibrücken und dem späteren König von Schweden 1649 ein Jahr nach dem Westfälischen Frieden von Münster den Dreißigjährigen Krieg beendete. Es war nichts von der unendlichen Not in Stadt und Land zu spüren, man gestaltete ein barockes Festessen mit freiem Wein fürs Volk. Für die hohen Herren gab es ausgewählten Tafelschmuck, sechs Gänge mit jeweils 150 Speisen wie Geflügel und Wild, Fisch, Pasteten, Gartenfrüchten, Konfekt, Marzipan und Eis. Das Festessen als Teil eines diplomatischen Aktes wurde wie ein Theaterstück inszeniert, mit Introduktionen, Szenen, Akten, Musik, Gesang, das alle Künste vereinte.

Essen und Macht

Mit den Jahrhunderten wurden die Regeln für die Prunk- und Schaugerichte immer feiner, wie sich an den Einstellplänen für die Schüsseln ablesen lässt, die der Salzburger Küchenchef Conrad Hagger im frühen 18. Jahrhundert befahl: 176 Schüsseln für die Hufeisentafel. Die Pläne schrieben exakt die Lage von Zucker- und Konfektbergen vor, aber auch die der Parade-, Figur- und Federpasteten. Derartige Festmähler werden von Historikern als »Beziehungsmarkierungen oder Änderungssignale«

interpretiert, wie zum Beispiel Thronbesteigungen oder Hochzeiten. Das Essen wurde so zum Symbol von Machtverschiebungen.

Gab es zu dieser Zeit durchaus schon Importe, so war doch Ernährung eine lokale, bestenfalls regionale Angelegenheit. Veränderungen in den Essgewohnheiten waren nicht gewollt, wie die schleppende Einführung der Kartoffel bewies. Sie galt lange als Armenspeise und Viehfutter. **Triumph der Kartoffel**

Doch in den nächsten Jahrzehnten sollte sich vieles grundlegend ändern. Vielleicht gelang James Watt der entscheidende Impuls, als er 1765 die Dampfmaschine erfand. In Lothringen, Lancashire, Sachsen entstanden große Industriegebiete, das Leben und Arbeiten veränderten sich dramatisch. Bis dahin hatten sich Menschen selbst versorgt, nun plötzlich wohnten sie in Siedlungen, ohne Gärten, ohne Kleinvieh. Anfangs herrschten katastrophale Zustände, die Versorgung mit dem Lebensnotwendigsten war nicht gesichert, Mangelkrankheiten griffen um sich, das Proletariat litt in ganz Europa. Doch nach der letzten großen Hungersnot Mitte des 19. Jahrhunderts wendete sich die Lage zum Besseren. Ernährten um 1800 noch vier Bauern einen Nichtbauern, so war das Verhältnis hundert Jahre später umgekehrt: Ein Bauer versorgte vier Nichtbauern.

Liebig, Knorr, Oetker

Justus Liebig hatte den Kunstdünger erfunden, die kohlenhydratreiche Kartoffel hatte sich durchgesetzt, die kleinen Leute machten sich daran, die Tischgepflogenheiten der besseren Stände zu imitieren. Kaffee, Tee, Reis und Zucker wurden erschwinglich, die Alltagskost standardisierte sich, die erste Werbung kam auf und mit ihr die Marken. Viele Frauen waren erwerbstätig, plötzlich ging man einkaufen. Immer mehr Haushalte bekamen nun einen Herd, Carl Knorr erfand die Tütensuppe (1886), Dr. Rudolf Oetker das Backpulver (1894), Dr. Haarmann das Vanillin (1874), Mister Pemberton in Atlanta eine Medizin namens Coca-Cola (1886).

In Frankreich wies Napoleon den Nahrungsmittelchemiker Hypolithe Mége-Mouriés 1867 an, einen preiswerten Ersatz für Butter zu erfinden. Auf dem kaiserlichen Gut »Bon Ouvrage« verzog sich der Tüftler in den Kuhstall und experimentierte mit Nierenfett, das er durch Schafsmägen tropfen ließ, presste und mit gehacktem Kuheuter vermengte. 1869 meldete er seine Erfindung zum Patent an, doch Napoleon bekam davon nichts mehr mit. Er hatte mit weitaus größeren Problemen zu kämpfen. Nach den französischen Kriegen erfuhr eine niederländische Familie von den Experimenten des Herrn Mége-Mouriés. Die Gebrüder Jurgens handelten dem Erfinder sein Patent ab, sie hatten das große Potenzial erkannt, das in der Kunstbutter steckte. So entstand in Holland 1871 die erste Margarinefabrik. Die Jurgens verbündeten sich mit ihren holländischen Konkurrenten und der britischen Familie Levers – ein weltumspannender Nahrungsmittelkonzern war gegründet: Unilever.

Walöl und Margarine Als um die Jahrhundertwende die Fetthärtung erfunden wurde, konnte auch billiges Fett zu Margarine verarbeitet werden, erst Walöl, dann Erdnussöl, schließlich Palmöl. Da bei der Härtung viele Inhaltsstoffe zerstört wurden, bekam das Streichfett bald Vitamine zugesetzt. Ein gewaltiger paradoxer Kreislauf kam in Gang. Das Rohprodukt wird behandelt, wenn dabei die wertvollsten Inhaltsstoffe verschwinden, werden sie hinterher künstlich wieder zugeführt. Ähnlich ging es bei Reis, Weizen, Zucker und vielen anderen einst natürlichen Rohstoffen.

Zurück zum Wildgemüse

Immerhin: Teure Zutaten wie Zucker und Fett, die während der industriellen Revolution wichtig waren für den menschlichen Energiehaushalt, waren durch das Aufkommen der Kunstprodukte plötzlich erschwinglich. So wurde Nahrung im ausgehenden 19. Jahrhundert zunehmend demokratisiert. Plötzlich kamen Hauswirtschaftsbücher auf, die sich explizit an den kleinen Haushalt richteten; Kochbücher transportierten gesell-schaftliche Leitbilder und Handlungsmuster für die Hausfrau. Werke wie das Salzburger Kochbuch von Josephine Zöhrer galten als Sensation, denn sie brachten Informationen in das neu entstehende Kleinbürgertum, die bislang allein den feinen Leuten vorbehalten waren.

Die beiden Weltkriege brachten die überwunden geglaubten Entbehrungen zurück. Im Steckrübenwinter 1916/17 gab es Suppe von Brennnesseln oder Löwenzahn, Rübenblätter wurden wie Spinat zubereitet. Im Hungerwinter 1946/47 starben 20 000 Menschen in Deutschland, weil sie nicht genug zu essen hatten. Eine Tagesration in Köln belief sich auf zwei Scheiben Brot, einen Klecks Margarine, einen Löffel Milchsuppe und zwei kleine Kartoffeln, insgesamt 1000 Kalorien. Im Nachkriegsberlin gab es schon am 15. Mai 1945 auf eine sowjetische Anordnung hin Lebensmittelkarten, für die die Normalverbraucher in fünf Gruppen aufgeteilt wurden. Noch im Sommer 1945 gab es die so genannten Haushaltsbriefe des Berliner Magistrats, die sparsame und nachkriegsbedingte Ernährungstipps gaben. Wildgemüse wie Brennnessel, Löwenzahn und Vogelmiere standen wieder ganz oben. Für ziemlich alles gab es kreative Ersatzideen. Ohne die Hilfe der Alliierten wäre es noch weitaus dramatischer gewesen.

Der rettende Kleingarten

Glück hatten die, die ihren Kleingarten bewirtschaften konnten. Im Ruhrgebiet, dort, wo ich aufgewachsen bin, halfen die paar Quadratmeter Land ganzen Familien, die Nachkriegsjahre zu überstehen. Da wurden Kartoffeln aus dem Boden geklaubt, Bohnen, Radieschen, Möhren geerntet, Stachelbeeren gepflückt, Äpfel eingelagert, Himbeeren zu Marmelade und Kirschen zu Kompott verarbeitet. Es wurden Vorräte für den Winter angelegt. Jede Johannisbeere war eine Kostbarkeit. Kaninchen,

Das Glück im Kleingarten

ein paar hundert Hühner oder auch mal eine Ziege waren gerade in den Bergmannssiedlungen keine Seltenheit. In ländlichen Regionen gab es viele Einquartierungen und die Zuteilung von Gartenfläche. Vielfach die einzige Chance, die Ernährung auch all der Vertriebenen sicherzustellen. Den Teller nicht leer zu essen, Nahrung gar wegzuwerfen, Fett zu verschmähen, das war damals und gilt ihnen noch heute vielfach als Sünde. Der Hunger bzw. die unterbewusste Angst davor ist im kollektiven Gedächtnis der Deutschen fest verwurzelt.

Kaum ging es mit dem Wirtschaftswunder aufwärts, schien das Land die Entbehrungen früherer Jahre aufholen zu wollen. Es rollte die Fresswelle, ein Volk futterte sich rund und bewies sich, nicht mehr arm zu sein. Von 1950 bis 1960 stieg der Fleischverbrauch von 19 auf 30 Kilogramm, der Kühlschrank zog in die Küchen ein, die Nirostaspüle ersetzte den Spülstein, ein Schnellkochtopf musste her. Zugleich wurde der menschliche Körper vor neue Herausforderungen gestellt. Die Arbeit wurde immer leichter, ein über Jahrtausende eingespieltes Gleichgewicht begann ganz langsam zu schwanken.

Wohlstand und Fresswelle

Mit der Kraft des Kopfs flog der Mensch zum Mond, doch sein Körper arbeitete noch nach den Erfordernissen der Steinzeit. Er hatte schlichtweg keine Zeit, sich auf das neue Leben einzustellen, das so schlagartig über ihn hereinbrach. Für einen reich gedeckten Esstisch war keine Jagd, kein mühsames Ackern und Sammeln nötig, sondern nur ein Gang zum Laden. Der Wohlstand zauberte Nahrung an jede Ecke. Ein wenig Freizeit und die Reisewelle zum Beispiel förderten die Imbisskultur. Denn nun waren immer mehr Leute immer öfter unterwegs und konnten es sich leisten, auf daheim geschmierte Stullen zu verzichten, oder sie gingen einfach mal eine Currywurst oder ein Hähnchen essen.

Essen im Überfluss

Fortan begann der Überfluss uns zu schaffen zu machen. Es wäre der ideale Zeitpunkt gewesen, Europas Landwirtschaft auf Qualität und Nachhaltigkeit aufzubauen. Aber es folgte in mehreren Schritten die Entwicklung eines komplizierten Systems, in dem Landwirtschaft mit Steuergeldern gefördert, Überschüsse aufgekauft, gelagert und gekühlt wurden, um schließlich hier oder außerhalb der EU preiswert verkauft zu werden. Butterberge und Milchseen im Überfluss. Alles wurde auf Wachstum und höhere Erträge getrimmt. So mancher Bauer, dem zuvor noch größter Respekt entgegengebracht worden war, staunte, als die Parole »Wachse oder weiche« die Leistungsanforderungen in schärfster Weise auf Menge und Masse reduzierte. Nun wird durch die Agrarreform 2005 eine neue, ganz andere Richtung vorgegeben werden: Klasse statt Masse.

Wachse oder weiche

    Seither haben wir mit einem grundsätzlichen Problem zu kämpfen, das in vielen Politikbereichen herrscht: Tempo. Die Nahrungsmittelproduktion hatte eine derartige Eigendynamik erreicht, dass Verbraucher, Verbände, die Politik, aber auch die Industrie selbst Schwierigkeiten haben zu folgen. Eine Entwicklung allerdings ist ausgesprochen stabil: Die Preise verfallen. Der Überfluss hat den »gefühlten Wert« von Nahrung bei den Verbrauchern dramatisch sinken lassen. Mag der Wunsch nach hochwertigen Lebensmitteln auch groß sein, beim Griff ins Regal entscheidet nach wie vor der Preis. In einem beispiellosen Dumping-Wettkampf von Produzenten und Händlern sanken die Gewinnmargen immer weiter, jede kleinste Möglichkeit des Einsparens und Optimierens musste genutzt werden.

Turbo-Pute, Power-Kuh

Das schlug sich vor allem in der Tierhaltung nieder. So liegt die Geflügel-zucht heute weltweit in der Hand von drei Unternehmen, die ein Hoch-leistungshuhn kreiert haben, das 300 Eier im Jahr legt. Jedes Jahr werden in Deutschland rund 45 Millionen männliche Küken getötet, weil sie für die Mast nicht taugen. Ein freudloses Leben führt auch die Turbo-Pute mit dem Namen »Big Six«, die unter dem Gewicht ihrer Brust leiden **Das Leid der** muss. Statt früher 6 bringt sie nun 36 Kilogramm auf die Waage, in acht-**Turbo-Pute** zehn Wochen.

Auch das Milchvieh wurde mit so genannten Leistungsförderern im Futter angespornt. Ein Drittel aller weltweiten Schwarzbunten stammen genetisch von zwei potenten Zuchtbullen ab, deren Samen man per Inter-net bestellen kann. Die Vielfalt der Rassen erhalten, darum haben sich nur einige Pioniere gekümmert. Die Schweineproduktion ist arbeitstei-lig, und so mancher Parmaschinken ist in Wahrheit der Allerwerteste ei-nes dänischen Schweines. Wer in die köstlichen Nürnberger Bratwürste beißt, genießt meistens auch das dänische Schwein. Der damit verbun-dene »Schweinetourismus« hindert in Brüssel die Mehrheit der Agrarmi-nister Europas, eine enge zeitliche Grenze für Tiertransporte zu setzen. Das Schwein soll halt nach Rom – oder sonst wohin.

Unser täglich Brot

Ähnlich maximal optimiert sind Rindfleisch-, Gemüseproduktion oder Fischzucht unterstützt von wissenschaftlichster Futter-, Dünger- und Chemieproduktion. Der Vorteil liegt auf der Hand. Nie in unserer Ge-schichte konnten so viele Menschen regelmäßig jeden Tag mit einer der-artigen Vielfalt bezahlbarer Lebensmittel versorgt werden. Je durchorga-nisierter die Produktion, je weiter das alltägliche Leben in den Städten entfernt war, je mehr verarbeitete Lebensmittel, Convenience Food auf dem Markt, desto weniger wussten die Menschen über die Genese von unserem täglich Brot.

Essen, das ist über Jahrtausende tradierte Identität, das ist sozialer und kultureller Zusammenhalt, das ist Rücksicht auf die Umwelt, das ist Emotion. Es ist uns heute aber oft gleichgültig. Es besteht kein Zwang mehr, sich aus rohen Zutaten ein Essen zuzubereiten. Nahrung muss nur noch erwärmt werden. Frühere Fertigkeiten wie Beschaffung, Auswahl, Vorbereitung, Kochen, Neue-Gerichte-Entwickeln, Anrichten sind überflüssig geworden, das erledigen die Lebensmittelchemiker für uns. Sie haben die Nahrung mit Haltbarkeitsdatum möglich gemacht und damit die Emanzipation der Frau wahrscheinlich ein Stück vorangetrieben.

Mit der Omnipräsenz von Nahrung fällt allerdings auch ein über Generationen gelernter Rahmen für den Tag fort. Jeder ist plötzlich selbst verantwortlich für sein Essen, zubereitete Speisen gibt es überall und jederzeit, feste Zeiten für Mahlzeiten verschwinden. Wir haben uns von den Lebensmitteln als »Mittel zum Leben« entfremdet, wir sind nicht mehr Hersteller oder Zubereiter, oftmals nur noch Konsumenten von anonymisierter Nahrung. Der Bezug vieler Esser und Esserinnen ist nicht das, was der Kalender der Natur in diesem Monat hergibt, sondern Werbung, Verpackung und jeweilig angesagter Ernährungstrend. Heute Ginkgo, morgen Limette oder Tiefseealge. Etwas Banales wie »Brot« gibt es nicht mehr, es heißt jetzt mindestens Omega-3-Wellness-Ciabatta mit Power-Balance-Enzymen.

Ginkgo, Limette, Tiefseealge

Die Pizza braucht eine Story

Es ist schon paradox. Einerseits klingen die Namen dieser Produkte der neuen Zeit alle sehr individuell und besonders. Sie bedienen unseren Wunsch nach einer Story von unverbrauchter Natur, von essbarer Ge-

Das Märchen von der Alpenmilch sundheit und Fitness. Reklamebilder von rosigen Landwirten, grünen Tälern, leuchtenden Bergen, dampfenden Kesseln und glücklichen Joggern suggerieren eine heile, gesunde Welt. Mehr denn je sind Nahrungsmittel und Getränke Lifestyle-Produkte, die wie Uhr, Auto, Turnschuh oder T-Shirt signalisieren, dass der Besitzer ein cooler Trendmensch ist. Ein Brot, ein Drink, ein Fertiggericht, ein Riegel, Chips oder eine Margarine ist werbemäßig derart mit Images aufgeladen, dass die persönliche und kulturelle Identitätssuche im Supermarktregal bedient wird. Erst »light« dann »fit«, danach »Balance« und schließlich doch wieder »hausgemacht«.

Vor allem Kinder und Jugendliche, die schließlich ihre Peergroup suchen, sind empfänglich für die Botschaften der Werber, die mit ihren Aussagen und Produkten zielsicher auf bestimmte Lebensabschnitte und persönliche Neudefinitionen gehen. Lebensmittelchemiker, das ist ein Beruf der Zukunft, weil verarbeitete Lebensmittel, Hygiene und Sicherheit heute ein Muss sind, das von den Firmen sogar gern erfüllt wird. Das sichert das Produkt, den Ruf und die Arbeitsplätze. Berufe mit Zukunft, dazu gehören aber auch die Akustikdesigner, die das Knistern der Chipstüte aufwerten, und die Psychologen, die das Spielzeug altersgerecht zur Süßigkeit erfinden.

Andererseits: Wer will schon zum Beispiel vom angeblichen Naturjoghurt wissen, dass der Plastikbecher aus Osteuropa kommt, der Aludeckel aus Übersee, die weitgehend fruchtfreie Masse aus dem Süden, der Geschmack schließlich aus einem deutschen Mittelstandsbetrieb? Alle glauben lieber der Werbung, die uns erzählt, eine Bäuerin in den Alpen rühre frische Erdbeeren in frische Vollmilch, produziert von Kühen ganzjährig auf der Wiese, nur für uns!

Selber schuld

Die Geiz-ist-geil-Mentalität, die den Handel zu immer neuer Sparakrobatik zwingt, ist nicht gerade eine Stütze für den Arbeitsplatzerhalt eines umweltgerecht arbeitenden Landwirtes. Wir nehmen klaglos hin, dass eine Hand voll pappiger Tacos im Kino drei Euro kostet, fahnden aber im Supermarkt nach Milch, die noch zwei Cent billiger ist. Geld für Urlaub, Spoiler, Klamotten ist da, nur beim Essen, da wird geknausert – egal, was drin ist, egal, woher, Hauptsache billig.

Nirgendwo sind die Verbraucher so preissensibel wie in Deutschland, nirgendwo sind Autos und Küchen, in denen keiner kocht, teurer, das Essen aber billiger. Die monatlichen Ausgaben eines Haushalts für Lebensmittel fielen in den letzten vierzig Jahren drastisch. Auch hier ist der Trend zum Extremismus zu beobachten: Während seit Jahren unsere Ernährungskompetenz, also das praktische Wissen über Nahrungsmittel, ihre Herkunft, Nutzen und Zubereitung schrumpft, steigen andererseits unsere Ansprüche an Lebensmittel immer weiter, die Angebotspalette hat sich auf eine Viertelmillion Artikel ausgeweitet. Viel soll es sein, bequem und irgendwie gesund. Doch einen höheren Preis sind wir nicht bereit zu zahlen. Unsere Lust an der Illusion geht so weit, dass wir uns widerspruchslos von Firmen einen neuen Geschmack vorgeben lassen. Einige produzieren Aromen aus natürlichen Produkten, andere aber erfinden weltweit neue. Sie halten zahlreiche Patente und setzen jedes Jahr zweistellige Milliardenbeträge um. Womit? Mit Geschmack. Überall wieder zu finden in Croissants, Tütensuppen, Joghurts, Schokolade, Tiefkühlspinat, Knabbersachen oder Getränken.

Viel, bequem und billig

Geschmack aus dem Labor

Denken wir an die Gärten der Nachkriegszeit, die die Versorgung mit Lebensmitteln sicherstellten, haben wir in wenigen Jahrzehnten eine rasante Entwicklung erlebt. In meiner Kindheit noch gab es eine Vielzahl von Äpfeln, jeder hatte seinen Monat und seinen spezifischen Geschmack. Heute bestimmen drei, vier Sorten den Hauptteil des Verkaufs. Geschmack wird wie im Modebusiness alle paar Monate neu entworfen. Und zwar nicht nur bei Billigprodukten, sondern auch in der Feinkostabteilung. Ob der teure Soßenfonds oder die Schokolade nach Schweizer Originalrezept – oft wird mit Kunstaroma nachgeholfen, wie der Journalist Hans-Ulrich Grimm in seinem Bestseller *Die Suppe lügt* darstellt.

Die europäische Gesetzgebung erlaubt den Einsatz und fordert noch keine präzisere Kennzeichnung. In Amerika dagegen schreibt der Gesetzgeber vor, dass der Kunde nicht im Unklaren gelassen werden dürfe. Mit dem Ergebnis, dass viele Hinweise auf den Verpackungen stehen, was allerdings kaum jemanden interessiert. In Europa sind die Kunden auf eine diffizile Art sensibler. Ihnen ist zwar oft egal, was sich in Tütensuppe oder Fertig-Lasagne tummelt – zu Recht erwarten sie, dass drin ist, was erlaubt wurde –, nur darf nirgendwo das Wort »künstlich« oder »chemisch« auftauchen. Die Illusion von Natur, von Bergluft, Bauernküche und Handarbeit soll auch beim Essen halten.

Illusion von Natur

Die Wirklichkeit ist weitaus unromantischer. So hat Grimm erklärt, wie zum Beispiel Erdbeeraroma hergestellt wird. Das Unternehmen in Holzminden kennt sich aus mit Kunstgeschmack. Gründer Dr. Wilhelm Haarmann erfand 1874 die Kunstvanille Vanillin und rief damit einen völlig neuen Wirtschaftszweig ins Leben, von dem heute weltweit fast jeder Nahrungsmittelkonzern profitiert. Für Erdbeergeschmack werden die Sägespäne australischer Bäume mit Alkohol und Wasser und ein paar geheimen Substanzen aufgekocht. Kleinere Veränderungen in der Rezeptur lassen Himbeere oder Schokolade entstehen. Aus Rizinusöl wird Pfir-

Der Unterschied zwischen Slow Food und Fast Food

Beispiel: Erdbeermilchshake

SLOW FOOD

Erdbeeren, Milch, etwas Sahne, Honig und Vanille werden mit Eis in den Mixer gegeben – fertig.

FAST FOOD

◆ *Shake:* Vollmilch, Zucker, Magermilch, Glukosesirup, E 407 (Carrageen: aus Rotalgen gewonnenes Verdickungsmittel, außerdem Trägerstoffe, die sämigen Geschmack hervorrufen, im Tierversuch traten vereinzelt Darmschädigungen und Veränderungen des Immunsystems auf), E 410 (Johannisbrotkernmehl: Verdickungs- und Geliermittel, probates Abführmittel und Allergen), E 412 (Guarkernmehl: Verdickungsmittel, Extrakt aus den giftigen Samen der Guarpflanze, enthalten bis zu 10 Prozent giftige Rückstände wie Blausäure, gelegentlich treten Allergien auf).

◆ *Erdbeersirup:* Zucker, Wasser, Glukosesirup, Erdbeersaft, Rote-Bete-Saft, Apfelextrakt, Erdbeeraroma, Säuerungsmittel E 330 (Zitronensäure).

Quelle: ecologist

sich, Pilze, die im Boden wachsen, ergeben Kokos. Das Kunstaroma ist billig und jederzeit unbegrenzt zu haben. Die weltweite Erdbeergeschmacknachfrage wäre mit echten Früchten niemals zu stillen.

Rizinus ist Pfirsich

Klingende Kekse

Unsere Vorfahren hätten sich so nicht versorgen können. Der künstliche Geschmack hat unsere natürliche Wahrnehmung weitgehend verändert. Ob scharf, sauer, salzig, süß – die Dosierungen, mit denen heute Nah-

Roulade wie bei Muttern

rungsmittel versehen werden, würde der Steinzeitmensch für ungenießbar halten. Die Roulade, die schmeckt wie bei Muttern, ist in ein, zwei Generationen Geschichte. Und die Königsberger Klopse mit vielen Kapern, die Oma zauberte. Und erst die köstlichen Pfannkuchen, die gibt es dann nur noch in Märchenbüchern. Heute kommt der Pfannkuchenteig aus der Plastikflasche, übrigens um ein Vielfaches teurer als selbst gerührt.

Besonders beeindruckend ist ein Bericht über Sounddesigner in der Keksfabrik. Deutschlands Marktführer Bahlsen beschäftigt Experten, die mit Mikrophonen am Mund in Butterkekse und Russisch Brot beißen. »Multisensuelle Markenkommunikation« heißt das, und eines der Ergebnisse der Tester lautet, dass der klassische Butterkeks nun wärmer im Klang sei als früher. Produkte für jüngere Kunden zeichnen sich durch ein dynamisches Krachen aus, Kekse für Senioren eher durch schwachzartes Knuspern.

Ein Tabuthema, das von Gastronomen schamhaft verschwiegen wird, ist das so genannte Convenience Food. Es ist ja kein Zufall, dass auf vielen Speisekarten inzwischen sehr ähnlich klingende Gerichte angeboten werden, wie die Lachsschnitte oder Tortellini in Sahnesoße. Die Erklärung ist simpel. Die Gerichte kommen aus Plastikbeuteln, die nur noch in der Mikrowelle erhitzt werden müssen. Ein ausgebildeter Koch ist nicht mehr nötig, nur noch Personal mit zwei Fähigkeiten: Es muss das aufgewärmte Gericht aus der Folie einigermaßen appetitlich auf dem Teller drapieren und darf es dem Gast nicht allzu schnell bringen. Eine gewisse Wartezeit fördert die Illusion, das Gericht sei frisch zubereitet worden. Hält der Trend zum Fertiggericht an, können wir den Herd eigentlich aus unseren Küchen verbannen. Tiefkühler und Mikrowelle genügen. Eine der wichtigsten Kulturtechniken und die Identität einer Region, wozu die besonderen und einzigartigen Düfte in der Küche gehören, gingen verloren.

Essen ohne Nährwert

Mal sehen, wohin es mit dem Umbau unserer Nahrungsmittel geht. Die nächste Revolution, an der einige offenbar arbeiten, sind Lebensmittel ohne Nährstoffe. Die sollen sie bewusst nicht haben. Denn sie sollen nicht Mittel zum Leben sein, sondern die Lust am Essen, am Kauen oder Schlürfen befriedigen. »Olestra« heißt das, was unsere Mägen füllen soll – ein Fett, das nicht dick macht, sondern den Verdauungstrakt praktisch unverdaut passiert. Man hört, der einzige Konstruktionsfehler sei, dass das High-Tech-Fett den Körper zuweilen verlässt, ohne dass es dem Olestra-Konsumenten rechtzeitig auffällt.

Schmiere in der Wäsche

Über Jahrmillionen hinweg ist die Entwicklung des Menschen zu einer beispiellosen Erfolgsgeschichte geworden, die uns vom Höhlenfeuer an die Zentralheizung, aus dem Erdloch an den Kühlschrank, von den Wandmalereien an den Computer geführt hat. Am Beginn des dritten nachchristlichen Jahrtausends haben wir einen radikal veränderten Lebensstil, bei dem Bewegung fast künstlich organisiert werden muss, und ernähren uns mit Lebensmitteln, deren Sicherheit, aber auch komplette Neuerfindung in den Forschungslaboren geschieht. Die Forschung entwickelt weniger Mittel zum Leben als immer neue Geschmacksrichtungen, Geschichten für Kinder. Geschmackswunder, die in Zeiten, in denen schon alle Abenteuer bestanden sind, die Aufregung neuer Produkte und Geschmacksrichtungen bieten.

Wissenschaft und Essen

Die komplexen Vorgänge im Körper und die Langzeitwirkungen von Chemikalien werden für die Zukunft ein wichtiges Thema für die Wissenschaft sein. Zwar darf nur drin sein, was der internationale Codex Alimentarius zulässt. Auch hat die EU eine zentrale Lebensmittelsicherheitsbehörde, die den europäischen und internationalen Sachverstand zusammenträgt, aber ich glaube, die Wissenschaft steht erst am Anfang. Am Beginn der Erforschung, wie all diese Substanzen langfristig auf den Menschen wirken, einschließlich der chemischen Stoffe aus Kleidung, Geräten oder Spielzeug, denen die Menschen täglich ausgesetzt sind.

Das Hirn wird unterernährt Was hat es zum Beispiel mit dem so genannten Darmhirn auf sich? 90 Prozent des Botenstoffs Serotonin befinden sich im Darm, der möglicherweise weitaus enger mit dem Gehirn kommuniziert, als wir bisher wussten. Nun stehen aber Zusatzstoffe wie Sulfite, Emulgatoren, Stabilisatoren und Verdickungsmittel im Ruf, schädlich auf den Darm zu wirken.

Auch unser Gehirn bekommt sein Fett weg. In ersten internationalen Studien wird vermutet, dass das 1500 Gramm schwere Denkorgan nicht mehr ausreichend versorgt wird mit den bereits erwähnten Omega-3-Fetten. Diese sollen einst dafür verantwortlich gewesen sein, dass die frühen Menschen ein komplexes Hirn entwickelten.

Das Hirnwachstum, so Michael Crawford vom Londoner Institut für Hirnchemie, setzte an den Süßwasserseen in Afrika ein, erste Hochkulturen fanden sich an Euphrat und Tigris, am Nil, an Tiber, Yangtse und Ganges, überall dort, wo Fische Omega-3-Fettsäuren lieferten. Heute gelten Industrienationen als Omega-3-Mangelgebiete; denn das Fett verdirbt schnell, es verhindert die Haltbarmachung von Produkten.

Auch andere Substanzen und ihre Wirkungen auf unseren Denkapparat werden untersucht. Der Farbstoff Pink (E 127) steht im Verdacht, die für Hirnfunktionen wichtige Aufnahme von Neurotransmittern zu bremsen, Tartrazin, das als E 102 gelb färbt, soll einer britischen Studie nach das Zappelphilippsyndrom fördern. Chemikalien hätten »signifikante Auswirkungen auf den sich entwickelnden Organismus«, sagt Bennet Shaywitz von der Yale-Universität. Die Wissenschaft hat noch viel zu tun. Heute berät sie die Politik auf der Basis des Prinzips ADI, des *acceptable daily intake*.

Manche kommen bei der Entwicklung auf die irrsten Ideen. Das *Green-peace-Magazin* berichtet vom Japaner Mitsuyuki Ikeda, der angeblich Klärschlamm zu Granulat verarbeitet hat, inklusive der Toilettenpapierreste, das Ganze mit etwas Sojaproteinen anreicherte und chemisch aromatisierte. Testesser schmeckten Spuren von Huhn. Herr Ikeda beteuert, er habe nur beweisen wollen, dass sich das, was den Körper unten verlässt, recyceln ließe, um es erneut oben einzufüllen. Das Produkt sei aber nicht für den Verkauf bestimmt – wie beruhigend.

Burger aus der Klärgrube

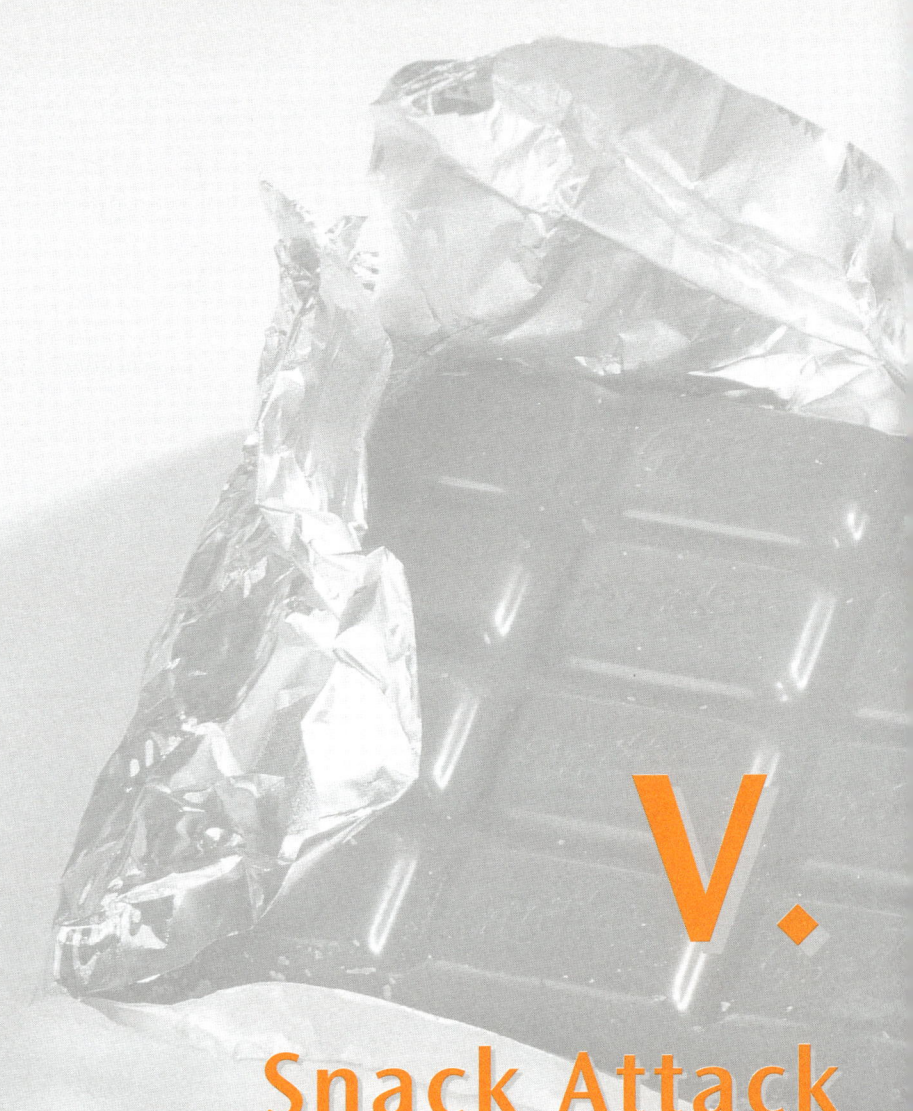

V.

Snack Attack
oder

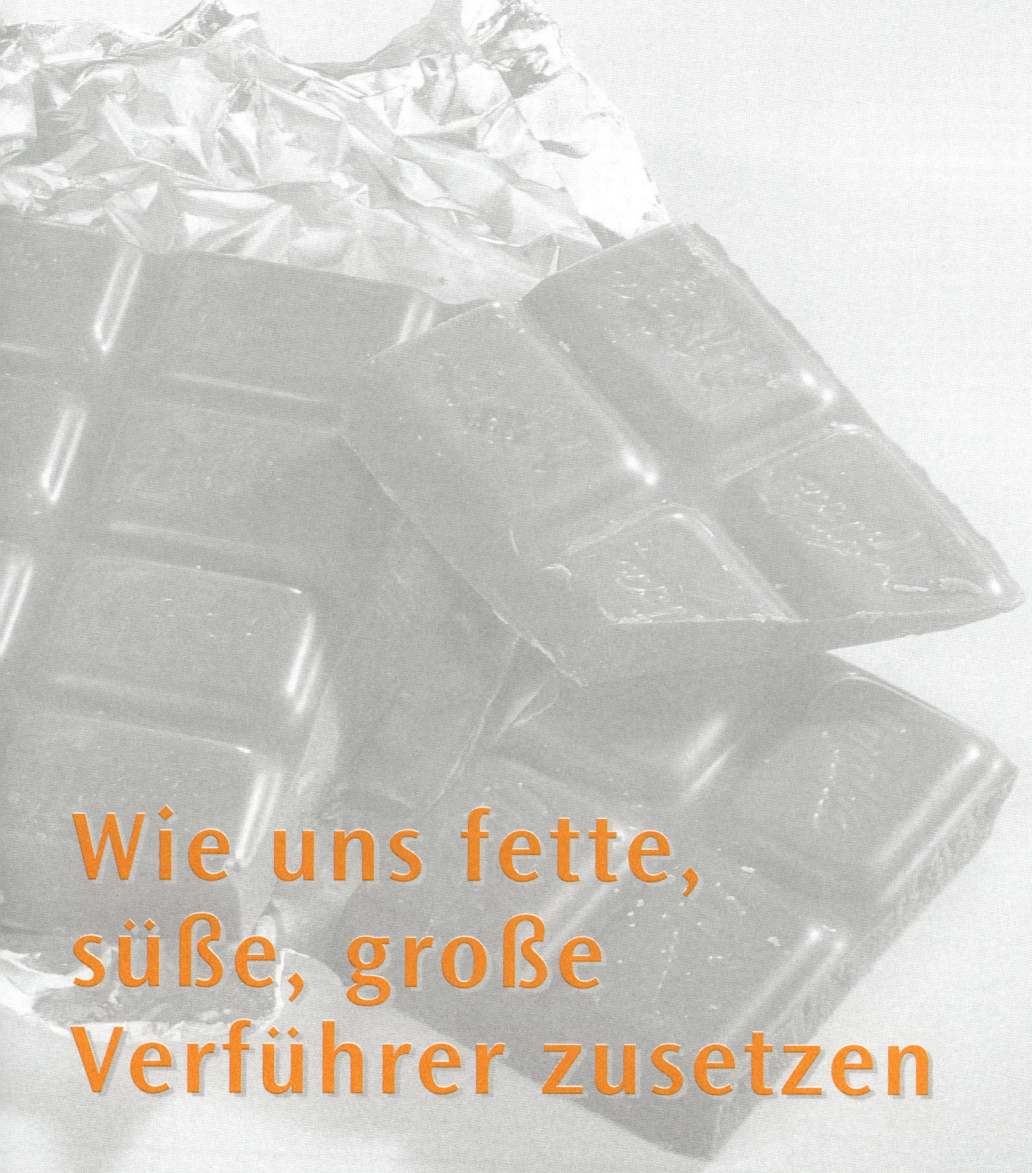

Wie uns fette, süße, große Verführer zusetzen

Kaum bin ich aus dem Haus, bietet sich Essen an. Die Werbeplakate preisen dies und jenes alte oder neue Produkt an. An der U-Bahn duftet es nach frischen Brezeln. Currywurst und Pommes sind in Deutschland Nationaldüfte, Kebab wohl auch. Ob Einkaufscenter oder Bahnhof – überall Imbiss im Überfluss, Burger, Fisch-Snacks, Baguette mit irgendwas, Soft Drinks oder doch ein Eis? Jedes einzelne Produkt wirbt unablässig für sich, es tobt eine unendliche Schlacht um unsere Augen, Nase, Ohren, Geschmacksnerven. Es ist ein permanentes Locken, Werben, Gurren, Duften, dem sich keiner entziehen kann.

Wer keinen Hunger hat, der bekommt hier welchen – oder zumindest Appetit. Ob instinktiv oder wissenschaftlich abgesichert, jeder Anbieter weiß: Man kann die Lust des Menschen auf einen Bissen zwischendurch wecken, gleich, ob er Hunger hat oder nicht. Reizt man ihn genug, beginnt ganz automatisch der Speichel zu fließen. Pawlow ist überall, deshalb übrigens ja der gute Rat, nicht hungrig einkaufen zu gehen. Und die Reizflut lohnt sich: 1991 gaben die Deutschen 19 Milliarden für Fast Food aus, 2002 waren es schon 34 Milliarden.

Manchmal scheint mir, dass die Panik vor dem unerwarteten Ausbruch einer Hungersnot zu den im genetischen Code verankerten Phobien gehört. Dabei ist es eher der Appetit, dauererregt durch stimulierte Sinne, der die Menschen überall kauen oder trinken lässt, ob in der U-Bahn, im Park, in der Uni, wo sie Becher, Schachteln, Flaschen, Dosen, in Alufolie Gehülltes mit sich herumtragen, als ob sie Angst hätten, es könnte ihr letzter Happen sein.

Summer und Zunicker

Die US-Autoren Lillian und Leonard Pearson haben die Begriffe von den »summenden« und den »zunickenden« Lebensmitteln geprägt. »Summer«, das sind Dinge, von denen man weiß, dass man sie will, lange bevor man sie überhaupt sieht. Man kennt den Geschmack, den Geruch, die Eigenarten von Summern. Es gibt keinen Ersatz für genau dieses Brot, diesen Käse, diese Roulade, und es ist oft ziemlich kompliziert, davon etwas aufzutreiben. Wenn man aber davon gegessen hat, dann ist man glücklich und vergisst für eine Weile das Essen, weil man etwas Ausgezeichnetes, Konkurrenzloses hatte.

Summer und Nicker

»Zunicker« dagegen sind kleine Verführer, Snacks, an die wir gar nicht denken, die wir nicht einmal kennen würden, wenn sie uns mit ihrem Geruch oder ihrem Aussehen oder der Werbung dafür nicht regelrecht ins Auge fielen. Zunicker sind meist alltäglich, billig und überall verfügbar, nichts Besonderes jedenfalls, bedürfen keiner Wartezeit oder Zubereitung, dafür erzählen sie manchmal eine Story, die sich ein Werbetexter ausgedacht hat. Eigentlich wollen wir Summer, aber wir essen zu oft zu viele Zunicker. Denn sie sind schneller, präsenter, praktischer, oft auch billiger als Summer. Und sie lassen sich häufig auch mit nach Hause nehmen. Unsere Supermärkte quellen über vor flotten Suppentassen und Fünf-Minuten-Menüs. Der schnelle Bissen ist nicht mehr auf Frittenbude, Burgerbrater, Bäckerei oder Tankstelle begrenzt, Fast Food, Fertigkost, die schnelle Mahlzeit ist überall.

Fast Food ist so alt wie der Mensch

Wenn es schnell gehen muss, wenn man unterwegs ist oder einfach nur, wenn man Lust darauf hat, bietet einem Fast Food eine unübertroffene Gelegenheit zu essen. Es ist praktisch, einfach, schnell, und die einzelnen Zutaten entsprechen den Lebensmittel-Sicherheitsstandards. Fast Food gab es schon immer.

Im alten Rom bevölkerten fliegende Händler mit allerlei Leckereien die Straßen. Im mittelalterlichen Deutschland gab es zahlreiche fahrbare Öfen und Bratroste, in Regensburg wurden im 11. Jahrhundert erstmals Würstchen aus einer Bude verkauft, an die Bauarbeiter, die eine Brücke errichteten. Italienische Reisende staunten im 14. Jahrhundert, dass in Kairo offenbar ausschließlich von Straßenständen gegessen wurde. Auch die Pasta trat im 15. Jahrhundert ihren Siegeszug von Italien aus an, weil sie allen Erfordernissen von Fast Food entsprach. Getrocknet war sie lange haltbar, und sie ließ sich bei Bedarf mühelos überall rasch zubereiten. Sushi wurden ebenfalls für den schnellen Verzehr aus der Hand erfunden. Und das fettige englische Nationalgericht Fish & Chips galt im 19. Jahrhundert als ernährungsmäßige Revolution: Proteinhaltiger Fisch und kohlenhydratreiche Kartoffel waren allemal gesünder als Weißbrot mit Marmelade, wovon sich Arme damals überwiegend ernährten.

Wurstbude im Mittelalter

Ess und hopp

Fast Food, das ist das Essen, das man normalerweise nicht zu Hause zubereitet, für das man keinen Esstisch braucht, nicht mal Geschirr und Besteck. Fast Food ist »Ess und hopp«, für jedermann erschwinglich, altbekannt und immer gleich, zuverlässig wie ein alter Freund. Nach meinem Verständnis ist Fast Food allerdings noch etwas anderes: die Ausnahme, das Gelegentliche. Die Regel ist das Essen zu Hause, am Tisch, von einem Teller. Mit dieser Einschätzung gehöre ich offenbar zunehmend zu einer Minderheit. Fast Food ist für viele inzwischen die Haupternährungsquelle, selbst daheim. Denn es macht ja keinen großen Unterschied, ob der vorgefertigte tiefgefrorene Nahrungsblock im Imbiss an der Ecke in die Mikrowelle geschoben wird oder zu Hause.

**Warum
essen wir
Fertigpizza?** Die Natur hat uns Äpfel, Birnen, Tomaten, Pilze, Kartoffeln, Schweine und Fische geschenkt. Warum essen wir Fertigpizza? Weil es einfach ist. Das Prinzip ist immer das gleiche: Es muss schnell gehen, darf möglichst wenig Mühe oder Dreck machen, es muss immer und überall zu haben sein, und es darf nicht verderben und muss duften. Deswegen ist ein Apfel oder die ungeschälte Ananas auch kein Fast Food. Aber Tiefkühlpizza, Knusperbaguettes, Käsenudeln, Fertigmilchreis, Knusperjoghurt, Riegel, Croissants und was es noch alles an Erfindungen gibt, mit denen unser Appetit gekitzelt werden soll. Fast Food ist für den Single-Mann, wenn er um Mitternacht nach Hause kommt, genauso wie für das Schulkind, das mittags allein in der Wohnung sitzt, und schließlich für die berufstätige Mutter, die abends nur wenige Minuten Zeit hat, ihrer hungrigen Familie etwas auf den Tisch zu zaubern – oder besser, in die Hand. Denn noch eines ist wichtig: Man muss es nebenbei verspeisen können, vor dem Fernseher, beim Zeitunglesen, vor dem Computer, auf dem Sofa, im Bett, am besten mit den Fingern, mit minimalem Kleckerrisiko. So haben Bedürfnisse der Kunden und Kreativität der Industrie gemeinsam einen ganz neuen Stil der Nahrungsaufnahme geschaffen: das Einhandessen. Nebenbei.

Und Lebensgefühl obendrein

Weil der Körper nicht automatisch und regelmäßig nach Fast Food verlangt, muss etwas für den Kopf, die Seele dazugeliefert werden: ein Lebensgefühl. Je nach Wahl Cool-, Well- oder Hipness. Fast Food wird heute nicht mehr als Nahrung zum Lebenserhalt produziert, sondern als Freizeitvertreib, als essbares Wohlfühlmittel, präzise auf unsere kleinen Schwächen hindesignt, mit der Extraportion Status, Glück oder Gesundheit und Zugehörigkeit. Fast-Food-Artikel, das sind die billigsten Markenwaren, die man kaufen kann, bekannt und als bedeutsam und irgendwie wertvoll geadelt durch Funk und Fernsehen. Sie erlauben auch den Ärmsten der Gesellschaft, ein Stück aus der TV-Werbung in der Hand zu halten, das als wertig angesehen wird.

In den letzten Jahren ist eine zunehmende Verlagerung des Essens aus dem privaten Bereich in den öffentlichen Raum festzustellen. Sich wandelnde Lebensgewohnheiten, die zahlreichen Ernährungsgelegenheiten im Laufe eines Tages und flexible Tagesabläufe führen zu einer Entkopplung des Essens von Räumen und Zeiten. Ernährung wird mobil. Die Anforderungen von Berufsalltag und die Angebote des städtischen Lebens fördern die Snack-Kultur und das Kochen, das nicht mehr ist als Aufwärmen. Singles, die fast jeden zweiten Haushalt bewohnen, haben keine Lust, für sich allein zu kochen. So steigt die Nachfrage nach Convenience-Produkten und Außer-Haus-Angeboten. Und weil wir weniger gemeinsam essen, wird der Typus des »situativen Einzelessers« zunehmend zum Adressaten der Konzerne. Mitte der neunziger Jahre wurden noch 82 Prozent der Hauptmahlzeiten zu Hause eingenommen, heute sind es lediglich gut 60 Prozent. Für 2005 wurde ein Umsatz von 100 Milliarden Euro mit Außer-Haus-Essen prognostiziert, 1991 waren es nur 70 Milliarden. Ende der achtziger Jahre verbuchten die großen Caterer noch Wachstumsraten von 25 Prozent, Anfang 2000 waren es noch 5 Prozent, aber immerhin. Heute hoffen die, die besonders bei Kitas, Schulen und Mensen verdienen, für die Zukunft auf die Seniorenheime und natürlich die 10 000 Ganztagsschulen, die die Bundesregierung finanziert. Aber auch hier besteht ein starker Preisdruck, den einige Anbieter mit weniger Qualität beantworten. Wir geben damit die Verantwortung für gute und richtige Ernährung ab, vertrauen uns zunehmend Dritten an, der Mikrowelle und Fritteuse, dem Pizzaservice, dem Restaurant, dem Brezelmann, dem Lebensmittelkonzern. Ein typisches Leben im 21. Jahrhundert.

Ernährung wird mobil

Der Bäcker als Imbiss

Dieser Entwicklung folgend, werden vor allem Bäckereien immer mehr zu Imbissen, und den Sandwichläden und Coffeeshops werden die größten Zuwachsraten prognostiziert.

Die Frage, ob es immer gut und richtig ist, die Ernährungsverantwortung gutgläubig zu delegieren, möchte ich mit einem kleinen Kalorienbeispiel illustrieren – anhand des Bagels. Dieser kleine, aus Europa über Amerika zu uns zurückkehrende Kringel sieht modern aus und wird oft trendgerecht belegt, mit Salatblatt, leichter Pute, Frischkäse oder Avocado. Zeitgemäß leicht und locker fürs Verspeisen mal eben zwischendurch? Von wegen. Ein Tomate-Mozzarella-Bagel bringt es auf knapp 600 Kalorien, das Light-Modell mit Guacamole, Gurke, Tomate, Salat und fettarmem Frischkäse immer noch auf 370. Zusammen mit einer Latte Macchiato sind wir da bei der Energiemenge eines guten deutschen Mittagessens. Nur haben wir nicht den Eindruck einer vollständigen Mahlzeit. Der Bagel war doch nur ein Snack, ein Happen zwischendurch, praktisch gut für »den kleinen Hunger zwischendurch«.

Und das ist eben einer der Gründe, warum das Einhandessen dick macht. Es ist nicht die eine Pizza, der eine Schokoriegel, nicht mal ein einziges Jumbo-XXL-Menü, das den Zeiger der Waage treibt. Es ist der regelmäßige Konsum von ein wenig zu viel Energie.

Dabei haben es die Snacks wirklich in sich. Die konzentrierten einfachen Kohlenhydrate, gerade in gezuckerten Limonaden, setzen einen fatalen Kreislauf in Gang: Sie jagen den Blutzuckerspiegel sehr kurzfristig sehr hoch. Genauso schnell fällt er allerdings wieder. Und obwohl die Kalorienmenge für lange Zeit gereicht hätte, hat der Esser schon bald wieder Hunger, richtiggehend Heißhunger. Dieses als »Insulinschaukel« bekannte Phänomen sorgt dafür, dass der Fast-Food-Konsument zu viel isst und trinkt. So hat der Zucker für die Produzenten einen mehrfachen Nutzen. Er ist billig, lässt den Hunger zurückkehren, und er schmeckt.

Warum Snacks es in sich haben

Zucker, Zucker, Zucker

Nicht nur Spitzengastronomen, auch Hobbyköche kennen den Trick, wie eine missratene Soße einigermaßen zu retten ist. Das Geheimnis: Zucker, Zucker, Zucker.

Die Süße wird immer als angenehm empfunden, von Kindern wie von Erwachsenen. So haben wir es schon im Mutterleib gelernt, denn auch das Fruchtwasser schmeckt süßlich.

Nicht überall ist Zucker sofort als solcher zu erkennen. Saccharose, Laktose, Maltose, Glukose, Dextrose und Fruktose sind nur andere Worte für den Stoff, der sich wie Honig, Ahornsirup und Apfeldicksaft vom normalen Würfelzucker lediglich geringfügig unterscheidet. Zucker ist im Brot, manchmal sogar in der Wurst. Bestimmte, besonders süße Zuckerarten halten Lebensmittel zudem länger frisch, zum Beispiel in Automaten, oder sie sorgen dafür, dass Backwaren eine leckere Kruste bekommen und besonders verführerisch duften.

Zucker ist überall

Früher war Zucker ein sparsam dosiertes Gewürz, die ägyptischen Pharaonen ließen Honigsucher von Bogenschützen begleiten, damit die kostbare Beute nicht an Räuber fiel. Im 18. Jahrhundert galt Zucker als Delikatesse und wurde in homöopathischen Mengen verwendet. Heute verzehren wir etwa 25-mal so viel Zucker wie vor 200 Jahren. Viele Snacks leben von dem Phänomen der »Insulinschaukel«.

Was das Fast Food obendrein reizvoll macht: Die Portionen sind in den letzten Jahren immens gewachsen, ob an der Burger-Theke oder im Süßwarenregal. Hier lauern massenweise Extraportionen – zum gleichen Preis natürlich. In den fünfziger Jahren hatten Mittagsmenus mit Fast-Food-Burgern 590 Kalorien, heute kann es bis zum Dreifachen gehen, wenn »Super Size« gewählt wird, mit 1,2 Liter Soft Drink und 300 Gramm Fritten. Die Größe der Soft Drinks hat sich verdoppelt, Eiskugeln wuchsen von Tischtennisball- auf Bowlingkugelgröße, früher hatte eine Getränkeflasche 0,7 Liter, heute eineinhalb. Damals reichten

Riegel wie Baumstämme auch 50 Gramm Gummibären oder 150 Gramm Chips zum Glück, heute gibt es Pfundtüten, wischeimergroße Soft Drinks und Riegel wie Baumstämme. Popcornbecher im Kino wuchsen von drei auf sechzehn Tassen.

Immer mehr, immer öfter, immer schneller

Wenn der Absatz stagniert, bringen nur größere Mengen noch Zuwachs. Und Unternehmen stellten fest, dass wir am Ende noch mit dem Finger die Reste auftupfen, wenn's schmeckt. Außerdem bedeutet Größe Macht, wie die Verkaufspsychologen wissen, bei Autos ebenso wie bei Chipstüten.

Wie unterschiedlich Portionsgrößen von verschiedenen Kulturen wahrgenommen werden, zeigt ein Beispiel aus dem Vietnamkrieg. Die USA beschuldigten die Gegner, kriegsgefangene GIs hungern zu lassen. Die Vietnamesen protestierten: Die Amerikaner bekämen das Gleiche wie alle anderen auch. Beide hatten Recht. In der Tat bekamen die Gefangenen die Standardmahlzeit: Reis mit Sojasoße. Für Vietnamesen war das eine ordentliche Mahlzeit. Für die Amerikaner dagegen gehörte ein ordentliches Steak dazu.

Ein weiteres Problem des modernen Lebensstils ist der schleichende Verlust gelernter Essenszeiten. Früher gab es Frühstück, Mittagessen, Abendbrot. In der Snackwelt dagegen wird immer und überall gegessen, aber nie so richtig.

Als Baby haben wir etwas sehr Grundlegendes gelernt, nämlich den Unterschied zwischen Hunger, der uns schreien ließ, und dem warmen Gefühl von Sattheit, das sich in einem herzhaften Bäuerchen äußerte. Säuglinge lernen über das Stillen wesentliche Gefühle kennen: Wohlfühlen und Vertrauen, den Unterschied zwischen Anspannung oder Hunger und Entspannung, also Sattheit. In einer Welt voller Essen bleibt kaum noch Zeit, diesen sehr archaischen Urerfahrungen nachzuspüren, wir haben sie einfach verloren.

Heute erscheint uns Essen oftmals als Chance, Zeit zu sparen. Mir kommt es so vor, als ob sich viele Menschen einen neuen Essstil zugelegt hätten: Sie schlingen, ja inhalieren die Nahrung praktisch. In Fast-Food-Restaurants wird die Tempomache noch gefördert. Gemütlich sitzen und in Ruhe essen, vielleicht sogar mal ein Päuschen machen, gucken und verdauen, das ist nicht gewollt, weil die nächsten Esser schon warten. Da aber das Sättigungsgefühl zeitverzögert einsetzt, futtern Schnellesser immer noch, auch wenn sie eigentlich schon satt sind. Langsames Essen hält also nicht nur schlank, es ist auch billiger, weil man weniger braucht.

Schneller mehr schlingen

Aber das ist sehr rational argumentiert auf einem Gebiet, das immer mehr von Emotionen besetzt wird. Fragt man Menschen, warum sie essen, kommen die verschiedensten Antworten: Lust, Einsamkeit, Aussehen, Neugier, Angst, Fitness, Glück oder einfach so. Der Hunger als Motiv rangiert abgeschlagen auf den hinteren Plätzen. Zwei, drei große Mahlzeiten am Tag können die vielen kleinen Gefühle und Bedürfnisse gar nicht befriedigen, die wir inzwischen mit Nahrung verbinden, fernab jeden Sättigungsbedürfnisses.

In dem Maße, wie das Essen seine Bedeutung als Überlebensmittel verloren hat, gewann es Bedeutung als Psychokrücke, als Seelen- und Nervennahrung, als einzig verlässlicher Freund in guten wie in schlechten Zeiten.

Der erste McDonald's

In seinem Buch *Fast Food Gesellschaft* hat der amerikanische Journalist Eric Schlosser die weit reichenden Folgen der weltweiten »Fast-Foodisierung« beleuchtet, die sich die Brüder Richard und Maurice McDonald 1948 wohl kaum hatten träumen lassen. Die beiden waren aus New Hampshire in den Boomstaat Kalifornien gekommen – in der Hoffnung, in Hollywood zu landen. Stattdessen kamen sie zu einem Drive-in-Schnellimbiss, der sie nicht berühmt, aber immerhin wohlhabend machte.

Highways, Autos, Fast Food Das Prinzip kam der rapide wachsenden Zahl von Highways und Autos entgegen. Die Kunden fuhren auf den Parkplatz, Teenager, meist Mädchen, nahmen die Bestellung auf und brachten wenig später das Essen. Oft waren die Drive-ins Treffpunkt junger Männer, die mit dem Personal anbandeln wollten. Die McDonald-Brüder hatten bald keine Lust mehr, das eigenwillige und oft wechselnde Servicepersonal zu ertragen und schon gar nicht deren Verehrer, die das Besteck und Geschirr klauten und auch sonst wenig Benehmen hatten. So schlossen sie ihr durchaus erfolgreiches Schnellrestaurant in San Bernardino.

Es folgten ein paar Wochen, die die Welt verändern sollten. Die Brüder warfen die meisten Speisen von der Karte, teilten die Zubereitung der verbliebenen in einfache Schritte, schafften den Autoservice ab und Einweggeschirr an, stellten billige Aushilfen für das Fließbandzubereiten ein, senkten radikal die Preise und hofften, dass die Kunden bereit waren, ihre Autos zu verlassen und sich anzustellen. Denn das System hatte zwei entscheidende Vorteile: Es war schnell, und man konnte die Ware mitnehmen. Tempo und Flexibilität kam den damaligen Vorstellungen von Modernität entgegen. Schon wenig später verkaufte die Firma Franchiselizenzen in ganz Amerika.

Bis heute ist McDonald's *das* Symbol für Fast Food, die Firma ist bekannter als Coca-Cola, der größte Abnehmer von Fleisch und der wichtigste Arbeitgeber der USA. Den immer mal wieder drohenden Absatzdellen wirkten die »Burgermeister« mit neuen Werbemaßnahmen entgegen. So fiel einem Manager auf, dass die Kunden auch noch den letzten Krümel aus den Frittentüten pickten. Also wurden die Portionen werbewirksam vergrößert. Der wachsenden Sparmanie begegnete die Firma mit ihren Menüs, denen eine kühle Mischkalkulation zugrunde liegt. Wichtig ist stets, dass Getränke über den Tresen gehen, denn da sind die Margen mit Abstand am höchsten.

Ein Prinzip erobert die Welt

Bis heute hat sich das McDonald's-Prinzip in der ganzen Welt verbreitet. Was vielleicht am einschneidendsten war, weil es allerorten kopiert wurde, das war die Konzentration auf Kinder, da die Vorlieben von Menschen noch vor dem Vorschulalter geprägt werden. So macht es für McDonald's durchaus Sinn, mit einem gut Teil des Werbebudgets auf die kleinen Kunden zu zielen. Wie Schlosser schildert, machte sich der Fast-Food-Riese Seite an Seite mit dem Disney-Konzern daran, alle kindlichen Bedürfnisse zu befriedigen. Es gab Spielzeug zum Essen, das wie ein Geschenk verpackt war, als Sympathieträger fungierte die bemerkenswert dürre Figur Ronald McDonald, und vor allem gab es Spielplätze, für die amerikanische Kommunen oft kein Geld mehr hatten. Dass die Kinder ihre Eltern heranschleppen würden, war ein Kalkül, das aufging.

Das gezielte Wissen der Entwicklungspsychologie haben sich inzwischen viele Konzerne zu Eigen gemacht. Die Übermacht des weltweiten Konzerns scheint allerdings derzeit gerade an seine Grenzen zu stoßen. Eben weil McDonald's so groß und mächtig ist, wird das Unternehmen auch stellvertretend für die ganze Fast-Food-Branche weltweit an den Pranger gestellt.

In Amerika ist es längst so weit. Die ersten Kunden haben, noch vergebens, versucht, Schadenersatz einzuklagen, die NGOs formieren sich,

Attacken auf Kinder

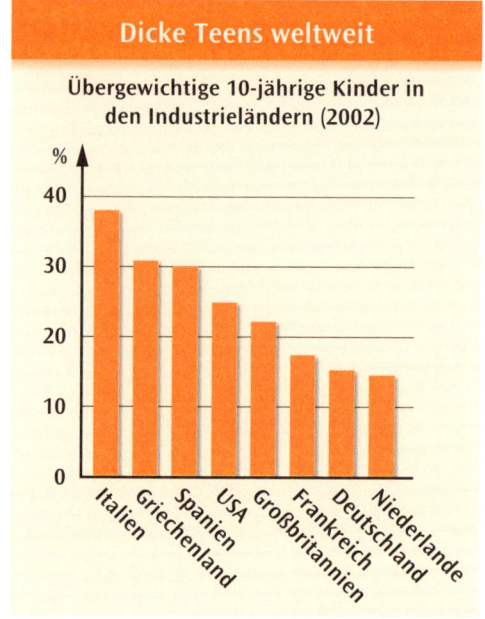

Dicke Teens weltweit

Übergewichtige 10-jährige Kinder in
den Industrieländern (2002)

Burger für
Bären

Fast-Food-Konzerne haben die Tabakindustrie als Bösewichter abgelöst. Und immer amüsantere Studien werden bemüht. Neulich las ich eine Untersuchung, dass amerikanische Schwarzbären, die in der Nähe von menschlichen Siedlungen leben, weitaus träger und fetter seien als ihre Kollegen tief im Wald. Der Grund: Sie ernähren sich zunehmend aus den Mülltonnen von Fast-Food-Restaurants.

Man musste kein Marktforscher sein, um abzusehen, dass die Debatte alsbald nach Europa schwappen würde. Eins der sichersten Indizien dafür war die millionenschwere Werbekampagne aus dem Frühjahr 2004, in der Salatblätter durchs Bild flogen und frische Waldbeeren über die Reklameplakate kullerten. In Berlin hat der führende Burgerbrater Ende Juli 2004 sogar ein Mottorestaurant »Natur« eröffnet. Erinnern wir uns nur, wie sensibel McDonald's schon auf die Kritik an den Einwegverpackungen in den achtziger Jahren reagierte.

So bedeutsam ein Imagewandel von McDonald's für die ganze Ernährungsbranche, die längst nach neuen Produkten forscht, sein dürfte, so wenig ist damit ein grundsätzliches Problem gelöst. Natürlich ist es praktisch und einfach, den Marktführer für jede Fehlentwicklung verantwortlich zu machen. Mir ist das jedoch zu einfach. Letztendlich sind es auch die Konsumenten, deren Wünschen entsprochen wird. So wichtig es ist, die Menge an Zucker und Kohlenhydraten im Fast Food zu senken, so bedeutsam ist es auch für jeden Einzelnen, sein Essverhalten zu hinterfragen. Denn unser noch immer wachsender Bedarf an Fertigkost im typischen Leben des 21. Jahrhunderts ist Indiz für unsere Werte und Wertschätzungen, unsere Zeitbudgets, unsere Prioritäten, unser Leben und Arbeiten.

Kult und Tempo

Auf der einen Seite treibt der Kult ums Kochen immer neue und zuweilen merkwürdige Blüten. Küchen werden wie Sportwagen vorgeführt, in den Feinkostabteilungen Unsummen für exotische Tiere und Pflanzen ausgegeben, Küchenchefs verehrt, die möglichst abgedrehte Kombinationen von Speisen auf den Teller zaubern, und Restaurants, die Essen als Event verkaufen, haben einen Zulauf, als könnte man dort etwas völlig Einzigartiges erleben.

Essen als Event

Auf der anderen Seite wird Essen immer billiger, junkiger, discountiger und vor allem gleichgültiger. Was verloren gegangen ist, das ist die Mitte, das Normale, das Bemühen und die Lust, uns auch im Alltag regelmäßig etwas zu gönnen. Es kann ja nicht nur am Haushaltsbudget liegen, dass die Deutschen immer weniger Geld für ihr täglich Brot ausgeben.

Und auch das ist wahr: Mit guten Zutaten selbst kochen, das muss nicht kostspieliger sein als Fertiggerichte. Im Gegenteil: Gerade für Familien sind Fertigmahlzeiten oder Fast Food oftmals teurer als die selbst zubereiteten Gerichte.

Wer einige grundlegende Tipps berücksichtigt, kann sich sogar mit Bioprodukten ernähren, ohne mehr auszugeben. Bei Obst und Gemüse auf die Saison achten, auf Fertigprodukte weitgehend verzichten und größere Mengen einkaufen – das spart bares Geld.

So kann die Ernährung auf Biostandard für eine vierköpfige Familie

Ernährung im Vergleich

Vierköpfige Familie (Vater, Mutter, Sohn [12], Tochter [8])

»KONVENTIONELL«
Allgemeine Erkenntnisse der gesunden Ernährung werden bedacht. Eingekauft wird im Supermarkt, am Wochenmarkt, in der Bäckerei, beim Metzger.

»BIO«
Gesunde Ernährung spielt eine dominierende Rolle. Wichtig ist die saisonale und regionale Auswahl. Eingekauft wird im Naturkostladen, beim Biobauern direkt, im Bio-supermarkt, beim Biometzger.

MITTAGESSEN

Gulasch mit Reis, Feldsalat als Beilage

500 g gemischtes Gulasch	4,00 €
1 Esslöffel Fett	0,05 €
3 Zwiebeln	0,30 €
1 Döschen Tomatenmark	0,15 €
1 Esslöffel Stärkemehl	0,05 €
Gewürze	0,05 €
250 g Reis	0,70 €
Brühwürfel (Markenware)	0,10 €
200 g Feldsalat	2,60 €
Zutaten für Salatsoße	0,20 €
Gesamtkosten	**8,20 €**

Rote Rüben in weißer Soße mit Käse-Sahne-Nudeln

800 g Rote Rüben	0,80 €
100 g Quark	0,53 €
¼ Glas Joghurt	0,35 €
1 Teelöffel Senf	0,05 €
Zitrone	0,17 €
500 g Vollkornweizennudeln	1,39 €
Sauerrahm	1,69 €
1 Teelöffel Brühe (offen)	0,05 €
Gewürze	0,10 €
100 g Bergkäse	1,29 €
Gesamtkosten	**6,42 €**

Fertigkost ist teuer

ABENDESSEN

Brot, Brötchen, Butter, Wurst, Schinken, Wurstsalat

250 g Brot	0,25 €
4 Brötchen (Bäcker)	1,40 €
50 g Butter	0,20 €
4 (250 g) Tomaten	0,75 €
200 g Kräuterfrischkäse	1,58 €
100 g Wurstsalat	0,65 €
100 g Schinken	1,20 €
Gesamtkosten	**6,03 €**

Vollkornbrot mit Tofuaufstrich, Gelbe-Rüben-Rohkost

500 g Vollkornbrot	1,75 €
2 Zwiebeln	0,30 €
1 Knoblauchzehe	0,10 €
2 Esslöffel Butter	0,40 €
4 Esslöffel (80 g) Nüsse	2,00 €
Gewürze	0,10 €
6 Esslöffel Hefeflocken	0,60 €
2 Esslöffel Butter	0,40 €
Gesamtkosten	**5,65 €**

Quelle: Bund Naturschutz Bayern, 2004

durchaus sogar günstiger sein als die konventionelle, wie das Beispiel im Kasten »Ernährung im Vergleich« (linke Seite) zeigt. Fazit: »Bio« kann sich jeder leisten.

Doch wer hier ein Patentrezept für ein neues Essbewusstsein erwartet und eine Verteufelung alles Vorproduzierten, der hofft leider vergeblich. Mir ist durchaus klar, dass es keinen Zentralschalter gibt, den wir mal eben umlegen, und schon ist alles wie früher, nur besser. Gerade Frauen müssen mit den vielfachen neuen Anforderungen zurechtkommen, sollen Supermuttis sein, erfolgreich im Beruf, dabei noch toll aussehen und natürlich jeden Tag ein Drei-Gänge-Menü auf den Tisch zaubern. Die Bedeutung des Sichernährens ist im Vergleich zu früher weniger geworden, als die so genannte Vollzeithausfrau vergleichsweise viel Zeit hatte, sich ums Essen zu kümmern.

Essen und Mode – ein Trend-Business

Und noch etwas ist hinzugekommen: Wir leben in einer stetig wachsenden Informationsflut, ständig werden uns neue Trends auf dem Teller präsentiert, neue Erkenntnisse und Weisheiten, die zunehmend weniger Einsichten schaffen, sondern erst mal Verwirrung. Welches Vitamin war nun wofür gut? Bekomme ich davon zu wenig, oder droht Überdosierung? Sind Enzyme nicht viel besser? Aber wie vertragen die sich denn mit der Omega-3-Fischölkapsel?

Verwirrung auf dem Teller

Die Verunsicherung in Ernährungsfragen ist besonders groß bei Familien, die mit einem entrhythmisierten Leben fertig werden müssen, für die Verpflegungs- und Ganztagsbetreuungsangebote in Schule und Kindergarten meist fehlen und die mit dem schlechten Gewissen zurecht kommen müssen, ihrem Nachwuchs nicht genug Zeit und Zuwendung zu geben.

Ein Reklamespot vom Frühjahr 2004, der mich wirklich wütend machte: Da gehen Mutter und Kind über den Markt, vorbei am Obststand, das Kind will Obst. Doch der Verkäufer reicht ihm mit dem Ausruf »Obst? Da habe ich was für Sie« einen zuckerstrotzenden Riegel. Bei einer derartig verantwortungslosen Veralberung von Konsumenten dürfen wir uns über keine Fehlernährung mehr wundern.

Sehnsucht nach Bürgerlichkeit

Ernährung ist Kultur

Paul Nolte, Professor für neuere Geschichte in Bremen, hat den Mut, das auszusprechen, was vielen vielleicht spießig erscheinen mag: Ein zentrales Kennzeichen der Massenkultur, zu der Fast Food ebenso gehört wie Dieter Bohlen, das ist gesellschaftliche Verwahrlosung. Nolte schreibt in der *Zeit* vom 17. 12. 2003:

»Die kulturellen Wurzeln der Verwahrlosung zeigen einen tief greifenden historischen Wandel im Bewusstsein und in der Lage der Unterschichten. Seit dem 18. Jahrhundert ist die bürgerliche Kultur mit einem umfassenden universalen Anspruch aufgetreten. Ihre Werte wie Leistung und Disziplin, Bildung und Benehmen, Höflichkeit und Toleranz sollten den Maßstab für Glück und gelungenes Zusammenleben quer durch die ganze Gesellschaft bilden. Die industrielle Arbeiterschaft machte sich das bürgerliche Werte-, Verhaltens- und Kulturmodell der Mitte des 19. Jahrhunderts als Leitbild zu Eigen und propagierte es, zumal in ihrer eigenen Avantgarde, der sozialdemokratischen und gewerkschaftlichen Arbeiterbewegung. Das ›Proletarische‹ hatte mit ›den Proleten‹ immer weniger zu tun, und die Arbeiter waren stolz darauf.

Auf historisch beispiellose Weise partizipierten sie an der Demokratie des 20. Jahrhunderts und ließen dadurch die Vision einer universellen bürgerlichen Gesellschaft greifbar nahe erscheinen. Seit den 1960er und 1970er Jahren jedoch ist dieses Leitbild der Verbürgerlichung in den unteren Schichten immer stärker zerbröckelt. Nicht zuletzt deshalb, weil das bürgerliche Kulturmodell in den bürgerlichen Schichten selbst an Überzeugungskraft einbüßte.«

Die Kritik geht durchaus auch an uns. Wir haben es versäumt, ein probates Gegenmodell zu entwickeln. Wir sind zu lange einem Konzept gefolgt, das man als »fürsorgliche Vernachlässigung« bezeichnen könnte. Ich bin allerdings nicht bereit, zu akzeptieren, dass der Gebrauch von Messer und Gabel nur eine kurzfristige Laune der Evolution gewesen sein soll. Die Werte von damals, die ein gutes Essen und die damit verbundenen kulturellen Elemente sicherten, die sind für mich nicht konservativ oder spießig, sondern zeitlos und universell.

Zurück zum Bürger

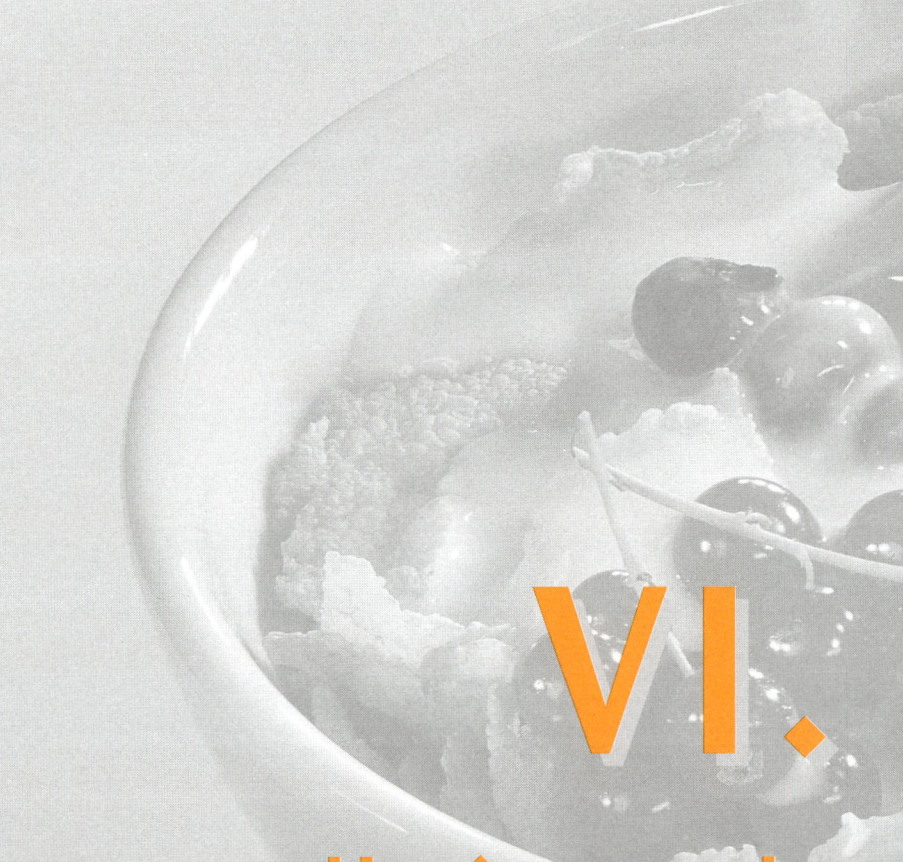

VI.
Gesundheit macht Schule *oder*

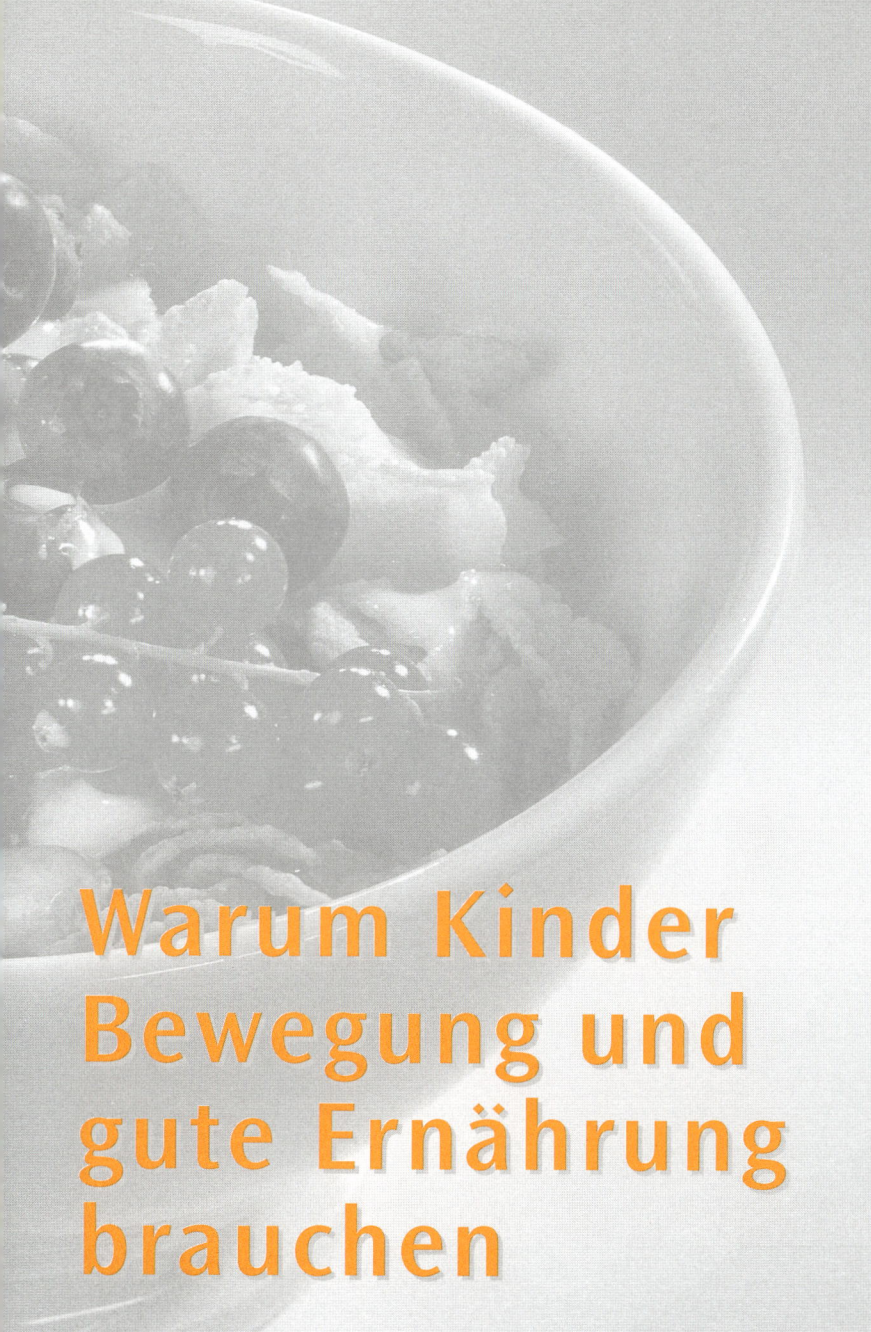

Warum Kinder Bewegung und gute Ernährung brauchen

Als ich neulich wieder mal mit einer Berliner Schulklasse über Essen sprach, da haben wir uns auch über Pausenbrote unterhalten. Es ist schon spannend, was die Kinder da an Energiespendern mit in den Tag bekommen. Oft kann man bereits an der Frühstücksbox eines Achtjährigen ablesen, ob sich das Kind über- oder normalgewichtig durchs Leben bewegen wird. Der eine hat eine türstarke Brotscheibe mit dick Butter und ebenso viel Wurst, dazu einen süßen Kindersnack dabei, der Nächste eine Scheibe Weißbrot mit Schokocreme, zusammengeklappt, dazu einen Schokoriegel. Bei manchen ist es ein Stück Kuchen oder eine Tüte vom Bäcker mit hoch verdichteten Kohlehydraten wie Muffin, Croissant oder Bagel. Andere haben eine Scheibe Vollkornbrot, von der ein Salatblatt lugt, dazu einen Apfel oder Joghurt, wieder andere ein Brot mit Marmelade von Oma, die das Kind in den letzten Ferien mitgeholfen hat einzukochen. Und dann gibt es noch die aus der Werbung bekannten bunten Packungen, bei denen das äußere Versprechen und der innere Nährwert nicht zueinander passen. Natürlich ist es lästig, sich morgens zehn Minuten früher aus dem Bett zu quälen, um ein originelles zweites Frühstück für das Schulkind anzurichten. Aber der Nachwuchs wird es uns danken. Nicht zuletzt mit Gesundheit.

Damit wird es womöglich schon bald zu einer Minderheit gehören. Denn die Zuwachsraten in der Hüftgegend sind gerade bei Kindern und Jugendlichen besonders dramatisch. Colin Waine, Direktor des britischen Übergewichtsforums, warnte unlängst, dass wir eine »Generation heranziehen, die vor ihren Eltern stirbt«. Untersuchungen in England hatten ergeben, dass das Krebsrisiko bei fettleibigen Kindern um 20 Prozent höher liegt als bei schlanken Erwachsenen.

Generation XXL

Kleine dicke Frankfurter

Deutschlands Hauptstadt der dicken Kinder ist nicht Landau, wie Harald Schmidt behauptete, sondern Frankfurt am Main. 17 Prozent der Erstklässler werden mit Übergewicht eingeschult. Wenn sie vier Jahre später auf die Waage gestellt werden, sind es 25 Prozent. Die Zahlen des Stadtgesundheitsamtes belegen zweifelsfrei, dass hier Kinder aus den sozial schwächeren Familien deutlich mehr zu Übergewicht neigen wie auch Kinder aus Familien mit Migrationshintergrund. Waren es bei den deutschen Kindern knapp 19 Prozent, bei Kindern aus Balkanländern 27,8 Prozent und aus den südlichen EU-Staaten 33,1 Prozent, so halten türkischstämmige Kinder mit 34 Prozent den Rekord. Mit diesen Werten rangiert Frankfurt noch vor Stuttgart und Berlin.

Hinzu kommt, dass unsere Kinder noch nie so schlapp waren wie heute. Sportpädagogen sind alarmiert, weil die Sätze beim Weitsprung jedes Jahr kürzer werden, die Kondition nachlässt, viele Kinder nicht mehr rückwärts gehen können. Dass es jemals Kinder geben könnte, die nicht mehr auf einem Bein hüpfen, keine Bäume hinaufklettern, sich nicht eine Mauer hochziehen können, das hätten wir früher unglaublich gefunden. Kann doch nun wirklich jeder, hätten wir gesagt. Stimmt aber nicht. Draußen spielen, toben, klettern, das war offenbar nicht nur lustvoller Zeitvertreib, sondern auch eine

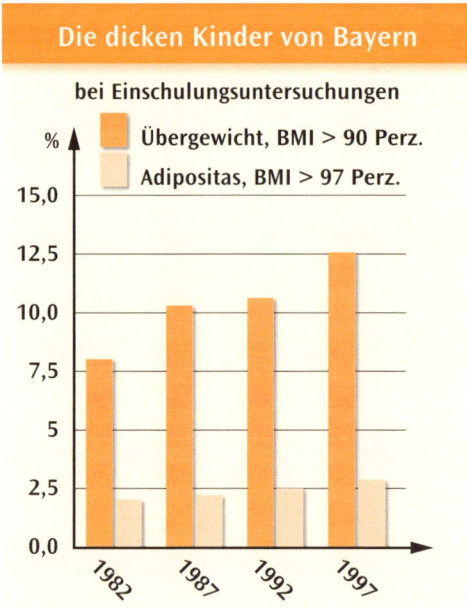

Die dicken Kinder von Bayern

bei Einschulungsuntersuchungen

■ Übergewicht, BMI > 90 Perz.
□ Adipositas, BMI > 97 Perz.

gute Körperschule. Und diese wiederum war für die ganze Entwicklung des Kindes wichtig.

Motorische Fähigkeiten, da stimmen alle Experten überein, bilden mit der intellektuellen wie sozialen Entwicklung eine untrennbare Einheit, sie greifen ineinander und bedingen sich. Ohne Bewegung funktioniert das Hirn schlechter. Die Schlussfolgerung mag brutal klingen: Dicker sein heißt auch, seine Chancen in Schule, Beruf, im Leben nicht nutzen zu können. Erstmals seit Jahrzehnten wird der jetzt heranwachsenden Generation XXL eine niedrigere Lebenserwartung als den vorhergehenden Altersgruppen prognostiziert.

Bewegen fürs Gehirn

Was wissen wir eigentlich?

Letztendlich aber ist es erstaunlich, wie wenig wir in Wirklichkeit über die Gesundheit unserer Kinder wissen. Sicher, die Statistiker haben ermittelt, dass die Säuglingssterblichkeit im 19. Jahrhundert von durchschnittlich 210 pro tausend Lebendgeborenen auf weniger als fünf zurückging. Vor hundert Jahren waren Tuberkulose, Polio, Scharlach, Diphtherie, Gonorrhö, Meningitis und Wundstarrkrampf nicht therapierbar, auch Asthma, Rachitis, Krebs, Diabetes oder Depressionen nicht, weder angeborene Fehlbildungen wie Herzfehler noch chronische Erkrankungen wurden behandelt. Männer wurden damals durchschnittlich 39 Jahre alt (heute 75), Frauen 42 (heute 82).

Diese positive Entwicklung darf aber nicht darüber hinwegtäuschen, dass es auch heute gravierende Gesundheitsprobleme gibt. So gab bei einer Befragung 1998 fast jede vierte Familie an, ein chronisch krankes Kind zu haben. Neurodermitis ist zum Beispiel sehr verbreitet. Die Hintergründe sind nach wie vor jedoch oft unklar. Obwohl den Forschern zahlreiche Datenquellen zur Verfügung stehen, fehlen Langzeitstudien, die Faktoren wie Sozial- und Bildungsstatus oder Lebensstil berücksichtigen. So ist es auch bei Adipositas. Bis heute ist unklar, unter welchen Bedingungen die Fettleibigkeit besonders gedeiht.

Wann, wo, wie wächst der Bauch? Die Kieler Obesity Prevention Study (KOPS) unter Leitung von Professor M. J. Müller ergab, dass sich die Zahl übergewichtiger und adipöser Kinder seit Mitte der neunziger Jahre verdoppelt hat. Im Auftrag der Bundesregierung hat das Robert-Koch-Institut nun eine umfassende Stu-

---

Mögliche Adipositas fördernde Faktoren

I. Familie
- ◆ Genetische Prädisposition
- ◆ Stillgewohnheiten
- ◆ Ernährungswissen, Einkaufs-, Koch- und Ernährungsgewohnheiten
- ◆ Eltern als Vorbilder im Freizeitverhalten

II. Sport und Freizeit
- ◆ Mangelndes Angebot in den Schulen
- ◆ Mangelnde Spielflächen am Wohnort
- ◆ Unsichere Straßen
- ◆ Zu wenige Fahrradwege
- ◆ Übermäßiges Freizeitangebot mit körperlicher Inaktivität (Fernsehen)

III. Ernährung (Überernährung, kalorien- und fettreich)
- ◆ Werbung und Preispolitik
- ◆ Aufklärung (Labelling)
- ◆ Sponsorentätigkeit der Industrie
- ◆ Schulen als Markt für Nahrungsprodukte
- ◆ Snacks, zuckerhaltige Getränke, Fast Food

IV. Erziehung und Aufklärung
- ◆ Gesundheitserziehung in Kindergärten und Schulen
- ◆ Information über Medien
- ◆ Kulturelle Einflüsse
- ◆ Aufklärung bei Vorsorgeuntersuchungen beim Kinder-/Hausarzt

---

die mit 18 000 Kindern und Jugendlichen in Angriff genommen, die im Jahre 2006 erstmals deutschlandweit belastbare Zahlen zur körperlichen und psychischen Gesundheit, zu Aktivitäten, Unfällen, Soziodemographie, Ernährung und Lebensbedingungen liefert, unter Berücksichtigung von Migrantenfamilien. Mögen sich Untersuchungszeiträume und Definitionen unterscheiden, es ist fast überall auf der Welt dasselbe: In den USA hat sich die Zahl der fettleibigen Kinder in 25 Jahren verdreifacht, in Haiti und Brasilien verdreieinhalbfacht, in Japan verzweieinhalbfacht, in Ägypten vervierfacht, in zehn Jahren hat sich die Zahl in Chile knapp verdoppelt, in Costa Rica fast verdreifacht, in Ghana und Australien ungefähr vervierfacht. Und das Riesenreich China könnte auch beim Thema dicke Kinder mal an die Weltspitze gelangen. Alle Daten der WHO untermauern, dass es sich um eine globale Epidemie handelt, die längst auch Deutschland erreicht hat. Deshalb halte ich den Ratschlag einer Minderheit unter den Wissenschaftlern, auf eine noch feinere Datengrundlage zu warten, für grundfalsch. Die vorliegenden Zahlen und Befunde reichen aus, ja, sie ermahnen uns geradezu, sofort mit Maßnahmen zu beginnen. Man kann auf die Ergebnisse des Treffens der europäischen Lebensmittelbehörden im Januar 2004 ebenso vertrauen wie auf die Beschlusslage der Weltgesundheitsorganisation im Mai desselben Jahres.

Rasches Handeln erforderlich

Früh gegensteuern lohnt sich

Kinder und ihre Ernährung liegen mir besonders am Herzen. Denn bei den Kleinen lohnt es sich besonders, sie zu gutem Essen zu erziehen. Man muss es immer wieder betonen: Was wir Kindern heute beibringen, das müssen wir später nicht mit viel Geld und Aufwand und oftmals erfolglos zu korrigieren versuchen. Denn alle Studien sind sich einig: Einen erwachsenen Dicken zurück in ein schlankes Leben zu bugsieren, das ist weitaus schwieriger und hat zudem weniger Erfolgsaussichten als bei ei-

Wettlauf gegen die Zeit nem Kind. Vor allem hier ist entschlossenes politisches Handeln gefragt. Denn die Zeit arbeitet gegen uns. War bis Mitte der achtziger Jahre der Anteil dicker Kinder relativ konstant, so steigt er seither rapide, parallel zur Verbreitung des Computers und Ausweitung des Fernsehprogramms in deutschen Haushalten. Knapp 90 Prozent dieser Kinder bleiben ihr Leben lang zu dick. Die Autoren empfehlen Prävention und Therapie möglichst schon im Grundschulalter.

Nicht nur das Missverhältnis von Energieaufnahme und Energieverbrauch ist Ursache für die frühe und rapide Gewichtszunahme der Kinder. Hinzu kommen ebenso Anlagen, die schon im Mutterleib geprägt werden. Sowohl Unter- als auch Übergewicht bei der Geburt vergrößern das Risiko für spätere Herz-Kreislauf-Erkrankungen. Gerade untergewichtige Säuglinge zeigen eine besondere Neigung zu späterer Fettleibigkeit; sie haben weniger Muskelmasse als ihre normalgewichtigen Altersgenossen, neigen aber zu verstärktem Fettspeichern. Insbesondere ausreichend langes Stillen kann diesen Entwicklungen wirksam vorbeugen. Eine Studie in Bayern, durchgeführt an über 13 000 Kindern (von Wissenschaftlern der Ludwig-Maximilians-Universität in München), ergab im Jahr 1999: Nicht oder nur kurz gestillte Kinder haben eine höhere Neigung zu Übergewicht.

Richtig ist also auch: Verändert werden müssen vor allem familiäre und soziale Umstände. Und das bedarf großer Ausdauer.

Dickmacher Fernsehen

Eigentlich haben Kinder ein wunderbares Gespür für das, was gut und richtig ist. Auf die Frage des Emnid-Instituts, was denn die gesellschaftlich wichtigsten Berufe seien, antworteten die befragten Kinder nicht etwa »Fernsehstar«, »Mikrowellen-Baguette-Erfinder« oder »Computerprogrammierer«, sondern mit überwältigender Mehrheit »Arzt« und

»Landwirt«. Versuche mit Kleinkindern, denen verschiedene Nahrungsmittel angeboten wurden, ergaben, dass selbst die Jüngsten schon unbewusst zu den »richtigen« Sachen griffen.

Doch die natürlichen Instinkte der Kinder haben es schwer. Wer sich
einen Nachmittag lang das Kinderprogramm ansieht, der weiß, welch einem Bombardement von Reklame die jungen Zuschauer ausgesetzt sind.
Wer den Nachwuchs danach im Supermarkt noch aussuchen lässt, was in **Der Instinkt**
den Einkaufswagen kommt, der weiß, was drin landen wird. Denn unter **liegt richtig**

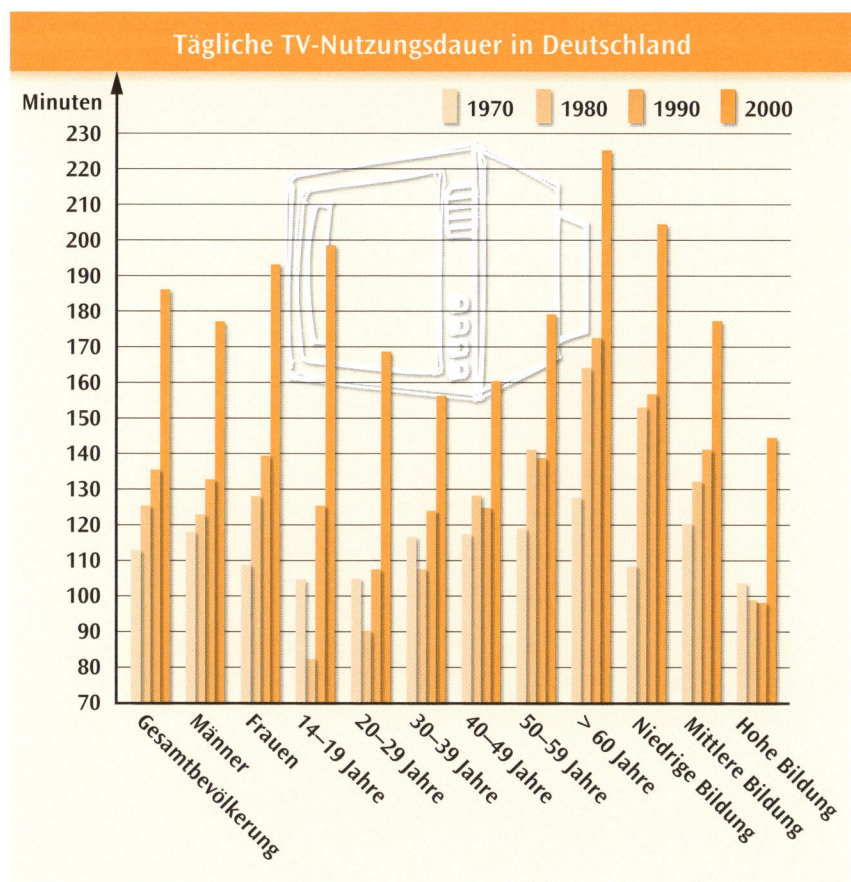

dem Eindruck der bunten Reklame mit putzigen Comicfiguren und dauerndem Spielzeugversprechen würde das Kind überwiegend Fett und Zucker in den Wagen stapeln, den Hauptbestandteilen der beworbenen Artikel.

Das Fernsehen konnte mit seinen Bilderwelten so tief in die Köpfe unserer Kinder eindringen, weil sich deren Freizeitverhalten in den letzten vierzig Jahren so dramatisch verändert wie in den Jahrhunderten zuvor nicht. Seitdem Fernseher und Computer in jedem Wohnzimmer und nahezu in jedem zweiten Kinderzimmer aufgestellt sind, sitzen die Kleinen auf einmal still, ganz freiwillig, geradezu beängstigend, und starren, egal, ob Film oder Werbung laufen. Erst Jugendliche können zwischen den Inhalten differenzieren. Mehr als die Hälfte der Reklame gilt Nahrungs- und Genussmitteln, wobei der überwiegende Teil als gesundheitlich bedenklich einzustufen ist. Doch der massiven Aufforderung, Süßigkeiten und Süßwaren zu konsumieren, folgen keine Warnhinweise, welche Relationen im Verhältnis zu Obst und Gemüse einzuhalten wären.

Fett und Zucker Folgerichtig kaufen Kinder zwischen sechs und zwölf Jahren von ihrem Taschengeld Bonbons, Kaugummi, Cola und Eis.

Schwer zu sagen, welche negative Wirkung des Fernsehens die gefährlichste ist. Mir scheint, es ist der Bewegungsmangel. Körperliche Trägheit aber hängt unmittelbar mit dem Lernvermögen von Kindern zusammen. Die CHILT-Studie, die an der deutschen Sporthochschule in Köln angefertigt wurde, ergibt zweifelsfrei: Schulkinder mit dem niedrigsten TV-Konsum haben die beste Körpergesamtkoordination. Diese Kinder schnitten wiederum im Konzentrationstest am besten ab, sie arbeiteten schneller und machten weniger Fehler. Die besten Ergebnisse in der Gesamtkörperkoordination zeigten übrigens Kinder, die zu Fuß zur Schule gingen. Eindeutig ergab die Studie, dass es körperlich aktive Kinder leichter in der Schule haben. Übergewichtige Kinder, so warnen die Forscher, stünden dagegen vor einem Teufelskreis aus Bewegungsmangel, Dickerwerden, Frustessen, Noch-dicker-Werden, Noch-weniger-Bewe-

Was adipöse Kinder und ihre Eltern tun sollten

Zuerst sollte die Familie reichlich Geduld und Verständnis vereinbaren, wenn man sich gemeinsam aufs Abnehmen geeinigt hat. Es wird Rückschläge geben, der Körper rückt einmal gesammeltes Fett nur sehr ungern wieder heraus. Die wichtigste Voraussetzung ist Ehrlichkeit, sich und den anderen gegenüber. Bei nichts kann man besser mogeln als beim Naschen, nichts lässt sich besser schönreden als die familiäre Ernährungslage. Zur Ehrlichkeit gehört auch, dass sich die Eltern selbstkritisch fragen, ob in der Familie alles zum Besten steht. Hat man genug Zeit und das richtige Klima für Gespräche? Wie sieht es mit dem TV-Konsum aus? Gibt es Missstimmungen, Probleme, Sprachlosigkeit? Welche Gewohnheiten möchte man lieber doch nicht abschaffen? Erst wenn ein positives einvernehmliches Klima herrscht, hat das Abnehmen Aussicht auf Erfolg.

Ehrlich beim Abnehmen

Schritt zwei erfordert ebenfalls Disziplin. Mindestens eine Woche lang sollte die Familie wirklich jeden Bissen protokollieren, dazu am besten noch die Umstände, also ob man allein, in Eile oder vor dem Fernseher gegessen hat. Nur so bekommt man ein klares Bild von den eigenen Ernährungsgewohnheiten.

Der dritte Schritt ist die Veränderung selbst. Es muss anders, vielleicht auch woanders eingekauft werden. Sind kalorienreiche Soft Drinks als Dickmacher identifiziert worden, muss die Getränkeversorgung umgestellt werden. Künftig gibt es kleinere Portionen, wobei kleineres Geschirr sich als hilfreich erweist, weil es weniger Nudeln nach viel mehr aussehen lässt. Zwischendurch gibt es nur noch Obst oder Gemüse, so zubereitet, dass das Kind es auch mag, aber bitte ohne Käse-Sahne-Dip. Die Umstellung auf frische Sachen wird oft als besonders schwierig empfunden, weil sie für Kinder keinen Wert haben. Warum nicht? Weil für Äpfel und Gurken nicht im Fernsehen geworben wird. MTV-Moderatoren mit einem Apfel in der Hand, das wäre ein echter kultureller Fortschritt. Wichtig ist es auch, für Bewegung zu sorgen, was wiederum Zeit kostet. Denn Sportvereine können mit übergewichtigen Kindern noch wenig anfangen; die Klubs sind an Leistungen und Erfolgen orientiert. Aber es gibt inzwischen einige spezielle Projekte, nach denen man sich allerdings erkundigen muss.

Geduld bringt Erfolge

Wichtig ist immer wieder: Geduld. Erfolge werden sich erst nach einiger Zeit einstellen, übermäßiger Erwartungsdruck ist der sicherste Garant für Frustration und Misserfolg. Am besten ist es, wenn die Eltern einfach mitmachen. Alle Ziele sollten schriftlich festgehalten und überprüft werden, auch die Gewichtsveränderungen. Einmal wiegen pro Woche genügt übrigens, damit keine unrealistischen Erwartungen (und damit neue Enttäuschungen) aufgebaut werden.

Folgende Punkte sollten Eltern unbedingt beachten:

◆ Eine Therapie hat nur Sinn, wenn Kind und Eltern davon überzeugt sind. Anderenfalls besteht die Gefahr, dass das Kind bei einem Scheitern eine weitere Beeinträchtigung seines Selbstwertgefühls erlebt.

◆ Die Therapie sollte früh beginnen, da Verhaltensänderungen umso leichter zu erreichen sind, je jünger die Kinder sind. Zudem steigt das Risiko, dass die Adipositas anhält, mit zunehmendem Alter.

◆ Die Familie muss Bereitschaft zur Veränderung zeigen. Falls die Meinung vorherrscht, dass die Adipositas ein unabänderlicher Zustand ist, dann sollte man die Therapie abbrechen, da ein Misserfolg zu erwarten ist.

◆ Der Arzt muss die gesamte Familie über die Risiken der Adipositas aufklären und so die Motivation stärken.

◆ Familien und alle Betreuer des Kindes sollen in das Programm aufgenommen werden. Wenn allein das Kind seine Essgewohnheiten ändert, ist ein Misserfolg abzusehen. Nur eine Veränderung im gesamten Umfeld des Kindes wird eine Therapie langfristig zum Erfolg führen.

◆ Sinnvolle Therapien dauern eine Weile. Kurzfristige Versuche, das Gewicht zu reduzieren oder die Bewegung anzukurbeln, sollten vermieden werden.

- ◆ Die Familie muss lernen, Ess- und Bewegungsverhalten selbst zu bewerten und zu kontrollieren. Es gehört eine Menge Selbstbewusstsein dazu, sich gegen Saboteure (Personen, die den Erfolg gefährden wollen) oder in ungewohnten Situationen (im Urlaub) zu behaupten.
- ◆ Das Behandlungsprogramm sollte in kleinen Schritten erfolgen und erst fortgesetzt werden, wenn ein Schritt sicher umgesetzt worden ist. Es muss allen Beteiligten klar sein, dass es eine schnelle Therapie, eine Patentlösung, nicht gibt.
- ◆ Arzt und Therapeut haben die Aufgabe, zu ermutigen und nicht zu kritisieren.
- ◆ Eltern sollten Gründe finden, ihre Kinder zu loben, und ihnen vor allem klar machen, dass die Therapie nicht nur ein vorübergehender »Kurs« ist, sondern Verhaltensänderungen zum Ziel hat, die auf ein ganzes Leben ausgerichtet sind.

Ermutigen statt kritisieren

- ◆ Nahrungsmittel dürfen nie als Belohnung eingesetzt werden.
- ◆ Die Zeitpunkte der täglichen Mahlzeiten legt man am besten genau fest.
- ◆ Eltern und Betreuer sollten entscheiden, welche Nahrung wann angeboten wird; und das Kind sollte entscheiden, ob es diese Nahrung nimmt. Dabei sollten immer gesunde Sachen angeboten werden.
- ◆ Versuchungen sind möglichst gering zu halten.
- ◆ Die Eltern sollten Vorbild sein und sich, auch wenn sie keine Gewichtsprobleme haben, gesund ernähren und bewegen. Dazu gehört ebenso die Konsequenz, die Therapie wie vorgeschrieben umzusetzen.

gen. »Wir müssen das Faulheits-Gen bekämpfen«, sagt Frank Busemann, olympischer Silbermedaillengewinner im Zehnkampf, der für den Deutschen Sportbund als Fitnessbotschafter in den Kampf gegen die Fettsucht zieht.

Die WHO fordert bereits »eine weltweite Ernährungsalphabetisierung«, quasi als Gegenbewegung zur Macht des Fernsehens und der Wer-

Gesundheitsstörungen bei Kindern	
Haltungsschwächen/-schäden	40 bis 60 Prozent
Koordinationsschwächen	30 bis 40 Prozent
Leistungsschwäche bei Herz-Kreislauf- und Atmungssystem	20 bis 30 Prozent
Auffälliges psychosoziales Verhalten	etwa 15 Prozent

Quelle: CHILT-Studie der Sporthochschule Köln

bung. Da ausgerechnet die Produkte mit dem schlechtesten Nährwertprofil am aggressivsten beworben werden, wachsen viele Kinder mit etwas realitätsfernen Vorstellungen von guter Ernährung auf.

Auf ein weiteres Problem weist die DONALD-Studie hin, eine Langfristuntersuchung, die noch nicht abgeschlossen ist, aber permanent belastbare Zwischenergebnisse liefert. DONALD steht für *Dortmund Nutritional and Anthropometrical Longitudinally Study*, die seit 1985 mit Kindern von vier bis achtzehn Jahren durchgeführt wird. Demnach ist die Versorgung unserer Kinder mit Vitaminen und Mineralstoffen nicht das Problem, sondern die Tatsache, dass die Sprösslinge schon vor dem Betreten des Kindergartens zu viel Fett und Kohlenhydrate zu sich nahmen, aber zu wenig Ballaststoffe – ganz wie ihre Eltern. Das Fett stammte überwiegend aus Fleisch- und Wurstwaren, aber auch aus den »süßen Fettigkeiten« wie Eis, Kinderschokoladen oder Gebäck. Der Mangel an Ballaststoffen rührt **Obst** daher, dass Kinder vermehrt Obstsäfte trinken, anstatt die ganze Frucht **statt Saft** zu essen. Auch Vollkornprodukte wurden verschmäht. Dabei ist es weniger der Geschmack, sondern das Aussehen gesunder und frischer Waren, die mit der durchs Fernsehen und Reklame geprägten Vorstellung vom perfekt geformten Lebensmittel nicht übereinstimmen.

Sie haben die Wahl!

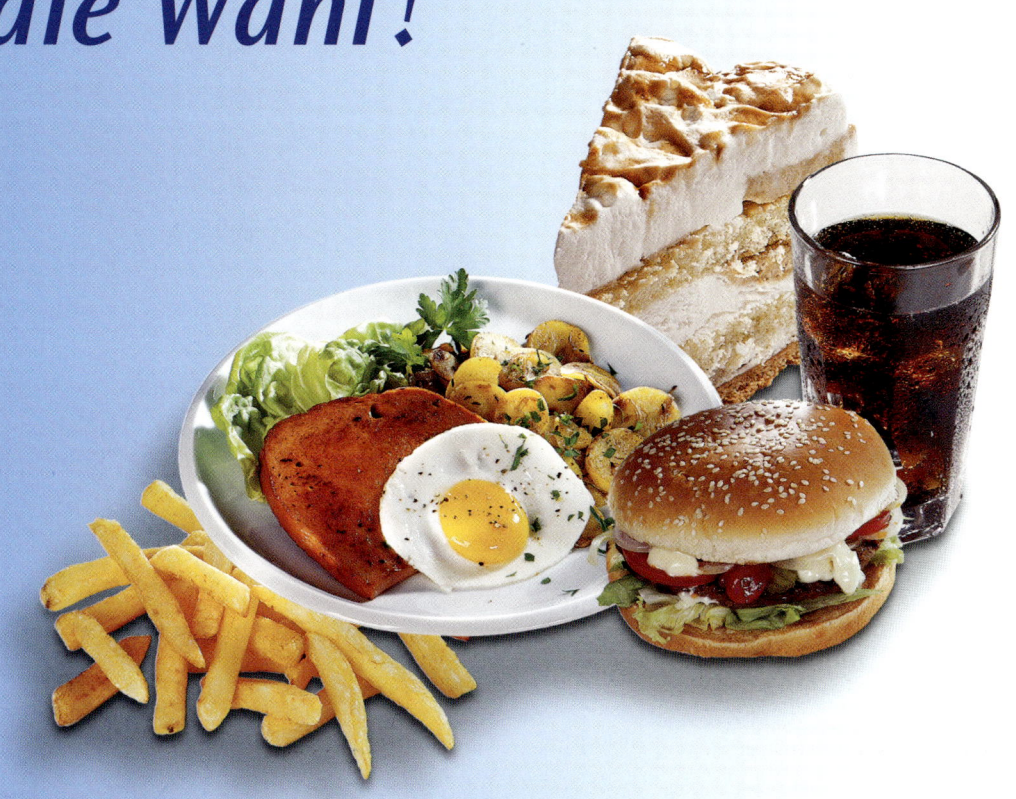

Kalorienbomben

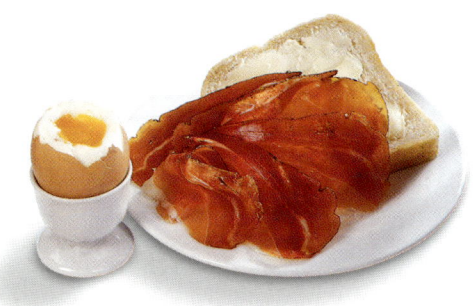

1 Toastbrot (76 kcal)
mit Butter (78 kcal)
und geräuchertem Schinken (99 kcal)
und 1 Frühstücksei (87 kcal)
= **340** kcal

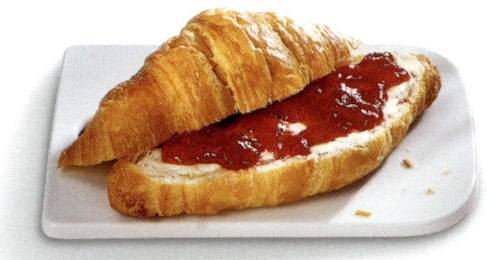

1 Croissant (260 kcal)
mit Butter (120 kcal) und
Erdbeerkonfitüre (50 kcal)
= **430** kcal

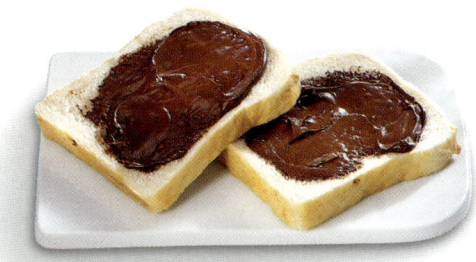

2 Weißbrotscheiben (142 kcal)
mit Nougatcreme (221 kcal)
= **263** kcal

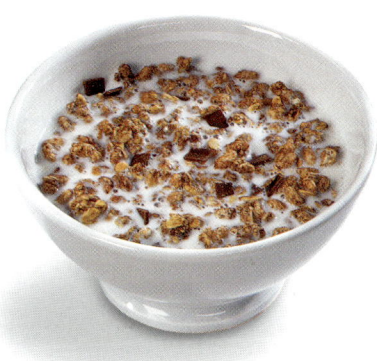

1 Portion Schokomüsli (280 kcal)
mit Milch, 3,5 % (65 kcal) = **345** kcal

1 Fitness-Brötchen (137 kcal)
mit Salatblatt und Kresse (4 kcal),
Paprika (5 kcal), Gurke (4 kcal) und
Hüttenkäse, 20 % (50 kcal)
= **200** kcal

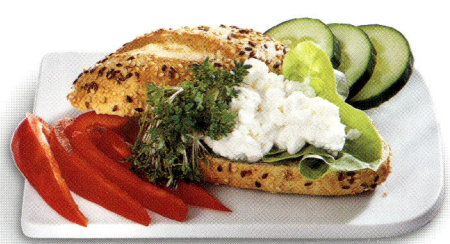

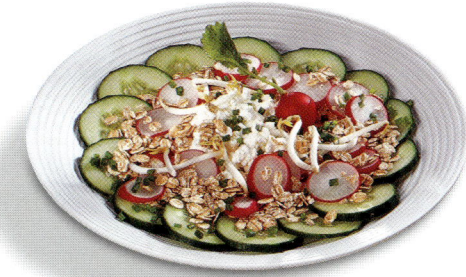

Pikantes Müsli mit Hüttenkäse (81 kcal),
Vollkorn-Haferflocken (70 kcal),
Gurke und Radieschen (19 kcal)
und Sojasprossenkeime (10 kcal)
= **180** kcal

2 Knäckebrote (76 kcal)
mit Hüttenkäse (16 kcal),
Frischkäse, 20 % (28 kcal), Erdbeeren
und Feige (25 kcal) = **145** kcal

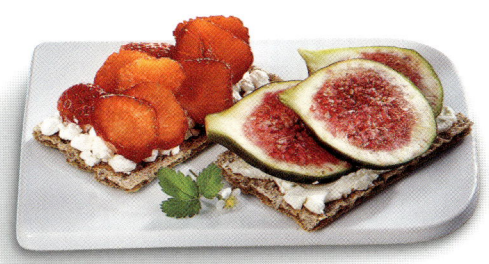

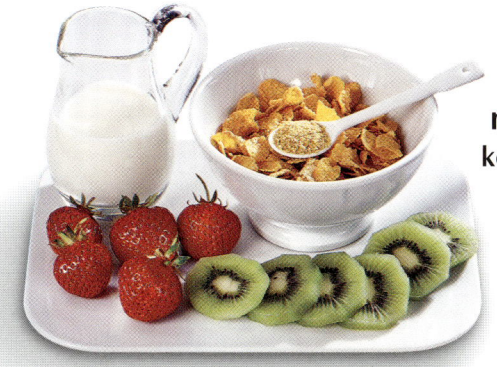

**Erdbeer-Kiwi-Müsli
mit Cornflakes** (75 kcal), 1 TL Weizen-
keime (20 kcal), Buttermilch, 1,3 % (35 kcal),
Erdbeeren und Kiwi (57 kcal)
= **187** kcal

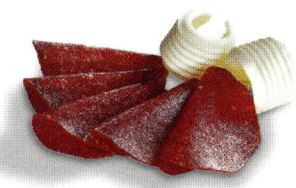

Butter und Salami
= **270** kcal

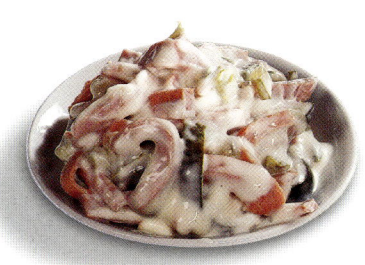

Fleischsalat
= **280** kcal

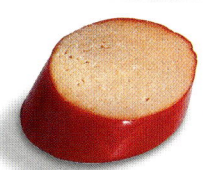

Mettwurst
= **245** kcal

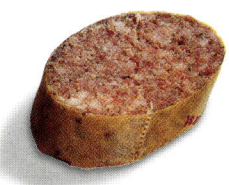

Leberwurst
= **235** kcal

Wie viel Kalorien hat
1 Scheibe Brot (**100** kcal)
mit . . .

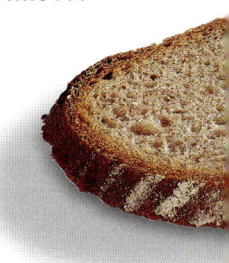

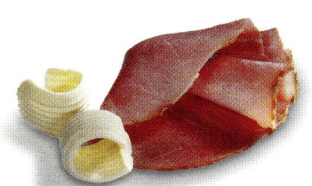

**Kochschinken und
Halbfettbutter**
= **175** kcal

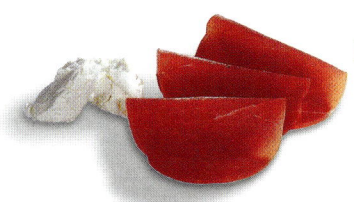

Lachsschinken und
Frischkäse, 20 % = **146** kcal

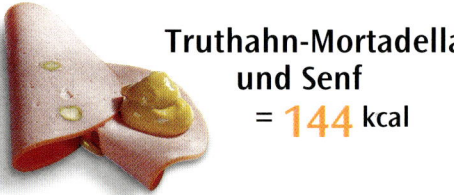

**Truthahn-Mortadella
und Senf**
= **144** kcal

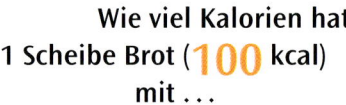

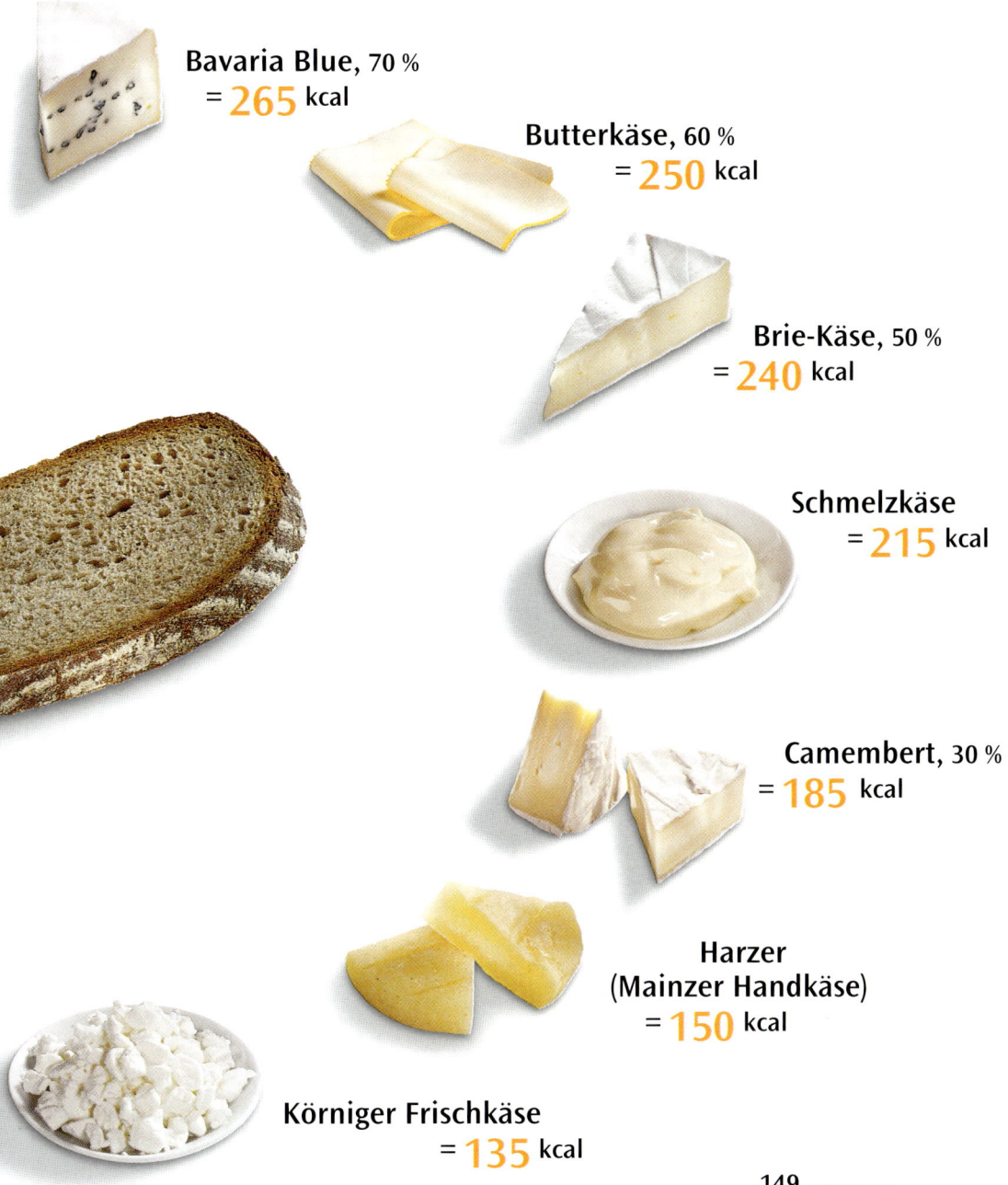

Bavaria Blue, 70 %
= **265** kcal

Butterkäse, 60 %
= **250** kcal

Brie-Käse, 50 %
= **240** kcal

Schmelzkäse
= **215** kcal

Camembert, 30 %
= **185** kcal

Harzer
(Mainzer Handkäse)
= **150** kcal

Körniger Frischkäse
= **135** kcal

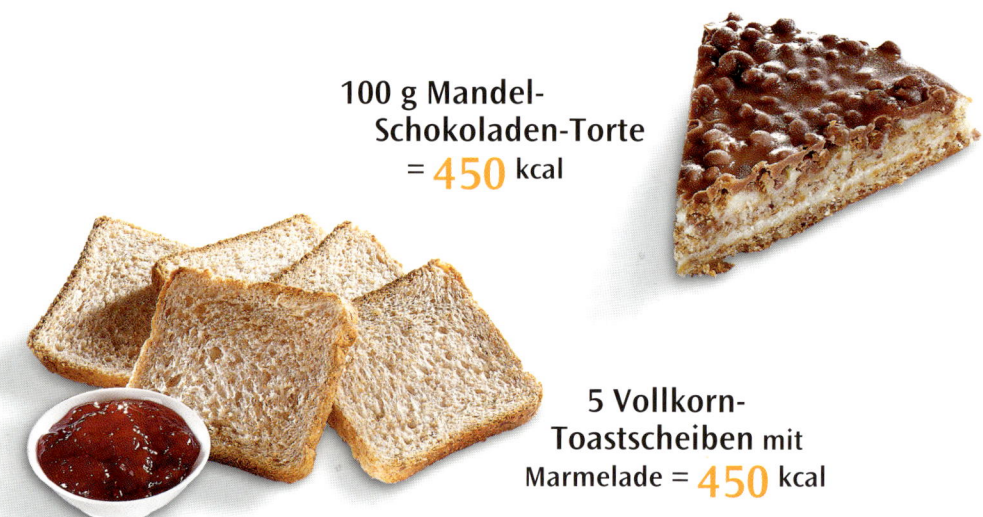

100 g Mandel-Schokoladen-Torte
= 450 kcal

5 Vollkorn-Toastscheiben mit
Marmelade = 450 kcal

1 Zimtzucker-Donut (70 g)
= 350 kcal

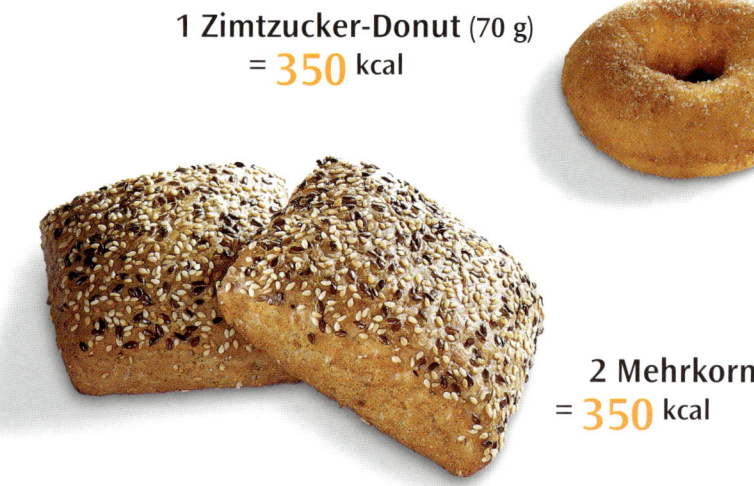

2 Mehrkornbrötchen
= 350 kcal

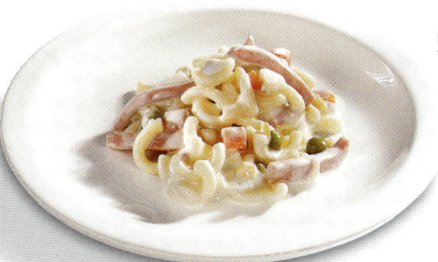

58 g **Nudelsalat**
mit Mayonnaise
= **150** kcal

150 g **Balkansalat**
= **150** kcal

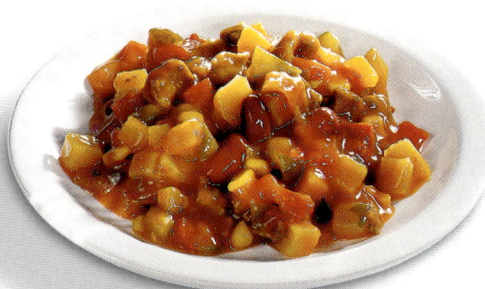

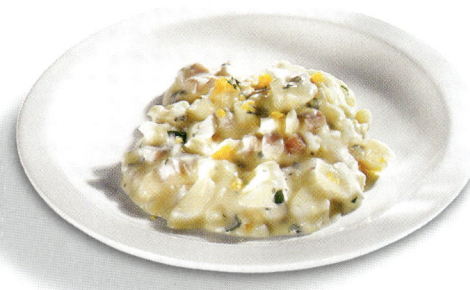

58 g **Eiersalat**
mit Kräutern
= **150** kcal

160 g **Griechischer**
Krautsalat (160 g)
= **150** kcal

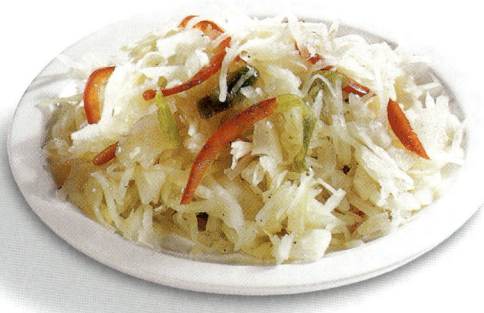

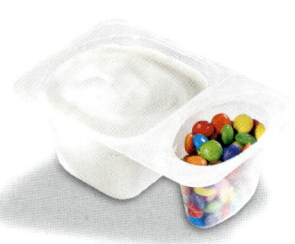

1 Joghurt
  mit Schokolinsen-Ecke
    = **200** kcal

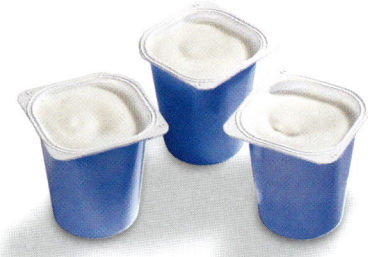

3 Fruchtjoghurt, 0,1 % F = **200** kcal

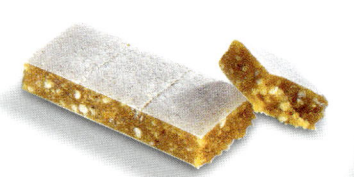

1 Früchteriegel
  = **125** kcal

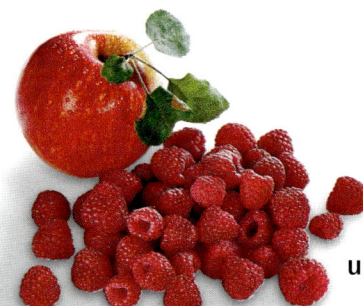

1 Apfel (75 kcal)
und 150 g Him-
beeren (50 kcal)
= **125** kcal

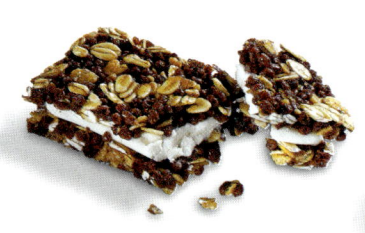

1 Milch-Sandwich
= **140** kcal

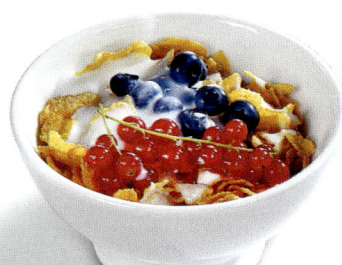

Cornflakes-Müsli
mit Buttermilch und
frischen Früchten
= **140** kcal

oder *satt* mit *gleicher Kalorienmenge?*

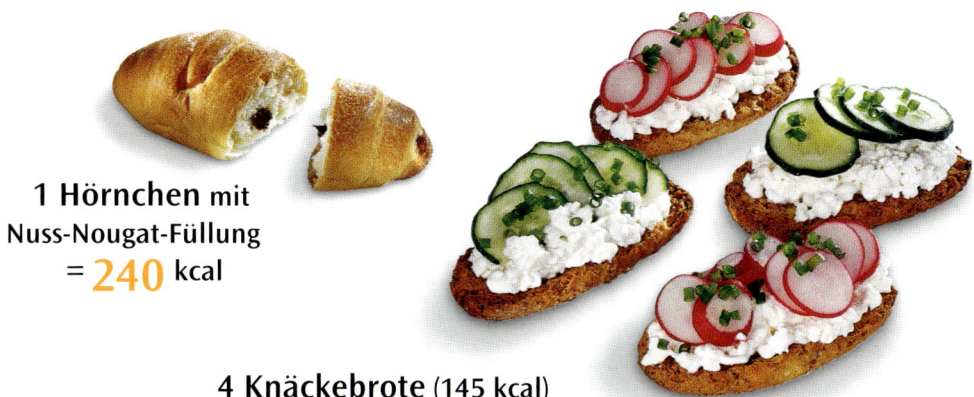

1 Hörnchen mit
Nuss-Nougat-Füllung
= **240** kcal

4 Knäckebrote (145 kcal)
mit Frischkäse, 20 % (50 kcal),
Hüttenkäse (36 kcal),
Radieschen (4 kcal) und Gurke (5 kcal) = **240** kcal

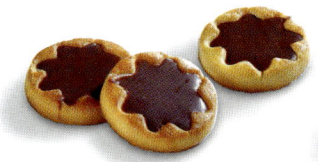

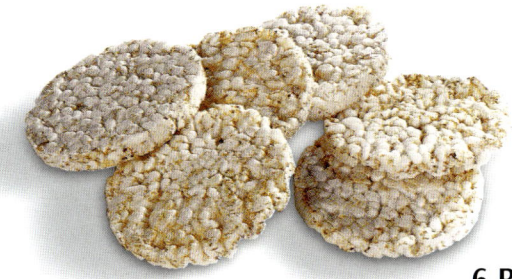

3 Kekse mit
Schoko-Milchcreme-Füllung
= **100** kcal

6 Reiscracker
= **100** kcal

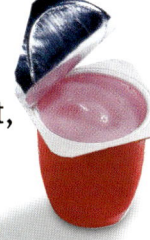

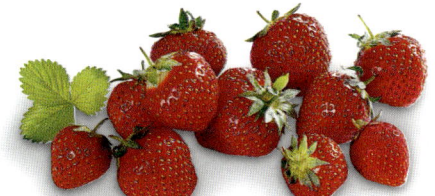

**1 Frischkäse-
Fruchtdessert,**
Erdbeergeschmack
= **53** kcal

165 g Erdbeeren = **53** kcal

1 Portion Pommes frites,
mittel (559 kcal) mit Mayonnaise (149 kcal)
und 1 Limonade (164 kcal)
= **872** kcal/43 g Fett

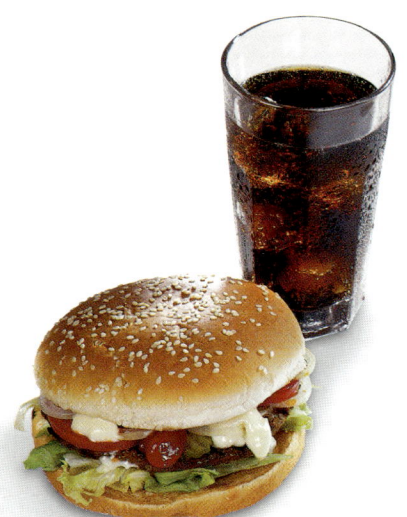

1 Hamburger (Extragröße),
belegt mit Rinderhack,
Schmelzkäse, Salatblatt, Zwiebeln,
Tomate, Ketchup und
Mayonnaise (600 kcal) und
1 Cola (170 kcal)
= **770** kcal/34 g Fett

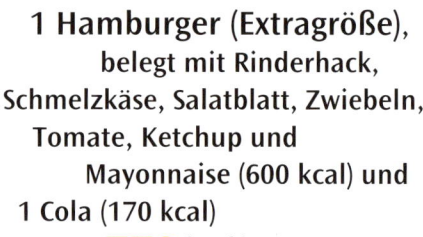

1 Gemüseburger (panierter Gemüsebratling)
und Tomate (475 kcal) und
1 Orangensaft (mittlere Größe)
mit Zuckerzusatz (165 kcal)
= **640** kcal/25 g Fett

**1 Portion grüner Salat
mit Hähnchenfleisch,** Möhren,
Käse und Kräuter-Croûtons (137 kcal),
1 Joghurt-Dressing (53 kcal) und
1 Apfelsaftschorle,
mittlere Größe (100 kcal)
= **290** kcal/7 g Fett

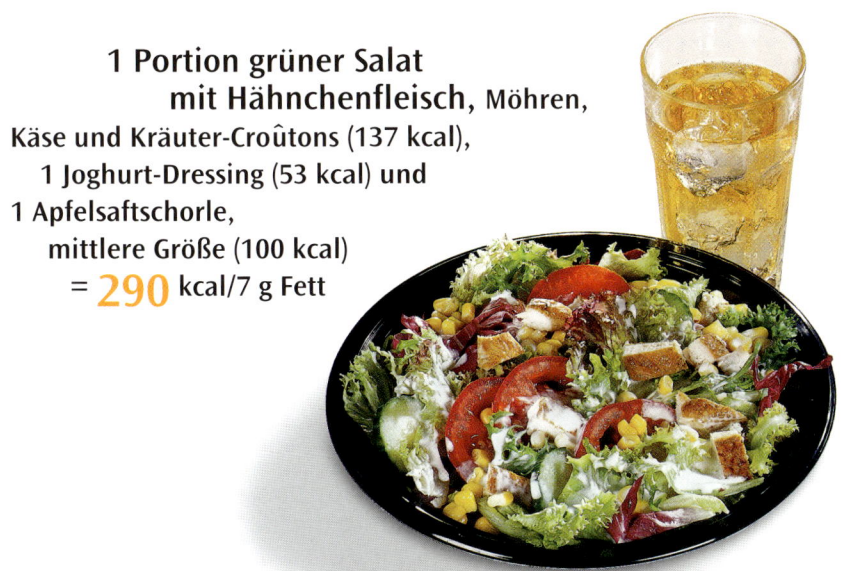

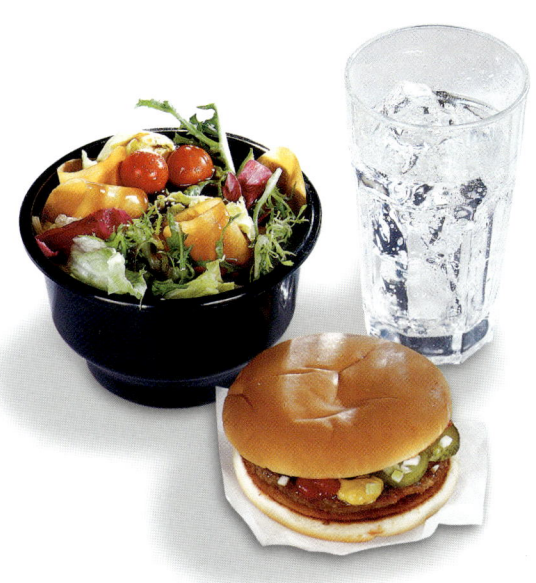

1 Hamburger (normale Größe),
belegt mit Rinderhack,
Zwiebeln, Gurke und
Ketchup (255 kcal),
1 Portion grüner Salat
mit Möhren
und Kirschtomaten (11 kcal),
Essig-und-Öl-Dressing (34 kcal)
und 1 Mineralwasser (0 kcal)
= **300** kcal/11 g Fett

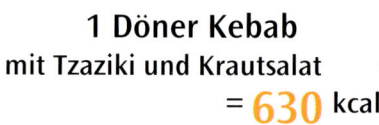

1 Döner Kebab
mit Tzaziki und Krautsalat
= **630** kcal

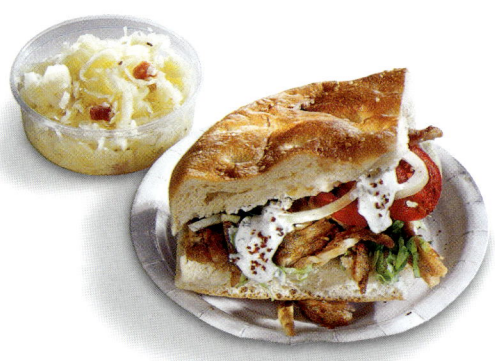

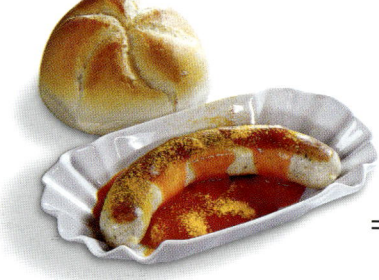

1 Portion Currywurst
mit Ketchup und Brötchen
= **630** kcal

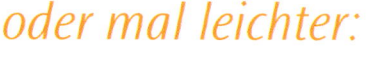

oder mal leichter:

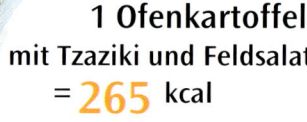

1 Ofenkartoffel
mit Tzaziki und Feldsalat
= **265** kcal

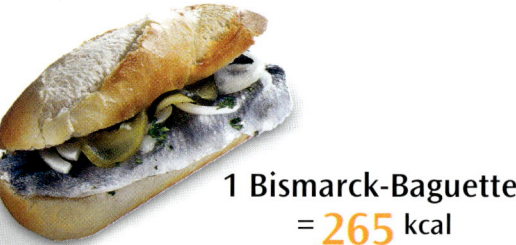

1 Bismarck-Baguette
= **265** kcal

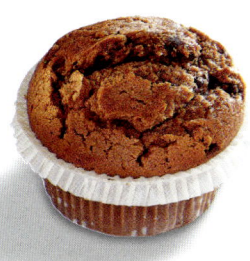

1 Schokoladen-Muffin
= **485** kcal

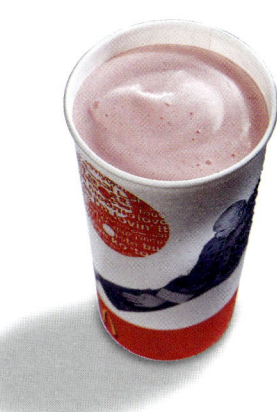

1 Erdbeer-Milchshake (klein)
= **298** kcal

Die Alternative:

Fruchttüte mit Apfelstückchen und Weintrauben = **47** kcal

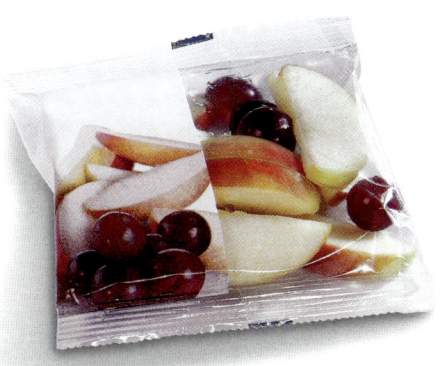

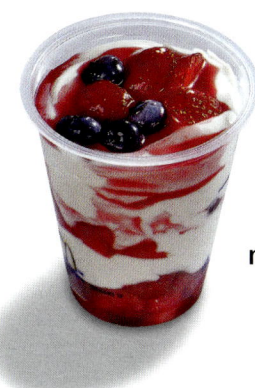

Vanille-Joghurtcreme
mit Erdbeeren und Heidelbeeren = **150** kcal

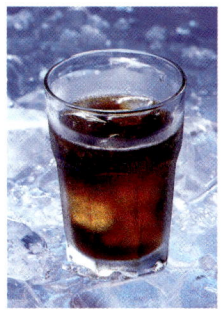

0,33 l Cola-Getränk = 138 kcal

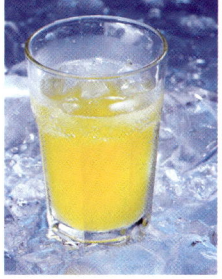

0,33 l Fanta = 135 kcal

0,33 l Energie-Drink = 115 kcal

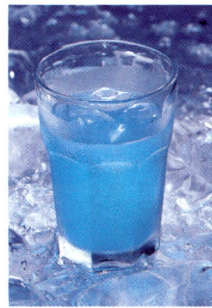

0,33 l Eistee = 110 kcal

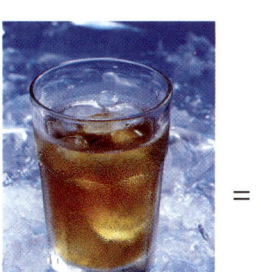

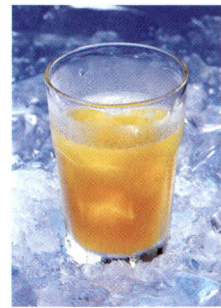

0,33 l Frucht-Molke-drink = 168 kcal

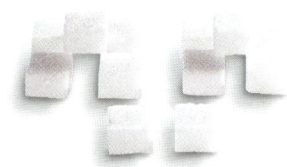

0,33 l Mineralwasser
mit Zitronensaft = **2** kcal

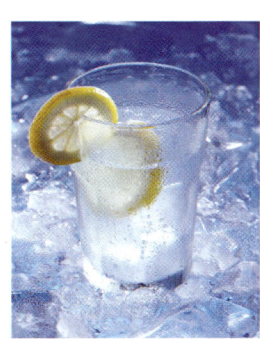

**0,33 l Grüntee-Erfrischungs-
getränk** mit Pflanzenextrakten
= **30** kcal

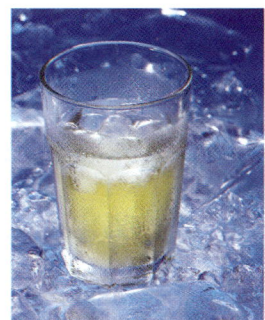

0,33 l Apfelsaftschorle, $^2/_3$ Mineralwasser,
$^1/_3$ Apfelsaft, ohne Zuckerzusatz = **50** kcal

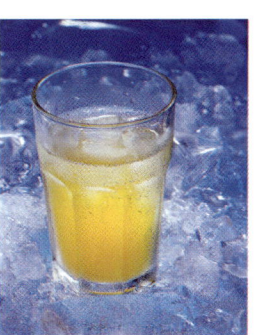

0,33 l Pfefferminztee
oder Früchtetee, ohne Zucker
= **0** kcal

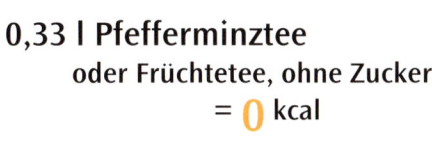
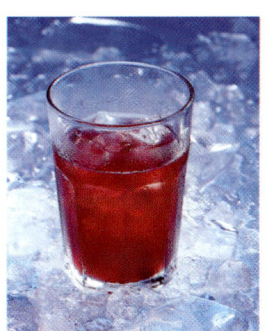

0,33 l Fruchtschorle = **86** kcal

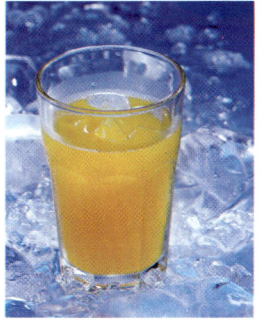

Pizza American mit Salami
und Edamer = **240** kcal

Pizza Quattro Formaggi
= **220** kcal

Pizza Hawaii
mit Schinken
und Ananas = **160** kcal

Pizza Vegetaria
mit Gemüse
= **135** kcal

Die heimlichen **Dickmacher** – Dressings und Soßen

Mayonnaise-Dressing
mit Sahne
= **105** kcal/11 g Fett

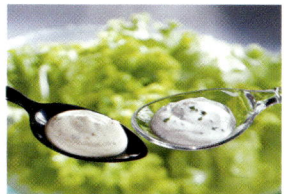

Frischkäse-Dressing
mit Kräutern und Zitrone
= **40** kcal/2 g Fett

Kräuter-Vinaigrette
= **143** kcal/15 g Fett

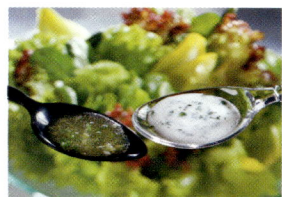

Joghurt-Dressing
mit Joghurt
und Sauerrahm
= **23** kcal/2 g Fett

Crème-fraîche-Dressing mit Senf
= **98** kcal/10 g Fett

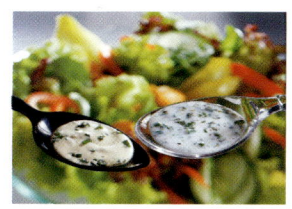

Buttermilch-Dressing
= **20** kcal/1,5 g Fett

Sauce Hollandaise,
100 ml
= **174** kcal/16,5 g Fett

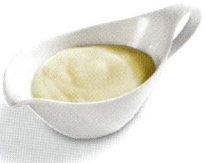

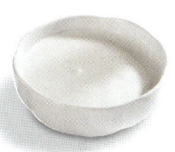

Buttermilch-Soße, 100 ml
= **40** kcal/0,5 g Fett

Sahne, 30 % Fett,
100 ml (¹/₂ Becher)
= **309** kcal/31 g Fett

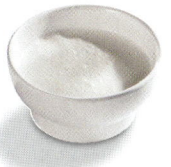

¹/₂ **Sahne,** 30 % Fett,
¹/₂ **Milch,** 1,5 % Fett,
100 ml
= **178** kcal/16,5 g Fett

Crème fraîche,
40 % Fett, 1 Esslöffel
= **38** kcal/4 g Fett

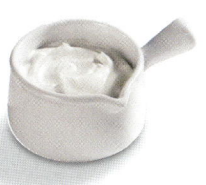

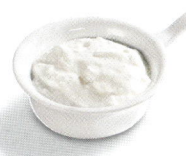

Sauerrahm,
10 % Fett, 1 Esslöffel
= **12** kcal/1 g Fett

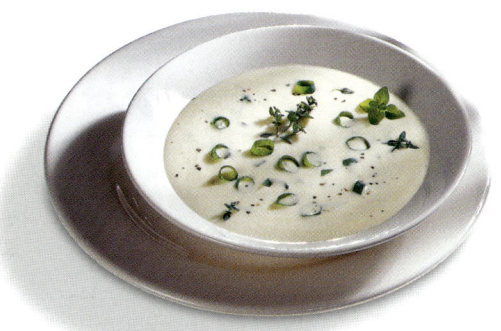

Käsecremesuppe = **520** kcal

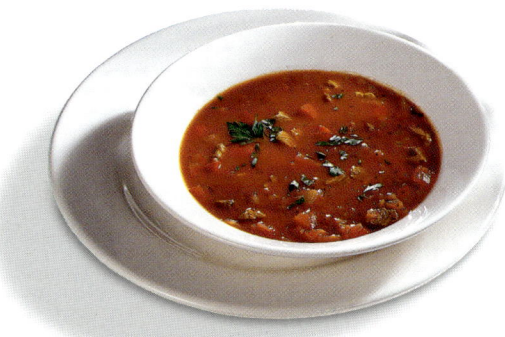

Gulaschsuppe = **260** kcal

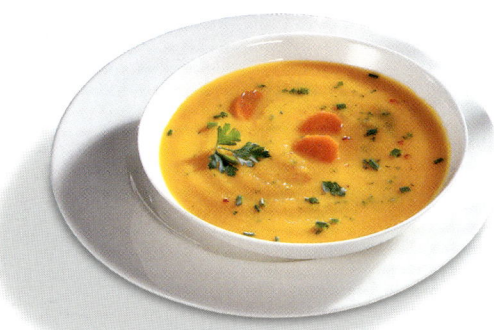

Möhrencremesuppe
mit Kartoffeln und saurer Sahne
= **185** kcal

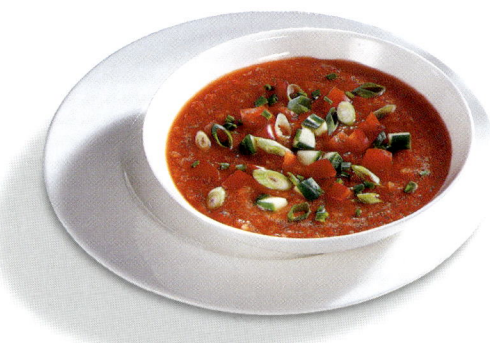

Tomaten-Gazpacho
= **170** kcal

Kartoffeln — *auf die Zubereitung kommt es an!*

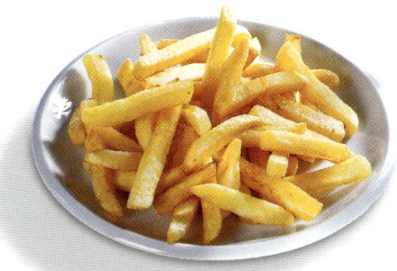

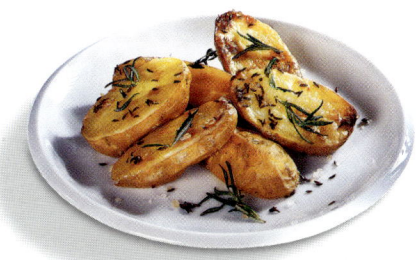

Pommes frites
aus der Fritteuse, 1 Portion
= **550** kcal/30 g Fett

Blechkartoffeln mit Kräutern
aus dem Backofen,
1 Portion = **170** kcal/4 g Fett

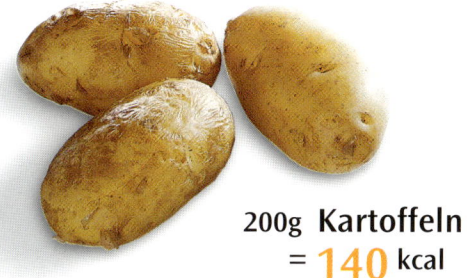

200g **Kartoffeln**
= **140** kcal

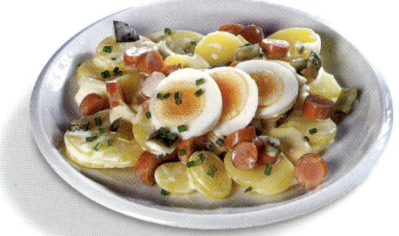

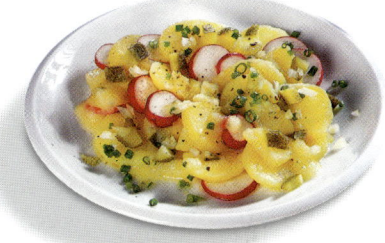

Kartoffelsalat mit Würstchen,
Mayonnaise und Ei,
1 Portion = **380** kcal/25 g Fett

Kartoffelsalat mit Radieschen,
Gurke und Gemüsebrühe,
1 Portion = **200** kcal/5 g Fett

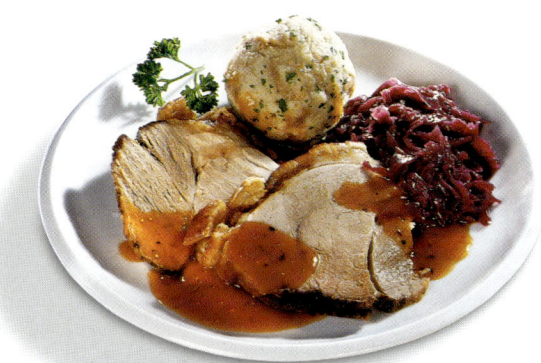

Schweinebraten (520 kcal)
mit Semmelknödel (240 kcal)
und Rotkraut (60 kcal)
= **820** kcal

Schweineschnitzel
paniert (415 kcal)
mit Pommes frites (395 kcal)
= **810** kcal

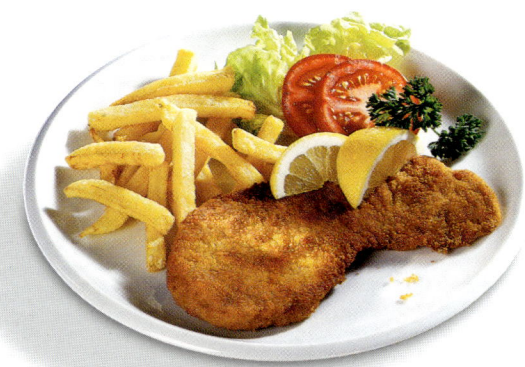

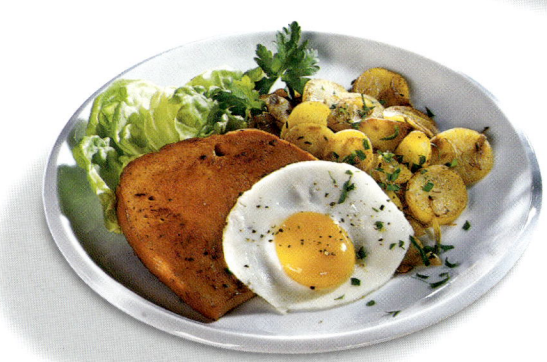

Leberkäse (500 kcal)
mit Bratkartoffeln (160 kcal)
und 1 Spiegelei (120 kcal)
= **780** kcal

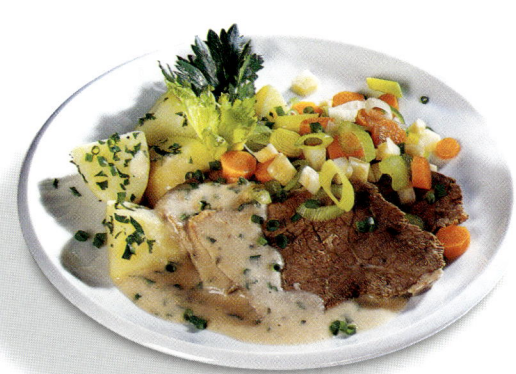

Tafelspitz (380 kcal)
mit Salzkartoffeln (70 kcal)
und buntem Gemüse (70 kcal)
= **520** kcal

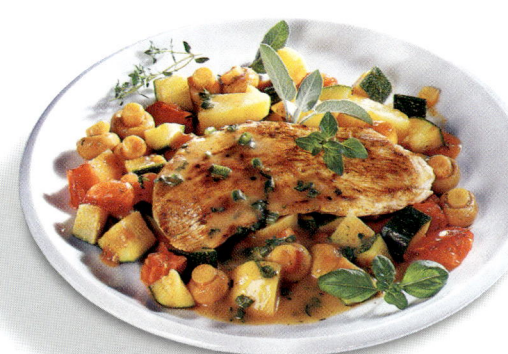

Putenschnitzel natur (350 kcal)
mit Salzkartoffeln (90 kcal)
und Gemüsesoße (60 kcal)
= **500** kcal

Hähnchenbrustfilet (250 kcal)
mit Gemüse-Naturreis
in Weißweinsoße (235 kcal)
= **485** kcal

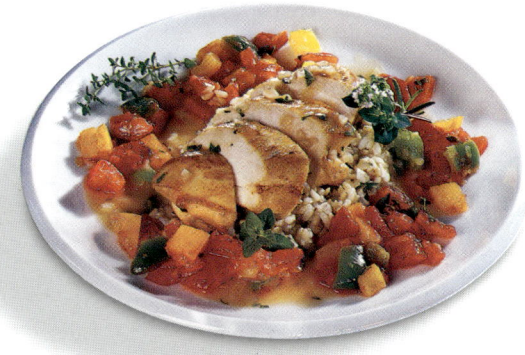

Kohlroulade mit Hackfleisch
und Speck (605 kcal) und
Crème-fraîche-Soße (145 kcal)
= **750** kcal

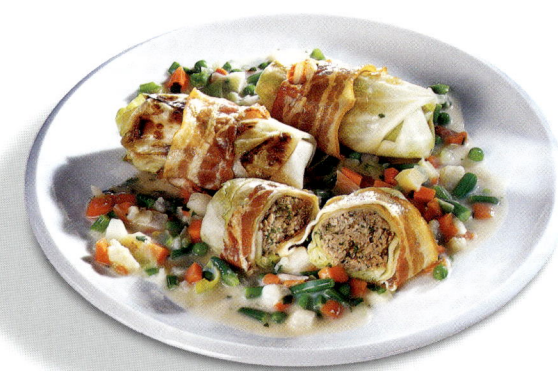

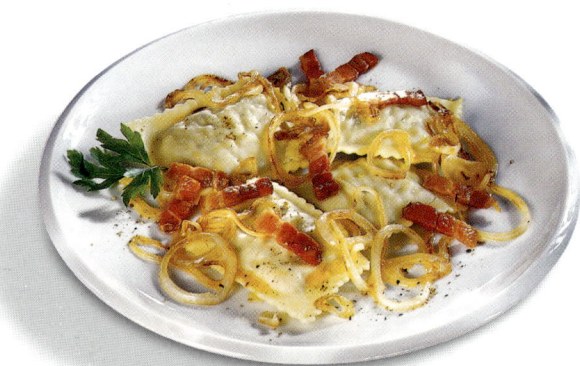

Maultaschen mit
Hackfleisch-Speck-Füllung
und geschmelzten Zwiebelringen
= **800** kcal

Fischstäbchen (385 kcal)
mit Kartoffelbrei, mit Butter
verfeinert (150 kcal) und
Remouladensoße (200 kcal)
= **735** kcal

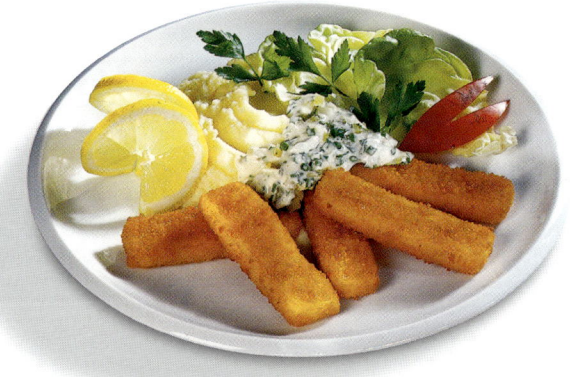

...mal leicht

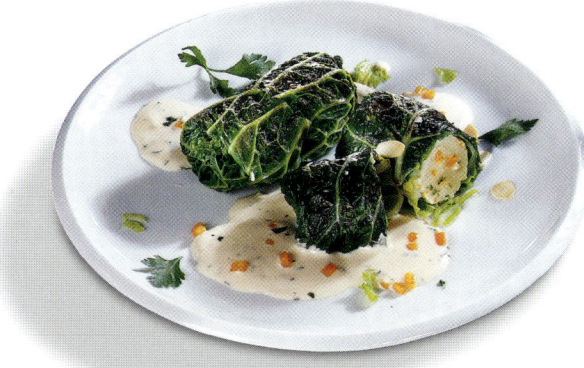

Wirsingroulade
mit Couscous-
Gemüsefüllung (310 kcal)
und Joghurtsoße (90 kcal)
= **400** kcal

Gemüsestrudel (305 kcal)
mit Milch-Kräuter-Soße (85 kcal)
= **390** kcal

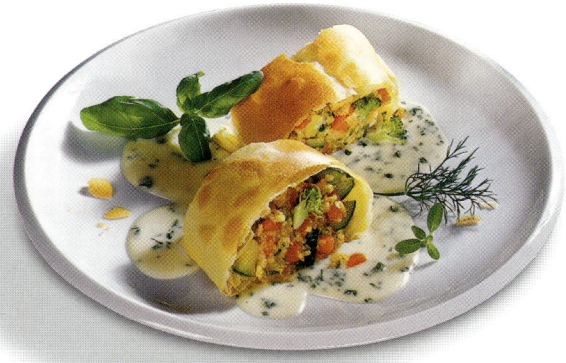

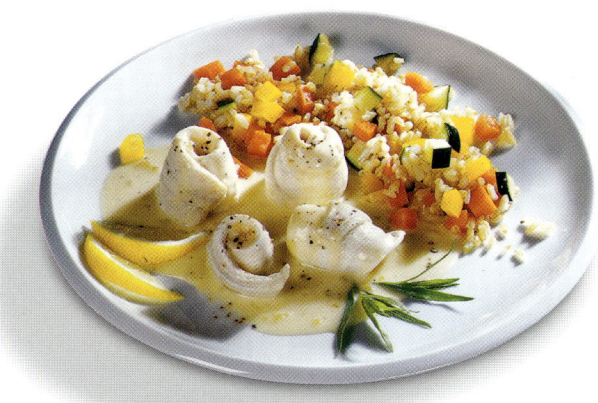

Scholle (175 kcal) mit Vollkorn-
Gemüsereis (200 kcal) und
Weißwein-Sahne-Soße (110 kcal)
= **485** kcal

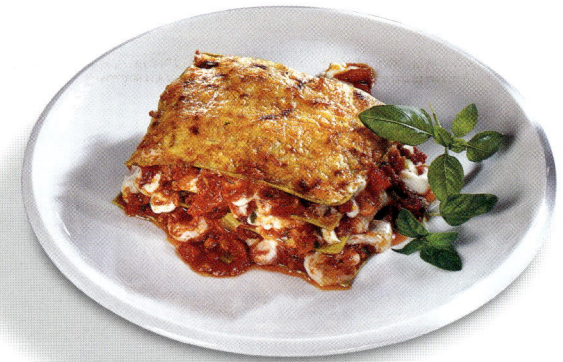

Lasagne
mit Hackfleisch-Auberginen-
Füllung = **950** kcal

Moussaka mit
Hackfleisch-Kartoffel-
Auberginen-Füllung und
Bechamelsoße = 840 kcal

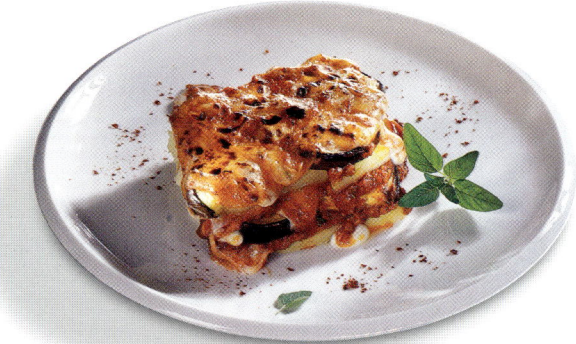

Spaghetti Bolognese
mit Parmesan = **770** kcal

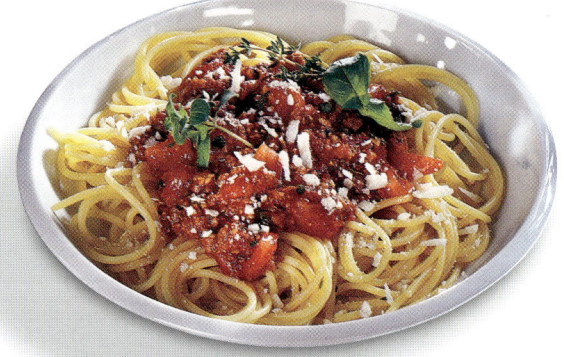

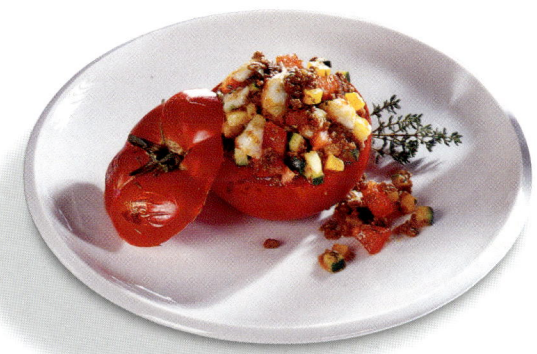

Gefüllte Tomaten
mit Rinderhack, Gemüse
und Mozzarella = **425** kcal

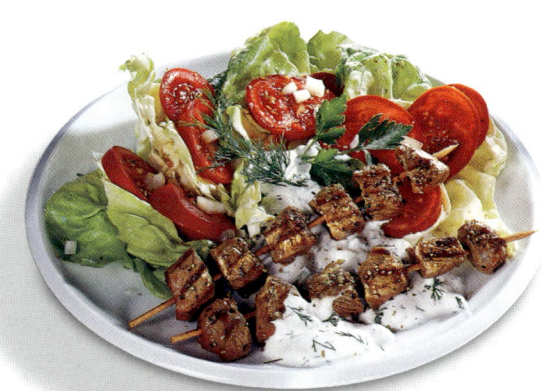

Gegrillte Lammspieße
mit Tzaziki und grünem Salat
= **540** kcal

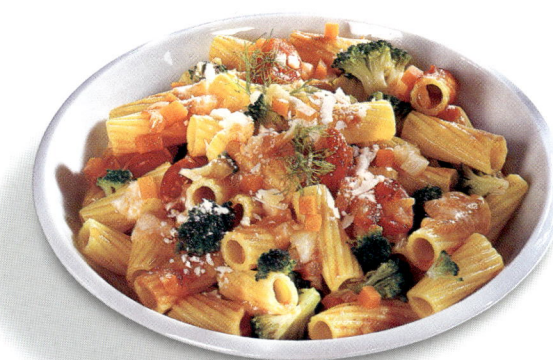

Spaghetti mit Gemüse
und Parmesan = **500** kcal

1 Kugel Schokoladeneis
mit Sahne und Eiswaffel
= **250** kcal

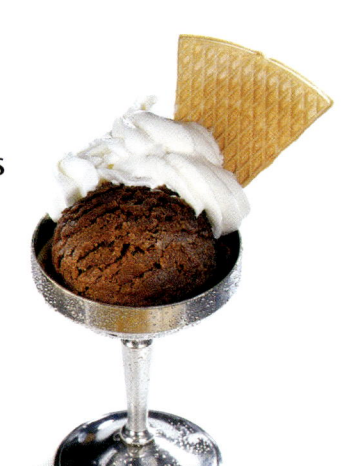

1 Eiswaffeltüte
mit Joghurt-Eis = **250** kcal

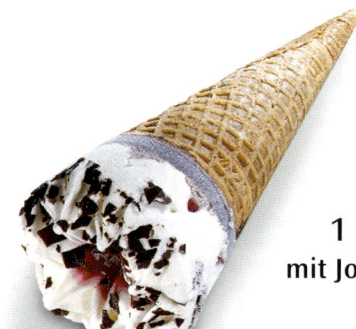

Mousse au Chocolat,
mit Vollmilch und
Sahne zubereitet
= **300** kcal

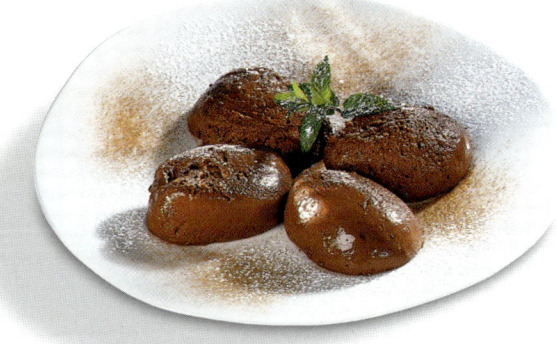

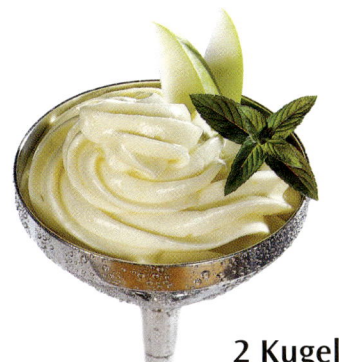

2 Kugeln Apfeleis-Sorbet
= **250** kcal

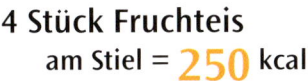

4 Stück Fruchteis
am Stiel = **250** kcal

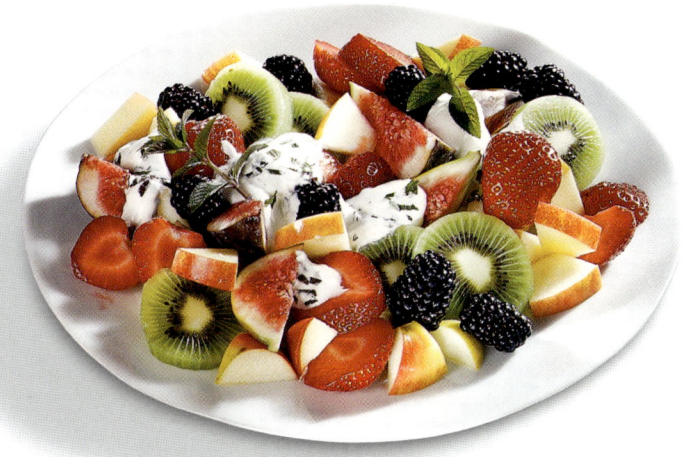

Obstsalat mit
frischen Früchten
und Minze-Joghurt-Sauce
= **300** kcal

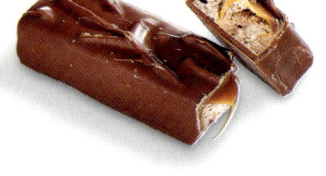

1 Schokoladen-Riegel
= **270** kcal

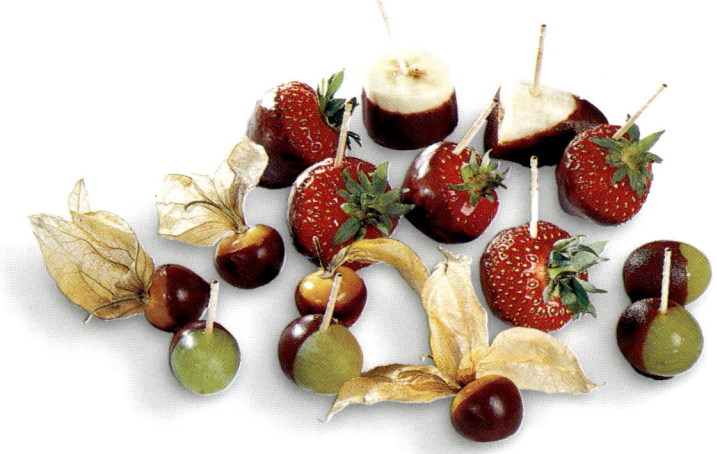

Schoko-Früchte-Sticks
= **270** kcal

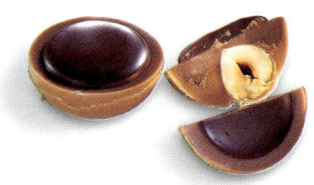

2 Caramel-Nuss-Pralinen
= **110** kcal

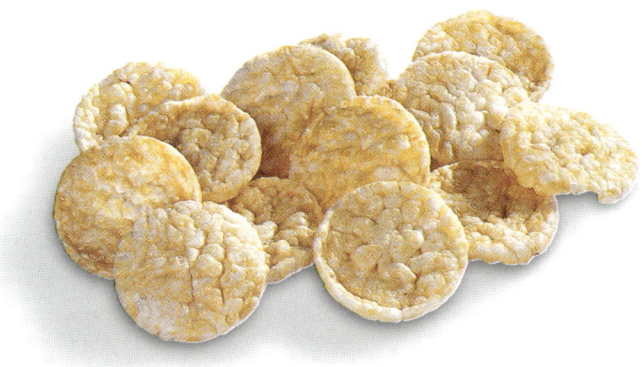

25 g Reiswaffeln mit Schokogeschmack
= **110** kcal

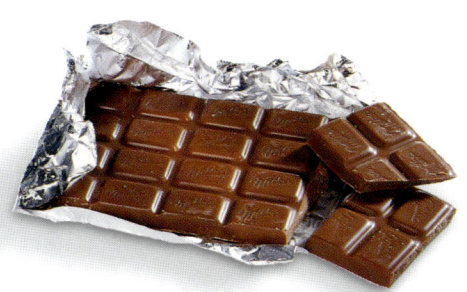

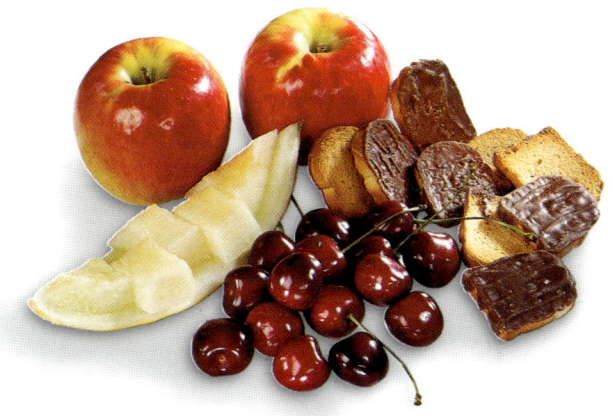

**1 Tafel
Vollmilch-Schokolade
= 530 kcal**

50 g Schokoladen-Zwieback (230 kcal),
2 Äpfel (150 kcal), 100 g Melone (50 kcal)
und 160 g Kirschen (100 kcal) = **530** kcal

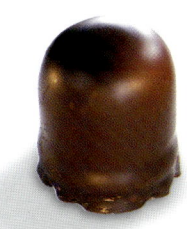

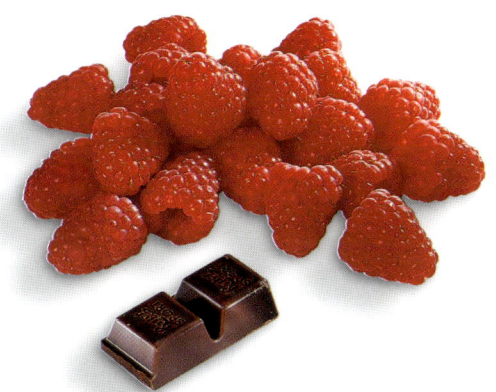

**1 Schaumkuss
= 90 kcal**

20 g Bitterschokolade
und 1 Schale Früchte
= **90** kcal

So:

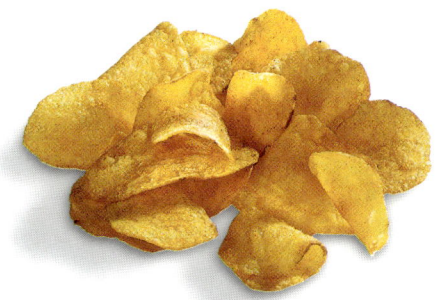

15 g Chips = **83** kcal

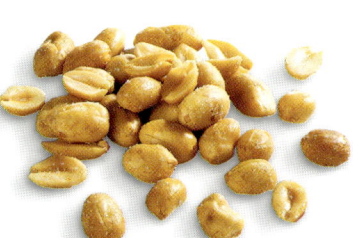

20 g Erdnüsse
= **125** kcal

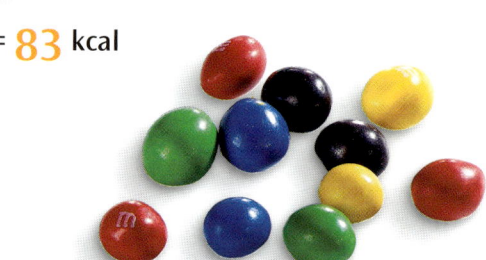

**20 g Schokolinsen
mit Erdnüssen**
= **96** kcal

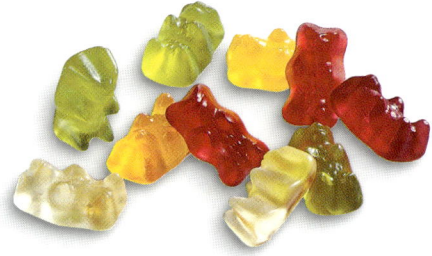

10 Gummibärchen
= **75** kcal

Snack Attack II

Oder so:

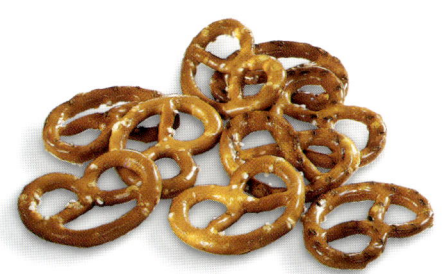

9 Salzbrezeln = **55** kcal

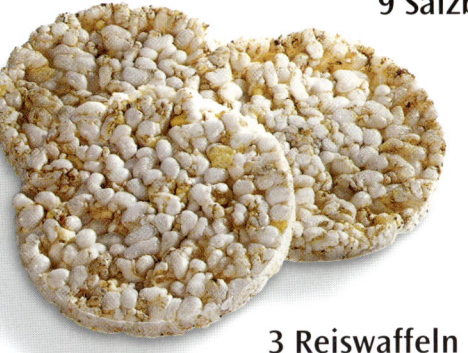

3 Reiswaffeln
= **51** kcal

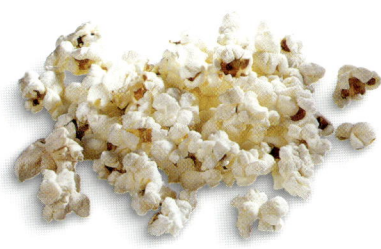

5 g Popcorn
ungezuckert = **17** kcal

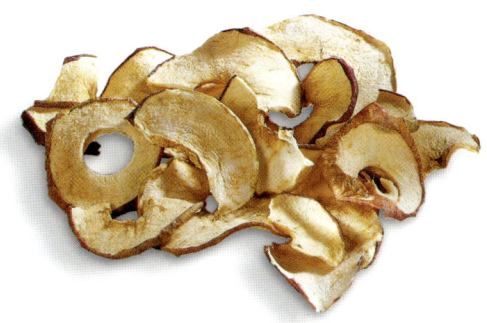

15 g Apfelchips = **40** kcal

Light-Produkte – *manchmal* **schwer!**

500 ml Frucht-
buttermilch,
max. 1 % Fett
= **295** kcal

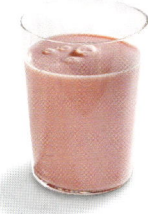

500 ml Multivitamin-
Buttermilch,
3,8 % Fett
= **305** kcal

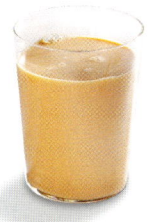

150 g Wellness-
Joghurt, fettarm,
1,5 % Fett
= **144** kcal

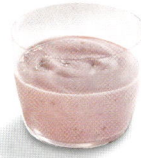

150 g Frucht-
joghurt,
3,5 % Fett
= **146** kcal

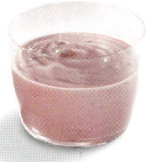

20 g Instant-
Schokotrunk,
40 % zuckerreduziert,
pro Glas mit
fettarmer Milch
= **166** kcal

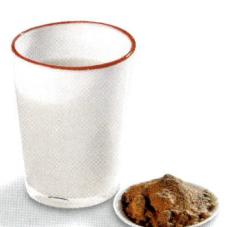

20 g Instant-
Schokotrunk,
»normal«, dieselbe
Firma, pro Glas
mit fettarmer Milch
= **166** kcal

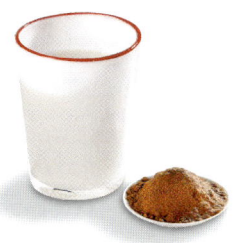

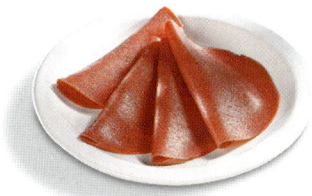

25 g Putensalami, Light-Produkt
= **78** kcal

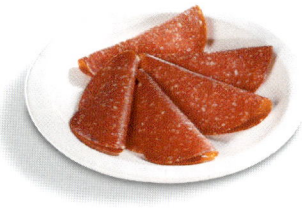

25 g Salami aus Schweinefleisch
= **92** kcal

Wie die Großen, so die Kleinen

Kann man das den Kindern vorwerfen? Nur sehr bedingt, finde ich. Unsere Sprösslinge sind nun mal ein Spiegel der Erwachsenen, ihre Einstellungen und Werte, ihr Verhalten sind oftmals gelernt oder abgeschaut.

Kleine spiegeln Große

Der TV-Sender RTL und sein Werbezeitenvermarkter IP sind in ihrer Studie »Kinderwelten 2002« der Lebensrealität von Sechs- bis Dreizehnjährigen auf den Grund gegangen. Demnach pflegen fast ein Drittel der Eltern nach eigenem Bekenntnis kein sonderlich intensives Verhältnis zu ihren Kindern und überlassen diese weitgehend sich selbst. Auch kann man die Vorbildfunktion der Erzieher nicht hoch genug einschätzen: Fernsehgucken lernen die Kinder von ihren Eltern, hier werden die Maßstäbe für die Mediennutzung gelernt. Denn andererseits stimmt auch: Sportliche Eltern haben die fittesten Kinder. Die Studie zeigt zudem, dass Kinder für ihr zur Spontaneität neigendes Freizeitverhalten feste Strukturen brauchen, in denen sie sich dann frei entfalten können.

Laisser-faire, also größtmögliche Liberalität bei TV- und Computerkonsum, ist das Gegenteil. Aber es ist praktisch, denn die Kinder sind still und sicher verwahrt. War die Wohnung zu meiner Kindheitszeit ein Ort der Langeweile, weil alles Spannende draußen passierte, so bietet die durchschnittliche deutsche Wohnung heute alle Möglichkeiten eines Entertainment-Parks. Fast alle Haushalte haben einen Fernseher, mehr als drei Viertel einen Computer, mehr als zwei Drittel eine Spielkonsole. Jungen sind dabei deutlich besser mit technischen Gerätschaften ausgestattet als Mädchen.

Die RTL-Studie zeigt, wie bedeutsam elektronische Zerstreuung für das Leben der Kleinen geworden ist. Ihr zufolge beschäftigen sich die Vierzehn- bis Neunundzwanzigjährigen täglich drei Stunden und 43 Minuten mit Medien, also mit Fernsehen, Radio, Internet und Zeitungen und Zeitschriften. Auffallend ist dabei, dass Medien vielfach offenbar parallel genutzt werden. In der Zeitschrift blättern und dabei fernsehen, im

Lieber gucker als Lesen Internet surfen und Radio hören, GameBoy spielen und telefonieren, das scheint kein Problem zu sein für unseren Multitasking-Nachwuchs. Nur die Tageszeitung kommt bei Kindern und Jugendlichen deutlich zu kurz. Lesen hat offenbar einen schweren Stand gegen Gucken oder Hören.

Essen ist für die Jungen übrigens einer der liebsten Beschäftigungen während der Mediennutzung. Nimmt man Telefon und Spielkonsolen dazu, kommt man leicht auf über fünf Stunden am Tag, sieben Tage die Woche. Das ist mehr Zeit, als der Nachwuchs in Schule, Uni, bei der Ausbildung, geschweige denn beim Sport verbringt. Professor Erik Harms von der Deutschen Gesellschaft für Kinder- und Jugendheilkunde sagt, dass Kinder heute vier (!) Stunden am Tag mit Fernsehen verbringen, Computer oder GameBoy nicht mitgerechnet. Ganz davon abgesehen, was sie dort sehen, heißt dies: täglich vier Stunden nicht rennen, toben, skaten, Rad fahren, klettern.

Der Mensch verbraucht Energie nur für den Grundumsatz, das Wachstum und die Muskeltätigkeit. Letztere fällt bei einigen Kindern extrem knapp aus. Aber gegessen, gesnackt und getrunken wird weiter. Verständlich also die klare Antwort des Unilever-Chairman Antony Burgman gegenüber Journalisten der *Zeit*: »Es ist sehr einfach, die Schuld an der Fettleibigkeit auf die Nahrungsmittelhersteller zu schieben. Warum klagen Sie nicht die Elektroindustrie an, vor deren Fernsehern die Menschen den ganzen Tag sitzen? Warum nicht die Softwarebranche für ihre Videospiele oder die Regierungen, weil sie den Schulen das Geld für den Sportunterricht kürzen?«

Früherwachsene statt Kinder

Hinzu kommt, dass sich die Rolle des Kindes in der Familie in den letzten Jahren verändert hat, vom schutzbedürftigen Noch-nicht-Erwachsenen hin zum »Co-Konstrukteur« von Welt und Realität, wie es bei den Experten heißt. Das bedeutet vor allem, dass den Kindern heute mehr zugemutet wird an Eigenverantwortung, oft aus Zeitmangel oder Bequemlichkeit der Eltern. Das heißt zum Beispiel, dass sie bei Entscheidungen wie dem Kauf eines neuen Autos eine wichtigere Stimme haben als früher. Sie sind »konsumkompetent«, auch und vor allem durchs Fernsehen. Deswegen zielt die Reklame ja ebenso direkt auf die Kleinen.

Wenn wir unsere Kinder aber mehr allein lassen als früher, dann muss es das wichtigste Ziel von Erziehung sein, Kompetenz zu vermitteln, für die Auswahl, das Sortieren, beim Computer, beim Fernsehen und beim Essen. Sonst machen die Kinder einfach das, was ihnen vorgeführt wird, und das ausnahmslos. Und dies ist der sicherste Weg zur Zunahme.

Von 6212 Kindern zwischen vier und neunzehn Jahren, die für eine Studie der amerikanischen Akademie für Kinderheilkunde untersucht wurden, aß etwa ein Drittel täglich Fast Food. Diese Kinder nahmen täglich mehr Energie auf (187 Kalorien), mehr Fett (9 Gramm), mehr Kohlenhydrate (24 Gramm), mehr Zucker (26 Gramm), mehr gezuckerte Getränke (228 Gramm), dafür weniger Milch, Obst und Gemüse. Wie energiereich Fast Food ist, lässt sich am Hamburger ablesen: Das normale kleine Bulettenbrötchen hat, je nachdem, wo man es kauft, etwa 260 Kalorien und 9 Gramm Fett. Das geht in Ordnung. Der kleine Burger mit Cheese bringt es schon auf 320 Kalorien und 13 Gramm Fett. Ein doppelstöckiger Burger liefert bereits 520 Kalorien und über 26 Gramm Fett. Zusammen mit Fritten und Cola ist damit der halbe Tagesbedarf eines Grundschülers gedeckt. Wer sich mittags sogar einen Doppeldecker mit Käse gönnt, hat 960 Kalorien und 63 Gramm Fett getankt und damit genug Energie für den Rest des Tages.

Ebenfalls alarmierend sind die Zahlen zum Limonadenabsatz mit dem Titel »Liquid Candy« (Michael F. Jacobson): Der nahm in den USA in den vergangenen fünfzig Jahren um über 500 Prozent zu; bei heranwachsenden Jungen stieg der Pro-Kopf-Konsum von Ende der achtziger bis Mitte der neunziger Jahre von 345 auf 570 Milliliter am Tag. Mehr als die Hälf-

Kinder als Konsumenten

Kalorienbedarf pro Tag bei Kindern und Jugendlichen	

Alter	kcal
1–4	1100
4–7	1500
7–10	1900
10–13	2300
13–15	2700
15–19	3100

Diese Werte gelten für Jungen, Mädchen brauchen etwa 10 bis 15 Prozent weniger. Bei hoher bzw. niedriger körperlicher Aktivität sind zudem plus/minus 10 Prozent zu veranschlagen.

te aller Amerikaner trinken die zuckergesüßte Brause täglich, Hauptquelle für leere Kohlenhydrate. Derzeit liefert sie jugendlichen Mädchen 36 Gramm reinen Zucker pro Tag und Jungen 58 Gramm, womit die offiziellen Ernährungsempfehlungen erreicht oder bereits überschritten sind.

Cola bis zum Abwinken

Gerade Soft Drinks geben der »Insulinschaukel« so richtig Schwung. Die Zuckerdosis in der Brause heizt den Heißhunger permanent an, der Körper will mehr, ein, zwei Liter Zuckerwasser sind da schnell verschwunden; in der Absatzlogik ein prima Effekt. Das Problem aller Eltern und Kinder ist es allerdings, sich dagegen zu wehren. Es grenzt schon an ein Wunderversprechen, und zu Recht regen sich viele Milchbauern immer wieder darüber auf, wenn Fett und Zucker enthaltende Süßigkeiten mit dem Spruch »mit dem Besten der Milch« beworben werden, das Kind aber ein Dutzend dieser Riegel vertilgen müsste, um auf die Nährstoffe eines Glases Milch zu kommen.

Untersuchungen haben ergeben, dass Kinder, am besten im Vorschulalter, am einfachsten zu treuen Konsumenten erzogen werden. Im Kinderfernsehen lohnt sich Werbung also. »Die Beeinflussung von Grundschülern ist für die Vermarkter von Soft Drinks sehr wichtig, weil sich Geschmack und Gewohnheiten von Kindern erst noch ausbilden«, heißt es lapidar in einem Beitrag in *Beverage Industry*, dem US-Fachblatt für den Limonadenmarkt. Achtjährige gelten als ideale Zielgruppe, da sie noch beeinflussbar sind und die meiste Zeit als Konsument vor sich haben.

Zielgruppe Kind

Wie gesagt waren es die US-Giganten McDonald's und Disney, die das Werben um die Kids perfektioniert haben (siehe Kapitel V). Die Kalkulation dabei: Die Kleinen würden ihre Eltern schon beeinflussen und schließlich in die Restaurants ziehen. Am Anfang waren es noch einfache Signale. So baute McDonald's zum Beispiel an viele Restaurants ein Klettergerüst. Das zog kleine Kunden an. Auch die Junior-Tüte war eine wohldurchdachte Werbemaßnahme: Burger und Fritten wurden aufwendig und bunt verpackt, zudem gab es immer ein Spielzeug. Das funktionierte natürlich.

Die zentrale Beobachtung der Marketingexperten war die, dass die Eltern immer weniger Zeit für die Kinder hatten und daher ein permanentes schlechtes Gewissen entwickelten. Ein Besuch beim Burgerbrater verschaffte den Erziehungsberechtigten kurzfristig Entlastung. Eltern gehen mit ihren Kindern zu McDonald's, so zitiert Eric Schlosser in *Fast Food Gesellschaft*, ein vertrauliches Memo, weil sie »wollen, dass die Kids sie lieben ... Es gibt ihnen das Gefühl, gute Eltern zu sein«. Dies wiederum versetzte die Kinder in die Lage, ihre Erzeuger sanft, aber beharrlich zu erpressen, nach dem Motto: Wenn ihr mit mir zu McDonald's geht, hab ich euch auch ganz besonders doll lieb.

Fast Food und Liebe

Heute sind die Strategien weiterentwickelt. Stapel von Fachzeitschriften und Studien beschäftigen sich ausschließlich damit, wie man Kinder zur Ankurbelung des Verkaufs einsetzt. James U. McNeal, Marketingprofessor an der Texas-Universität in Austin, bietet in seinem Buch *Kids as*

Analyse des Quengelns *Customers* zum Beispiel alles Wissenswerte über Reize, die Kinder ansprechen. Dort wird kindliches Quengeln in sieben Hauptkategorien unterteilt, von der beharrlichen über die demonstrative bis zur drohenden Tonlage. Psychologen analysieren die Bedürfnisse der kleinen Konsumenten, ihre Träume, in denen viele Tiere vorkommen, werden analysiert, Computer berechnen das optimale Aussehen verkaufsfördernder Maskottchen. Inzwischen werden ganze Werbekampagnen über die Kindertüten von Fast-Food-Produzenten abgewickelt. Besonders en vogue ist es derzeit, Kinder per Werbung mit Argumenten auszustatten. Vor dem Kühlregal im Supermarkt stehen die aufmerksamen TV-Zuschauer dann genau vor dem beworbenen Joghurt und referieren artig: »Der hat besonders viel Kalzium.«

Viel Fett, ein bisschen Vitamine

Diese *Health Claims*, zu Deutsch »Gesundheitshinweise«, sind ein Thema, das die EU in Brüssel beschäftigt. Denn mit Hinweisen wie »Viel Vitamin C« oder »Lebenswichtiges Eisen« werden auch Lebensmittel in den Rang wertvoller Ernährung gehoben, die es im Gesamtprofil wegen Fett, Zucker und Kohlenhydraten aber nicht sind. Das wäre ungefähr so, als würde man Schwarzwälder Kirschtorte als besonders gesund bezeichnen, weil ja die Kirschen ein paar Vitamine liefern. Den Kindern aber geht es eher um Sammelbildchen, Spielzeug oder Süßigkeiten. Und die Eltern kaufen es, weil sie den *Health Claims* auf dem Becher glauben wollen. Fest steht jedoch, dass die so genannten Kinderlebensmittel garantiert viel kosten. Etwa 75 Prozent dieser Lebensmittel sind Süßigkeiten, die Heranwachsende nur gelegentlich essen sollten.

»Kinder und Jugendliche sind der Werbung und den Verkaufsstrategien der Nahrungsmittelindustrie weitgehend ausgeliefert«, bestätigt der Kinderarzt Martin Wabitsch von der Uni Ulm, Sprecher der Arbeitsgemeinschaft Adipositas im Kindes- und Jugendalter (AGA). »Snacks, Riegel und Cracker werden zu Modeprodukten. Und wenn sie der eine hat, muss der andere sie eben auch kaufen, weil sie cool sind. Und die Eltern glauben auch noch, sie tun ihren Kindern mit diesen Kinderlebensmitteln etwas Gutes.«

Deswegen setzt sich die Bundesregierung bei der Brüsseler Kommission dafür ein, dass bei solchen Lebensmitteln, die für Kinder bestimmt sind, keine nährwert- und gesundheitsbezogenen Aussagen gemacht werden dürfen, die in die Irre führen. Es mag sein, dass Werbeaussagen nicht unmittelbar in Handlungen umgesetzt werden und dass Süßigkeiten, die mit Gesundheitsaussagen verknüpft werden, auch nicht unmittelbar dick machen. Wenn Werbung allerdings wirkungslos wäre, dann würde ein Unternehmen mit bekannten Süßigkeiten bestimmt nicht 400 Millionen Euro im Jahr für Reklame ausgeben, die auf dem Satz »das Beste aus der Milch« basiert.

Einstiegsdroge Alkopops

Kinder werden verführt

Auch ältere Kids werden inzwischen mit maßgeschneiderten Angeboten gelockt. Das jüngste, erfolgreichste und derzeit umstrittenste Produkt sind die so genannten Alkopops, Mischgetränke auf Basis harter Schnäpse wie Wodka oder Rum, die mehr Alkohol als Bier enthalten, durch viel Süße aber fast wie Limonade schmecken.

Zudem werden die Teenager verstärkt mit Stars gelockt. In England hat sich die Schokoladenfirma Cadbury's die Dienste von populären Leichtathletinnen gesichert, Popidol Justin Timberlake steht bei McDonald's unter Vertrag, Nutella schmieren sich deutsche Fußballer aufs Brot. Auch die junge Mutter Claudia Schiffer sagt, Kinderschokolade sei das Beste für ihren Kleinen. Was dabei verschwiegen wird: dass die Stars jeden Tag schuften, um sich ihr Körperkapital zu erhalten. Da fällt ein Stück Schokolade tatsächlich nicht ins Gewicht. Man darf aber getrost bezweifeln, dass sie es sich oft leisten dürfen – wegen der Kalorien. Bei unseren Kindern, die den ganzen Tag vor dem Fernseher hängen, ist das allerdings ganz anders.

Ich bin sicher, dass die waschbrettbäuchigen Models mit ihrem standardmäßigen Spruch, dass sie sich am liebsten von Hamburgern ernähren, verhängnisvolle Auswirkungen auf die Seelen unserer Kinder haben, schon weil das Ergebnis auf ihren Hüften ganz anders aussieht. So wie die Werbung bewirkt, dass ein normaler Apfel als nicht perfekt genug wahrgenommen wird, so bekommen die Kids auch mit ihrem eigenen Körper zunehmend ein Problem. Denn die Stars aus TV-Serien, aus der Entertainment-Branche, von MTV und Viva bringen unseren Viertklässlern bei, dass es nichts Wichtigeres gibt, als den Stahlbauch vorzuzeigen und G-Strings aus der Hose blitzen zu lassen. So werden die Maßstäbe von dick und dünn, von attraktiv und hässlich immer weiter von den normalen Menschen entfernt. Verona Feldbusch zum Beispiel, die nach ihrer Schwangerschaft ein paar Pfunde mehr auf den Rippen trug und damit eine ganz normale weibliche Figur hatte, bezeichnete sich doch tatsächlich **Probleme** als »Dickmops«. Auch Catherine Zeta-Jones, Renée Zellweger oder Jenni- **mit dem** fer Lopez sind alles andere als mollig, auch wenn sie immer wieder von **Körper** Frauenzeitschriften so bezeichnet werden. Sie sind optimal normal.

Generation Aljona

Zum Glück gibt es Aljona. Sie hat bewiesen, dass es auch anders geht. Im Frühjahr 2004 gewann die fünfzehnjährige Russin Aljona Pisklowa in ihrer Heimat die Qualifikation der Miss-Universum-Wahl. Sie ist etwas runder, etwas kindlicher, aber auch viel sympathischer als die üblichen Kandidatinnen. Sie posierte in einem Sweatshirt mit der Aufschrift »No Barbies«. Auf ihrer Homepage wird erklärt, dass sie für ein neues Selbstbewusstsein gegen den internationalen Schönheitsterror stehe. Mit einigen fadenscheinigen Argumenten wurde Aljona disqualifiziert, obwohl die Mehrzahl der Russen für sie votiert hatte. Wirklich schade; ich hätte mir zum ersten Mal in meinem Leben ein Miss-Universum-Finale angeschaut.

Aljona hat gezeigt, dass ein Selbstbewusstsein abseits der Barbie-Industrie möglich ist und auf gewaltige Zustimmung stößt. Diese Botschaft können wir unseren Kindern nicht früh und nicht oft genug mit auf den Weg geben. Denn das Barbie-Business produziert einfach zu viele zu problematische Ideale, an denen Jugendliche womöglich eher verzweifeln als sich aufrichten.

Barbie ist Terror

Unseren Kids wünsche ich ein Selbstbewusstsein wie Aljona. Denn gerade sie leiden wie gesagt besonders unter den psychischen Belastungen des Dickseins. Sie werden gehänselt und ausgegrenzt, die Qualen im Sportunterricht kann man sich abendfüllend ausmalen. Dicke Kinder leiden vermehrt unter Angststörungen, sie sind eher suizidgefährdet und anfälliger für Drogen. In einer Untersuchung des Instituts für Gewichtsfehlfunktionen der Yale-Universität sollten übergewichtige Kinder ihre Stimmungen angeben. Das Ergebnis war niederschmetternd: Adipösen Kindern geht es von ihrer seelischen Befindlichkeit her nicht besser als gleichaltrigen Krebspatienten. Das Gefühl des Ausgegrenztseins ist bei den dicken Kleinen sogar deutlich stärker ausgeprägt als bei Krebskranken.

Besonders alarmierend für die Forscher war der Umstand, dass dicke Kinder wesentlich mehr Fehltage in der Schule aufweisen. Statt durchschnittlich eines Tags pro Monat bei Gesunden sind es bei Übergewichtigen vier Tage. Die Ursachen sind vielfältig: Zum einen kränkeln Kinder mit Gewichtsproblemen eher, sie kämpfen mit Entwicklungsverzögerungen, Kopfschmerzen, Schlafstörungen, Bauch-, Knie- und Hüftschmerzen. Andererseits neigen sie aber auch dazu, allerlei Ausreden zu erfinden, um als unangenehm empfundene Stunden zu vermeiden, wie etwa

Turn- oder Schwimmunterricht, wo ohne den Schutz der Kleider die Hänseleien nur so prasseln. Für die Experten überraschend war auch, wie selten die Kinder sich Eltern oder Lehrern mit ihren Sorgen anvertrauen und versuchen, ihre Gewichtsprobleme mit sich selbst auszumachen. Gerade in der Pubertät dürfte deutliches Übergewicht das Selbstwertgefühl massiv beeinträchtigen. Hier werden oftmals psychische Probleme der Zukunft angelegt.

Schweigen und Essen

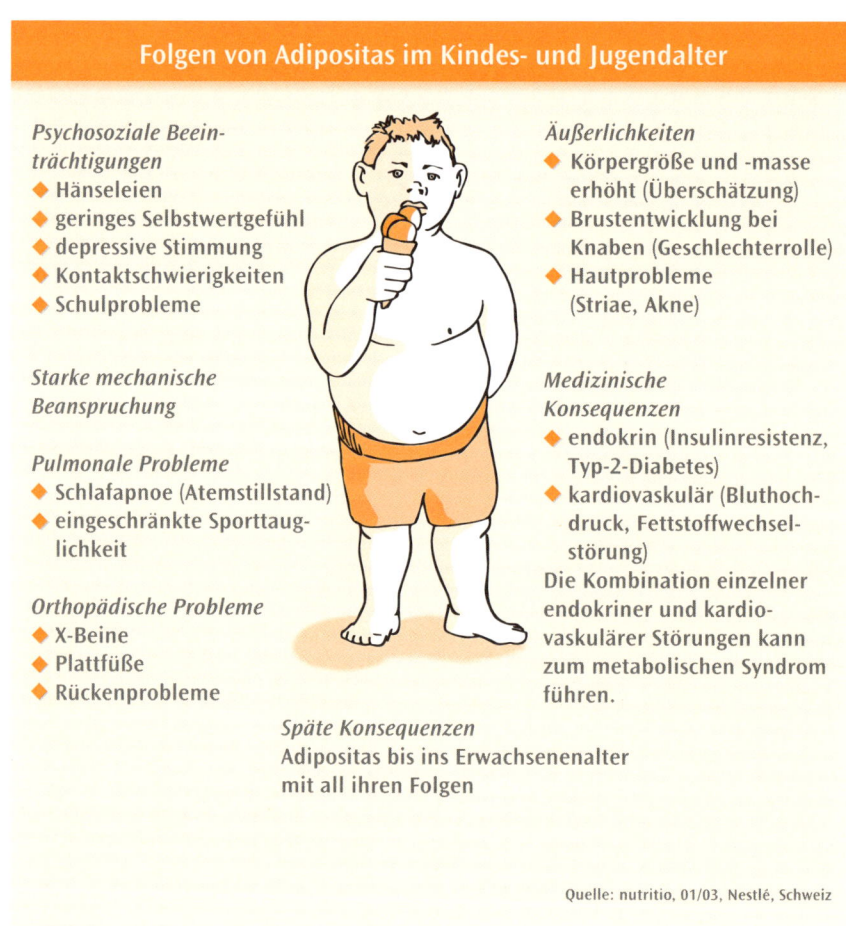

Folgen von Adipositas im Kindes- und Jugendalter

Psychosoziale Beeinträchtigungen
◆ Hänseleien
◆ geringes Selbstwertgefühl
◆ depressive Stimmung
◆ Kontaktschwierigkeiten
◆ Schulprobleme

Starke mechanische Beanspruchung

Pulmonale Probleme
◆ Schlafapnoe (Atemstillstand)
◆ eingeschränkte Sporttauglichkeit

Orthopädische Probleme
◆ X-Beine
◆ Plattfüße
◆ Rückenprobleme

Äußerlichkeiten
◆ Körpergröße und -masse erhöht (Überschätzung)
◆ Brustentwicklung bei Knaben (Geschlechterrolle)
◆ Hautprobleme (Striae, Akne)

Medizinische Konsequenzen
◆ endokrin (Insulinresistenz, Typ-2-Diabetes)
◆ kardiovaskulär (Bluthochdruck, Fettstoffwechselstörung)
Die Kombination einzelner endokriner und kardiovaskulärer Störungen kann zum metabolischen Syndrom führen.

Späte Konsequenzen
Adipositas bis ins Erwachsenenalter mit all ihren Folgen

Quelle: nutritio, 01/03, Nestlé, Schweiz

Die kranke Seele dicker Kids

Das Glücksgefühl, Seele, Geist und Körper im Einklang zu spüren, das bei einer stundenlangen Wanderung entstehen kann oder auf einer Paddeltour, das ist ihnen völlig unbekannt. Außerdem werden sie nie die kleinen und manchmal großen Triumphgefühle erleben, die sportliche Erfolge eines Teams schenken. Und vor lauter Frust futtern sie noch mehr. Denn Essen vertreibt Langeweile und Einsamkeit, außerdem ist das Was-im-Mund-Haben eines der Urbedürfnisse des Menschen, Kauen, Lutschen, Knuspern verschafft ein Lustgefühl, es kompensiert die vielen kleinen Verletzungen.

Futtern gegen Langeweile

Dabei ist gerade das Selbstwertgefühl eine Art emotionaler Zentralheizung. Je negativer es ist, umso weniger wird sich eine Person zutrauen; sie wird ihren Beruf, ihre Hobbys, ihre sozialen Kontakte immer nach dem Kriterium aussuchen, möglichst wenig verletzt zu werden. Die tatsächlichen Bedürfnisse und Fähigkeiten spielen nur eine nachrangige Rolle, es ist die Angst, die das Leben mitregiert. Wer abnimmt, fühlt sich stärker. Mag es auch nicht in jedem Einzelfall gelten, so gilt doch überwiegend: Dünnere Kinder sind klüger, selbstsicherer, glücklicher, gesünder.

Allerdings sollten Eltern beim Anblick einer Speckfalte nicht gleich in Panik verfallen. Kinder haben ihre Wachstumsschübe, die aus Pummeln hagere Schlakse machen, auch Babyspeck ist normal und von der Natur gewollt.

Um zu bestimmen, ob und wie stark ein Kind übergewichtig ist, reicht der Augenschein meist nicht aus. Auch hier gilt der BMI international als verlässliches Maß, wobei die Toleranzen deutlich größer sind als bei Erwachsenen.

Die Diagramme auf der folgenden Seite zeigen die BMI-Werte für Kinder jeder Altersstufe. Dabei ist die mittlere Kurve, die mit P 50 gekennzeichnet ist, der Durchschnittswert. Die Definition der Normwerte ist in Deutschland allerdings anders als international üblich. In Deutschland

**Moppel-Ich
und
Moppel-Du**

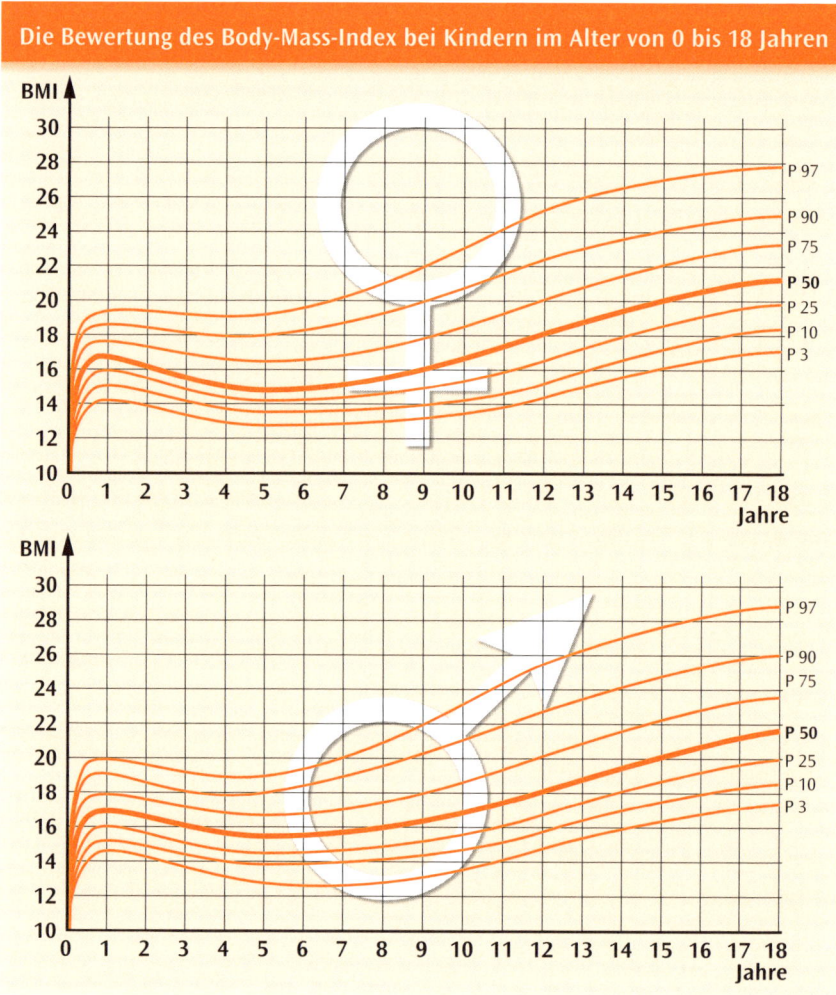

Die Bewertung des Body-Mass-Index bei Kindern im Alter von 0 bis 18 Jahren

gilt man ab der neunzigsten Perzentile als übergewichtig und ab der 97. Perzentile als adipös. In den USA wird schon ab der 85. Perzentile als *at risk of overweight* definiert und ab der 95. Perzentile als *overweight*. Dies ist umso erstaunlicher, als die Daten sich ohnehin schon am eigenen Landesdurchschnitt orientieren. So gelten hierzulande aufgrund dieses großzügigeren Maßstabes 17 Prozent übergewichtig und 8 Prozent adipös. Würde man den internationalen Maßstab anlegen, wären es noch mehr.

Essen und Erziehung gehören zusammen

Das Wiederentdecken der gemeinsamen Mahlzeit wäre für viele Familien sicher ein Schritt zurück in die Zukunft. Mehr als 11 Prozent aller deutschen Kinder kommen morgens mit einem leeren Bauch in die Schule oder bestenfalls mit einem Trinkfrühstück im Gepäck. Dabei würden sich einige Eltern eine Menge Ärger mit den Kids ersparen. Denn gemeinsames Essen bildet nun mal den Mittelpunkt des Familienlebens. Mitglied an der Familientafel zu werden ist und war der erste Schritt in das soziale Leben. Am Familientisch wurde schon immer gelernt und vermittelt. Hier findet praktische Erziehung statt, hier wird dem Kind Sicherheit gegeben, hier findet die Grundausbildung in gutem Benehmen statt. Ich bin nicht bereit, Tischmanieren für überholt oder spießig zu halten. Zumal das hier erlernte kleine Einmaleins bei so manchem sozialen Kontakt oder später in Lehre und Beruf hilfreich wäre.

Familien an den Tisch

Zugegeben, die Vorstellung von der täglichen Familienkonferenz am Esstisch hat mit der Realität nicht viel zu tun. Die Tagesabläufe sind nicht mehr synchron, Eltern arbeiten lange und unregelmäßig, Kinder sind vielfach auf sich allein gestellt. Wir können die Uhr nicht zurückdrehen in die angeblich gute, alte Zeit, als die Mutter ihr Leben am Herd verbrachte. Aber auch moderne Eltern können Grundlagen für ein gesundes Ernährungsverhalten legen. Sie sollten für regelmäßige Essstrukturen kontra Kühlschrankselbstbedienung und Dauernaschen sorgen.

Die Gesellschaft ist ebenfalls gefordert: Wir können nicht ignorieren, dass viele Kinder in schwierigen sozialen Verhältnissen groß werden. Kindergärten und Schulen sollten Kinder nicht nur notdürftig versorgen,

Gemeinsam am Esstisch

Die Ernährungswissenschaftlerin Dagmar von Cramm hat ein paar Regeln aufgestellt, die das Miteinander am Esstisch organisieren, ohne es einzuengen:

Regeln fürs Essen

- ◆ Fernsehen, Zeitung, Radio, Discman und Handy haben bei Tisch nichts zu suchen. Sie verhindern ein Familiengespräch.
- ◆ Jedes Familienmitglied sollte seinen Stammplatz haben. Das gibt Sicherheit und vermeidet Streitereien. Die Platzwahl richtet sich oft nach praktischen Aspekten.
- ◆ Vor dem Essen Händewaschen nicht vergessen. Und überhaupt: Bei Tisch sollte jeder einen appetitlichen Anblick bieten.
- ◆ Wenn jeder kommt und geht, wie er will, findet keine Gemeinsamkeit statt. Also: erst anfangen, wenn alle bei Tisch sitzen. Und wenn der letzte, langsame Esser fertig ist, wird die Tafel aufgehoben. Kinder sollten fragen, ob sie schon aufstehen dürfen. Beim Abräumen helfen sie natürlich trotzdem.
- ◆ Es wird zumindest probiert, was auf den Tisch kommt. Machen Sie Kompromisse, aber geben Sie nicht auf.
- ◆ Wenn ein Erwachsener einem Kind zu viel auf den Teller häuft, muss es das nicht aufessen. Aber was es sich selber nimmt, sollte es aufessen.
- ◆ Meckern ist verboten. Aber jeder darf zwei Gerichte abwählen, die ihm absolut nicht schmecken.
- ◆ Tischmanieren sind auch bei Kindern wichtig: beim Kauen den Mund geschlossen halten und nicht schmatzen, nicht mit vollem Mund reden, nicht die Ellbogen aufstützen oder den Unterarm quer vor den Teller legen. Und Kleckern? Kein Problem: Wer lernt, appetitlich zu essen, dem geht auch einmal was daneben.
- ◆ Reden ist auch bei Tisch Gold. Denn die Familie sollte jede Gelegenheit zur Kommunikation nutzen. Also: Kinder an der Tafel – lautes Geschwafel!

Quelle: www.familienhandbuch.de/cmain/f_Aktuelles/a_Ernaehrung/s_864.html

sondern ihre Verantwortung in der Ernährungserziehung wahrnehmen. Denn gerade diese Kinder sind in ihrer gesunden Entwicklung gefährdet und bedürfen unserer Hilfe.

Die Öffentlichkeit ist sich einig: Moderne Bildungspolitik muss den Anforderungen der Zukunft gewachsen sein. Wir müssen uns fragen, welche Kernkompetenzen für die Zukunft gebraucht werden, und den Auftrag an die Bildungseinrichtungen entsprechend ausrichten. Außerdem geht es darum, Kinder und Jugendliche zu motivieren, sich Kompetenzen und Wissen anzueignen – und das ein Leben lang. Lebenslanges Lernen von eigenverantwortlichen Menschen – das muss Leitbild einer zukunftsfähigen Bildungspolitik sein. Dazu gehört auch, zunächst die Gegenwart zur Kenntnis nehmen. Die Realität von Kindern und Jugendlichen sieht heute anders aus als in der Zeit, in der unser Bildungssystem entstanden ist. Fast Food, Aromastoffe, Fertiggerichte und Werbung entfremden unsere Kinder zunehmend von natürlichen Lebensmitteln. Wenn ein Kind nicht mehr weiß, wie echtes Sauerteigbrot, frische Milch oder Freilandmöhren schmecken, dann wird es solche Genüsse auch nicht vermissen.

Was Kinder können sollen

Essen macht Schule

Die Alltagskompetenz Ernährung ist die Grundlage für die Entwicklung jedes jungen Menschen – und wird so zur Herausforderung und Aufgabe der Bildungsinstitutionen, wenn das Elternhaus die Aufgabe nicht erfüllt. Die Schule der Zukunft wird nicht mehr nur Lernort sein, sie muss zum Lebensort werden. Das fängt beim Verhältnis zu unserem Körper und zu unserer Umgebung an und dem Wissen darüber, was der Körper braucht. Neben Lesen, Schreiben und Rechnen gehört das Wissen um eine gesunde Ernährung und um den eigenen Körper zu den Kernkompetenzen einer modernen Gesellschaft.

Wie eine Studie der Universität Paderborn feststellte, weist aber gerade der ernährungsbezogene Unterricht in ganz Deutschland deutliche Defizite auf. Vom Lehrplan bis zum Fächerangebot, ganz zu schweigen von der Ausstattung mit Schulbüchern schon in den Grundschulen, die Zustände sind mehr als bedauerlich. Mal abgesehen von einigen guten Beispielen, in denen Lehrer und oftmals Eltern sich des Problems selbst angenommen haben. Warum eigentlich gibt es zwar Kunst, Basteln und Malen, aber wenig kreatives Lernen beim Kochen und Essen? Dabei ist gerade hier der Experimentierfreude und Kreativität keine Grenze gesetzt. In der Gruppe lernen, köstliche Mahlzeiten zuzubereiten – oder einfach einen »Schmackofatz«, wie Wolfram Siebeck so gern sagt –, kann jede Menge Spaß machen. Die Dekoration des Tisches und das Abräumen können beides sein, Kunstunterricht und Übernahme kleiner Verantwortungen in der Gruppe. Insgesamt kann gemeinsames Kochen und Essen hochmoderner Unterricht sein: Edutainment eben. Es ist gut, dass von Eurotoques – einer Initiative von Köchen, die auch mit Kindern arbeitet – bis zum Bundesverband der Verbraucherzentralen alle das Gleiche fordern: Ernährungsbildung gehört in die Schule. Gefragt sind jetzt die Bildungsminister der Länder und die Schulbuchverlage. Nach der PISA-Studie kommen neue Bildungsstandards, und diese brauchen neue Schulbücher. Ich meine, die Kinder brauchen gerade beim heutigen Lebensstil das Wissen über ihren Körper und wie sie Gesundheit und Wohlbefinden herstellen. Also gehört die Ernährung ins Schulbuch.

Schulen bieten Magerkost

Aber das ist nicht genug. In Zukunft müssen wir neu definieren, was eine gute Schule ist. Ein Sprichwort sagt ja: »Nicht für die Schule, für das Leben lernen wir.« Die Definition kann deshalb lauten: eine, die den Kindern alles vermittelt, was sie fürs Leben brauchen. Dazu gehört angesichts der steigenden Zahlen von ernährungsbedingten Krankheiten das Wissen um Ernährung und den Körper.

Nach der BSE-Krise in Deutschland konnten die Schulen und Kindergärten den enormen Hunger der Kinder nach Antworten auf Ernährungsfragen gar nicht stillen. Die Frage an uns lautete immer gleich: Wo gibt es gutes Material für unsere Kinder, wo können wir uns als Fachkräfte kundig machen? Über 200 Fortbildungsveranstaltungen hat das Ministerium für Erzieherinnen veranlasst – alle gut besucht.

Klar ist also auch, wir brauchen Orte für die Qualifikation der Erziehungs- und Lehrkräfte.

Wo wir schon bei der Schule sind, stellt sich natürlich die Frage, wie die Schule die Gemeinschaftsverpflegung regelt. Darauf muss ich leider antworten: sehr schlecht! Die Zahl der Kinder, die jeden Tag eine Mahlzeit in der Schule oder in einer Betreuungseinrichtung einnehmen, steigt und wird mit dem Ausbau der Ganztagsbetreuung weiter zunehmen. Essen an der Schule kann ein Teil des Bildungsauftrages sein, wenn es sich am Einmaleins der gesunden Ernährung orientiert. Die Kinder lernen so auf einfachste Weise, gesund zu essen: indem sie es tun.

Essen und Lernen

Vor zehn, fünfzehn Jahren wurde in der Bildungspolitik darüber diskutiert, wie mehr Autonomie für die Schulen erreicht werden könnte. Schulen sollten ihr eigenes Profil ausbilden können, selbst entwickeln, wo sie sparen, und sogar selbst Sponsoringmittel einwerben können. Die USA sind in diesem Bereich einen extremen Weg gegangen. Soft-Drink-Hersteller und Fast-Food-Lieferanten haben an vielen Schulen gegen eine Spende für das Schulbudget das Recht erhalten, Automaten aufzustellen oder sogar komplett die Versorgung zu übernehmen. Fast Food gehört heute schon zur Grundausstattung einiger Grundschulen. In den beiden größten Bundesstaaten, Texas und Kalifornien, überlegt man jetzt, einen neuen Weg zu beschreiten: Fast Food und Zuckerdrinks sollen von Schulgeländen verbannt werden.

In Frankreich ist ein Gesetz auf dem Weg, das die Inhalte der Automaten an den Schulen regeln soll. Ab September 2005 sollen laut Gesundheitsminister Philippe Douste-Blazy Getränke mit Zucker und Lebensmittel, die zu viel Zucker, Fett oder Salz enthalten, in allen französischen Schulen verboten sein.

Finnland macht Schule

Für mich war es keine Überraschung, dass die Finnen beim PISA-Test so gut abgeschnitten haben. Denn die Skandinavier schaffen die Voraussetzungen für gutes Lernen: eine vernünftige Ernährung. Seit dem Ende des Zweiten Weltkriegs hat die finnische Regierung die Gemeinschaftsverpflegung auf alle Schulen sowie Universitäten und Fachhochschulen ausgedehnt. Die Mahlzeiten, die etwa zwei Euro am Tag kosten, werden dabei nicht von profitorientierten Privatanbietern geliefert, sondern von kommunalen Catering-Gesellschaften, die die möglichst frische, schonende und logistisch vernünftige Zubereitung in Zentral- und Filialküchen erledigen und das Essen meist an einem Buffet anbieten. Jeden Tag steht auch ein vegetarisches Gericht zur Auswahl.

Zwei Euro pro Mittagessen

Der angestrebte Ausbau von Ganztagsbetreuung in der Schule mit dem Vier-Milliarden-Programm der Bundesregierung gibt auch bei uns die Chance für bessere Gemeinschaftsverpflegung. Hier lässt sich Ernährungserziehung praktisch erfahrbar machen. Kitas und Schulen erfahren Unterstützung, so etwa durch unser Programm »KinderLeicht«, das Beratung für eine gesunde Schulverpflegung anbietet. Mittelfristig könnte es ein guter Weg sein, sich bundesweit auf Ernährungsleitlinien zu verständigen. Eine Schule kann zwei Wege gehen, selbst Essen zubereiten oder einen Caterer beauftragen. Aber für beides ist Fachwissen nötig. Die Deutsche Gesellschaft für Ernährung bietet kostenlose Beratung im Auftrag des Verbraucherministeriums an. Das Land Berlin hat neue Catering-Richtlinien verabschiedet, und die Wasserwerke stellen jetzt Wasserautomaten in die Schulen. Rheinland-Pfalz hat eine verlässliche Halbtagsschule mit täglichem Frühstück. Gute Ansätze, aber erst der Anfang. Es gibt noch eine Menge zu tun.

Das Schulmilchproblem

Denn auch frühere Selbstverständlichkeiten wie Schulmilch gibt es immer weniger. Zu meiner Schulzeit war es normal, dass jeden Tag frische Milch geliefert wurde. Jeder Viertelliter wird noch heute mit 5,8 Cent bezuschusst. Doch das Interesse ist gering. In den letzten zehn Jahren ist die Nachfrage um 60 Prozent zurückgegangen. Die Zahl der Knochenbrüche ist bei Kindern in den letzten Jahren deutlich gestiegen. Die Mediziner vermuten eine Ursache im sinkenden Milchkonsum: Die Kinder trinken davon zu wenig, bekommen zu wenig Kalzium und bilden schwache Knochen aus.

Kalzium für die Knochen

Deshalb hat Bärbel Höhn, Grünen-Ministerin für Landwirtschaft und Verbraucherschutz in Nordrhein-Westfalen, ein »Schulmilchprojekt« ins Leben gerufen. Damit die Milch ein besseres Image bekommt, wird die Erarbeitung von Unterrichtsleitfäden, Wettbewerben und Medienarbeit unterstützt. Den Schulen, die sich dazu entscheiden, ihre Kinder mit Milch zu versorgen, werden Fördergelder zur Verfügung gestellt.

Wie schnell sich Negativentwicklungen umkehren lassen, beweisen die Briten mit ihrem Schulobstprojekt. An einigen Schulen wurde testhalber täglich Obst an die Kinder verteilt. Sowohl Eltern als auch Schüler waren von dem Pilotprojekt so angetan, dass es nun auf das ganze Land ausgeweitet wird. Eltern bestätigen, dass sich der Obstkonsum der Kinder in der Schule auch positiv auf die Ernährungsgewohnheiten zu Hause ausgewirkt hat. Es besteht viel Bedarf an Hilfe für die Kinder. Ich habe gern die Schirmherrschaft für die Gelbe Villa in Berlin-Kreuzberg übernommen. Dort bekommen Kinder ein Schulfrühstück und mittags ein warmes Essen.

Kinderlärm ist Zukunftsmusik

Der Sportminister in Nordrhein-Westfalen, Michael Vesper, hat ebenfalls ein interessantes Schulprojekt angepackt. »Die tägliche Sportstunde« heißt die Aktion. An 25 Grundschulen wird geprüft, wie sich täglicher Spiel- und Sportunterricht auf Persönlichkeitsentwicklung und Lernprozesse, auf Gesundheit und Schulfreude der Kleinen auswirkt. Ich wage mal die Prognose, dass die Ergebnisse eindeutig sein werden. Denn unter Lehrern und Erziehern ist seit langem klar, dass nicht nur soziale Kompetenzen gefördert werden, sondern auch eine verbesserte Durchblutung des Hirns, die wiederum die neuronale Vernetzung begünstigt. Lernprozesse und Anpassungsfähigkeit des Denkapparats werden so gefördert. Zudem werden Hormone ausgeschüttet, die sich positiv auf das allgemeine Wohlbefinden auswirken. Was bislang nur an wenigen deutschen Schulen probiert wird, weil die Leiter dort ein ausgeprägtes Gesundheitsbewusstsein haben, wird durch das nordrhein-westfälische Pilotprojekt hoffentlich an vielen Schulen umgesetzt.

Jeden Tag Sport

Leider ist die Realität an der Mehrzahl der deutschen Schulen noch ganz anders. Sport gibt es einmal die Woche, wenn er nicht ausfällt, weil Wichtigeres auf dem Stundenplan steht. Die Zeit, die in der Sportstunde für Umziehen, Aufbauen und Abzählen draufgeht, reduziert das Bewegungspensum noch einmal drastisch. Im Lehrerkollegium selbst hat Sport oft kein hohes Ansehen. Dabei hilft Sport fürs Lernen und fürs Leben, für das die Schule ja vorbereiten soll.

Zu diesem Befund passt ein Trend, den die DLRG (Deutsche Lebensrettungsgesellschaft) festgestellt hat: Immer weniger Schulkinder können schwimmen. Die Zahl der Nichtschwimmer in der dritten Klasse beträgt in Problembezirken in Berlin bis zu 90 Prozent.

Fachleute sind sich einig, dass die körperliche und motorische Leistungsfähigkeit von Kindern und Jugendlichen in den letzten Jahren stark nachgelassen hat. Und das, obwohl sich die große Mehrheit im Sportverein engagiert und für viele Sport die wichtigste Freizeitbeschäftigung ist. Aber Bewegung ist eben nicht nur Sport, Bewegung muss auch im Alltag stattfinden. Doch das ist beim heutigen Lebensstil schwierig geworden. Nach einer Umfrage des Umweltamtes Karlsruhe würden drei Viertel der Kindergartenkinder gerne zu Fuß oder mit ihren Kinderfahrzeugen wie Roller oder Rad in den Kindergarten kommen. Doch weniger als die Hälfte tun es tatsächlich. Zeitmangel, die Verkehrssituation auf den Straßen und die festen Wegeketten der Eltern führen dazu, dass viele Kinder sich hauptsächlich auf dem Rücksitz des elterlichen Autos fortbewegen. Der alltägliche Bewegungsmangel der »Generation Rücksitz« ist in den Städten und auf dem Land gleichermaßen ein Problem.

Bewegen im Alltag

Kinder haben einen enormen Drang, sich zu bewegen und zu toben. Überall hat man aber mit Blick auf die Planung von Städten und Dörfern den Eindruck, dass die Autos draußen spielen dürfen, während die Kinder in der Wohnung zu bleiben haben. Mancherorts stehen sogar noch Schilder, die warnend verkünden: »Spielen verboten« oder »Betreten verboten«. Gute Spielplätze sind rar und brauchen mehr als Rutsche, Schaukel und Sandkiste. Zu Recht ziehen Spielplätze kleine Kinder magisch an, hier können sie schaufeln und bauen, sich beim Kampf um Eimerchen und Schäufelchen mit Gleichaltrigen üben. Und jede Menge Bewegung wird geboten: Toben, Rennen, Rutschen, Balancieren, Werfen. Hier geht, was in kleinen Kinderzimmern aus Platzmangel nicht geht oder die Nachbarn im Stockwerk darunter erzürnt. Nur hier, auf dem geschützten Platz, wird die Mehrheit der Erwachsenen den Satz akzeptieren, dass Kinderlärm Zukunftsmusik ist.

Die Nach-Spielplatz-Altersgruppe ist noch schlechter dran. Wiesen und gut asphaltierte Plätze haben die Stadtentwickler nicht für sie geplant. Spielen auf dem Rasen zerstört die kostbaren Blumen und Rosenrabatten, wenn Federbälle oder der Fußball in ihnen landen. Fahrrad, Skateboard und Inliner sind den einflussreichen Stadtplanern offenbar gänzlich fremd. Wo sollen Kinder üben, sicher Rad zu fahren? Wo können sie sich mit Skateboard oder Inlineskates Nachmittage vertreiben? Die wenigen Orte, die sich Kinder und Jugendliche spontan erkämpfen, sind sofort kritischer öffentlicher Debatte unterzogen. So diskutierte das erwachsene Berlin ernsthaft und monatelang, ob es akzeptabel ist, dass Kinder und Jugendliche den großen freien Platz vor einem Museum fürs Skaten nutzen. Als dürften Kinder Bewegung nur im spärlichen Sportunterricht oder dort, wo sie Eintritt zahlen müssen, ausüben, im Verein oder in Freizeitzentren. Leisten können sich das viele nicht regelmäßig, schon gar nicht die, die es am nötigsten brauchen. Je mehr maschinell erledigt wird, je mehr Rolltreppen und Lifts uns in höhere Stockwerke tragen, desto mehr müsste Stadtentwicklung freie Bewegungsmöglichkeiten für Junge und Alte ins Repertoire nehmen. Parkbänke und Parks fürs Stadtklima reichen nicht – Kinder müssen toben können.

Platz zum Toben

Schule hat Bewegungsmangel

Es fängt mit dem Schulweg an: Eltern fahren ihre Kinder mit dem Auto zur Schule und sehen sich als Teil des Verkehrsstaus vor den Bildungseinrichtungen voll bestätigt, denn es ist ja schließlich Wahnsinn, wie viele Autos hier rumfahren. In Frankreich geht man daher an manchen Schulen buchstäblich neue Wege, indem die »Mütter-Taxis« durch »Fußgängerbusse« ersetzt werden, geführte Gruppen von Schülerinnen und Schülern, die zu Fuß in die Schule gehen.

Immer mehr Kinder sitzen im immer öfter ausfallenden Sportunterricht auf der Bank und schauen nur zu. Sie haben so viel Gewicht, dass der herkömmliche Sportunterricht für sie kein Angebot ist. Die Sportlehrer sind überfordert, weil niemand sie für diese Problemlagen ausgebildet hat. Die auf der Bank haben keine Chance, was immer sie tun, sie werden gehänselt. So sitzen sie ein wenig unglücklich dreinblickend auf der Bank, den Körper in ein weites T-Shirt gehüllt. Ein gutes Angebot gibt es für sie nicht, keine Räume, in denen sie unbeobachtet toben und rennen können. Projekte speziell für fettleibige Kinder, die mit einem Ansatz arbeiten, in den auch die Familie einbezogen wird, gibt es noch viel zu wenige.

Für alle Kinder gilt: Die Schule des anfangenden 21. Jahrhunderts hat noch nicht darauf reagiert, dass der tägliche Grundumsatz eines Kindes heute nicht mehr durch allzu viel Muskeltätigkeit erhöht wird. Bewegung ist in den meisten Schulen ein Ereignis, das wöchentlich und singulär im Sportunterricht stattfindet. Schon in den achtziger Jahren haben die Fachleute die Mängel erkannt. Kultusminister und kommunale Spitzenverbände formulierten den Auftrag, in dieser bewegungsarmen Zeit attraktive Bewegungsangebote und -anreize zu schaffen. Geschehen ist bisher wenig. Aber nun fangen auch die Eltern an, das Problem in Angriff zu nehmen. So schreibt im *Elternforum*, einer Zeitschrift der katholischen Elternschaft, Prof. Waschler über die bemerkenswerten Möglichkeiten des Sports, gesundheits- und persönlichkeitsbildende Ziele zu erreichen. Vor allem eines kann der Sport in Kindergärten und Schulen: früh und spielerisch eine sportiv-gesundheitsbezogene Lebensweise praktizieren. Dem Bundeselternrat war es selbstverständlich, sich bei der Ernährungsplattform des Bundesministeriums einzubringen. Das Problem ist bekannt, aber eine individuelle Lösung kann es dafür nicht geben.

Bewegen als Ereignis

Die gute und gesunde Schule des 21. Jahrhunderts muss jetzt neu definiert werden. Sie vermittelt nicht nur, was für die Wissensgesellschaft an Kompetenzen nötig ist. Die gute und gesunde Schule ist mehr. Sie vermittelt die Alltagskompetenz für ein gesundes Leben. Wer die Schule verlässt, muss wissen, wie er oder sie körperliches Wohlbefinden herstellt. Das Projekt »Anschub.de«, das die Bertelsmann-Stiftung federführend in die Hand genommen hat, hat sich eine bessere Gesundheitsförderung an Schulen zur Aufgabe gemacht.

Es ist mein persönlicher Traum, dass die Aufarbeitung von PISA ganz neue Schulen und Kindergärten schafft. Mit viel Bewegung und guter Ernährung, eine Schule, in der die Kinder fit werden und alle Chancen haben, egal, wo sie herkommen. Um dies zu erreichen, gibt es noch viel zu tun. Die Schulen brauchen Investitionsmittel für Küchen und Sportplätze, neue Schulbücher und Spiele, neue Lehrpläne für das Querschnittsthema Ernährung und eine veränderte Ausbildung der Lehrer und Erzieher. Wir haben noch viel vor uns!

Neue Schulen wagen

Umdenken beginnt

Auch einer der führenden Experten für Kinder-Adipositas, Dr. David S. Ludwig vom Kinderkrankenhaus in Boston, geht mit seinen Forderungen ganz grundsätzlich an das Problem: Zu Hause sollen die Familien künftig mehr Zeit für gesunde Mahlzeiten einplanen, sich um mehr Bewegung kümmern und weniger fernsehen. An der Schule soll mehr Sportunterricht angeboten werden und besseres Schulessen. Zugleich fordert Ludwig ein Verbot von Nahrungsmitteln aus Automaten. Die Kommune soll sich um mehr Schutz für den öffentlichen Raum kümmern, um breitere Gehsteige, Radwege, sichere Parks und Spielplätze, mehr Fußgängerzonen. Zudem fordert Ludwig eine Steuer auf Fast Food und Zuckerdrinks, die Subventionierung von Obst und Gemüse sowie ehrliche Nährwertangaben auf Packungen.

An der Entwicklung in den USA, aber auch an unseren eigenen Erfahrungen sehen wir, dass sehr viele unterschiedliche Faktoren zu berücksichtigen sind, wenn wir unsere Kinder wieder fitter machen wollen. Lifestyle, Werbung, die moderne Arbeitswelt, veränderte Rollen, wenig Bewegung, lieb gewonnene Gewohnheiten – jeder dieser Punkte trägt dazu bei, dass der Trend zum »Immer dicker« anhält. Eine Korrektur wird ein, zwei Generationen Zeit, sehr viel Geduld und einen ganzheitlichen Ansatz erfordern. Es wäre schon viel erreicht, wenn Kinder, die jetzt geboren werden, eine zukunftsweisende Ernährungserziehung bekommen und sich an das Gelernte halten. Dann wird Deutschlands »Gesamtkilokurve« in zwanzig Jahren vielleicht erstmals wieder nach unten weisen.

Eine pessimistische Prognose? Ich glaube, nicht. Denn eines gehört auch zu den bereits erwähnten Wahrheiten über die Epidemie Fettleibigkeit: Es ist unendlich schwer, ein existierendes schweres Übergewicht zu reduzieren. Das liegt zum einen an mangelnden Therapieangeboten. Eine Umfrage der AGA ergab, dass es daran in Deutschland einen dramatischen Mangel gibt. Von einer Million adipöser Kinder werden nur etwa 7000 behandelt, eine Nachkontrolle, ob die Therapie gefruchtet hat, gibt es kaum. In den untersuchten 175 Einrichtungen gab es keine standardisierten Programme, nicht immer wurde der als sinnvoll erachtete Therapie-Dreiklang aus Ernährung, Bewegung und Verhalten angewendet, nur gut die Hälfte bezieht die Eltern mit ein, die Behandlungserfahrung ist gering. Bei hoch motivierten Eltern sind Erfolge zu erwarten. »Aber solche Familien sind die Ausnahme«, sagt AGA-Sprecher Martin Wabitsch. »Bei den meisten Kindern und Jugendlichen bewirken Therapien vermutlich nichts. Das hört sich deprimierend an. Aber es entspricht den Erfahrungen.« Bislang gibt es keine Methode, die dauerhaften Erfolg garantiert. Natürlich kann man sich ein paar Kilogramm abtrainieren und weghungern. Die Frage ist nur, ob sie auch dauerhaft fortbleiben.

Kampf den Kurven

Dabei ist es keine Geheimwissenschaft, wie man einem Kind Übergewicht erspart. Das Dortmunder Forschungsinstitut für Kinderernährung hat zum Beispiel das Konzept der »Optimierten Mischkost« (Optimix) entwickelt, das nicht nur die aktuellen Empfehlungen für die Nährstoffzufuhr berücksichtigt, sondern auch die Vorlieben der Kinder, ihren Tagesablauf und letztendlich den Preis. Grundsätzlich gilt: reichlich pflanzliche, mäßig tierische, sparsam fettreiche Lebensmittel. Weder so genannte Kinderlebensmittel, die viel beworben werden, noch Vitamintabletten sind notwendig, wenn die Kinder etwa ein Pfund Obst und Gemüse am Tag bekommen. Denn die haben neben Vitaminen und Mineralien auch Ballaststoffe, die gesund halten. Dazu wird einem Zwölfjährigen täglich ein halber Liter Milch oder die entsprechende Menge Käse empfohlen, pro Woche drei Eier und mindestens einmal Fisch. Auch Süßigkeiten sind erlaubt, allerdings in Maßen: Eine Kugel Eiscreme am Tag geht in Ordnung, fünf Stückchen Schokolade, ein Teelöffel Nuss-Nougat-Creme ebenfalls. Hilfreich ist es außerdem, den elektronischen Medienkonsum auf eine Stunde am Tag zu begrenzen. Was oft zu kurz kommt, ist das Trinken. Kinder haben einen höheren Flüssigkeitsbedarf als Erwachsene; Grundschulkinder sollten mindestens einen Liter am Tag trinken, besser eineinhalb, und möglichst ungezuckert. In Getränken, auch in Säften und Eistees, verbergen sich zum Teil gewaltige Mengen Zucker. Flüssigkeit ist eben nicht gleich Flüssigkeit: Soft Drinks, Orangensaft und Milch haben zwar etwa gleich viel Kalorien. Doch während die braune Brause nur aus Wasser, Zucker und Koffein besteht, bietet der Orangensaft Vitamine und Spurenelemente, die Milch Vitamine und Kalzium. Ungesüßte Tees und Wasser sind die beste Flüssigkeitsquelle. Die so beliebten Fruchtschorlen haben neben den Kalorien nämlich einen weiteren großen Nachteil: Ihr hoher Säureanteil greift permanent die Zähne (nicht nur) der Kleinen an.

Fernsehen streng begrenzen

Kinder essen anders

Wir Erwachsenen müssen uns außerdem immer wieder klar machen, dass Kinder anders essen. Angeboren ist ihnen eine Vorliebe für Süßes, verbunden mit einer Ablehnung von bitteren oder starken Geschmacksnoten. Mit zunehmendem Alter ändert sich das. Das Mundgefühl ist wichtig. Wenn's knuspert und knistert, wenn es spielerische Berührungsreize im Mund gibt, dann schmeckt es Kindern. Was sie nicht mögen, das ist Chaos auf dem Teller: Kinder lieben unterschiedliche Komponenten, aber immer voneinander getrennt. Mischen wollen sie selbst. Kinder schmecken, riechen und fühlen empfindsamer als Erwachsene, sie sind detailverliebt. Deshalb haben es Vollkornprodukte, Obst oder Gemüse mit natürlichen Macken schwer bei ihnen.

Kinder lieben dagegen Essmärchen. Überlassen Sie das Feld nicht irgendwelchen Werbefiguren, erfinden Sie selbst eine gute Story. Den höchsten Stellenwert für die Essvorlieben hat allerdings nach wir vor das Vorbild der Eltern, vor allem der Mutter, gefolgt von den Freunden.

Märchen zum Essen

Wir haben es also selbst in der Hand, wie und was unser Kind isst. Bis zur Einschulung haben die Kinder wesentliche Prägungen erfahren. Alles danach ist unendlich schwer. Christian Hartmann von der Universität Leipzig empfiehlt, Kindern von Anfang an aktives Bewegen anzuerziehen. Das beginnt mit dem Säuglingsschwimmen, der Auswahl der Spielzeuge und festen Spielzeiten. Die einzigartige Chance, vorher aktiv zu sein, sollten wir nicht leichtfertig vergeben.

VII.

Die neue soziale Frage *oder*

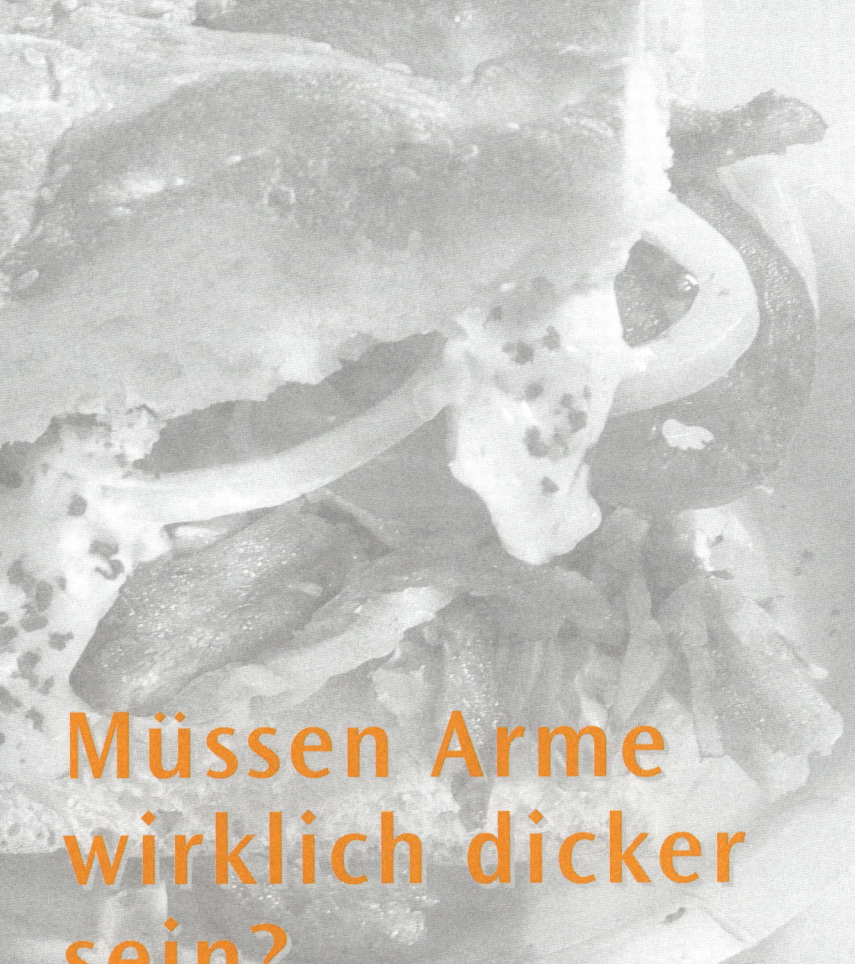

**Müssen Arme
wirklich dicker
sein?**

Schon vor 1300 Jahren, in der Karolingerzeit, galt die Regel, dass das Essen den sozialen Status bestimmt. Parallel zur Entwicklung der drei Stände, die für Arbeit, Krieg und Frömmigkeit zuständig waren, entwickelte sich die Ernährung zu einem eigenen sozialen Code. Die Fürsten jagten am liebsten, Wild vom Bratrost war ihre Leibspeise. Essen im Überfluss, das galt als Machtdemonstration. Wettessen waren beliebte Spektakel. Fleischentzug dagegen war eine drastische Strafe, die dem Ende der Kampfeskraft gleichkam.

Die Bauern aßen täglich Suppen und Getreidebrei – und wenn überhaupt Fleisch, dann Schwein, selten frisch, eher in konservierter Form, als Wurst oder Sudfleisch. Doch überwiegend ernährten sich die Landwirte von den Erträgen ihrer Äcker, was ihnen den typisch bäuerlichen Geruch verlieh, der von Zwiebeln und Knoblauch dominiert war.

Der Klerus als dritter Stand suchte sich aus beiden Welten das Beste heraus. Da gab es die bäuerlich geprägte Seite, die des Eremiten, der sich mit Wurzeln und Pflanzen begnügte. Es gab aber auch nicht wenige, die die zahllosen Rezepte für Eier, Fisch und Geflügel fortentwickelten, die in den Klöstern über die Jahrhunderte weitergegeben wurden.

Das festliche Mahl wurde zum Kennzeichen der höheren Schichten. Es war Gänseleberpastete gegen Gänseschmalz, feines Backwerk gegen Getreidebrei, das zarte Wildbret gegen die Wurst. Die bürgerlichen Schichten des 19. Jahrhunderts entwickelten komplexe Regelwerke für das Essen, die in ihrem Grad von Formalisierung für niedere Stände nicht nachzuahmen waren. In Frankreich waren es zum Beispiel die Trinksitten: Da wurde das Glas am Fuß gehalten, die Hand blieb möglichst fern, um das aufwendig gekühlte Getränk nicht vorschnell aufzuwärmen. Auf größeren Festen wurden die Gläser am Stiel gehalten, wahrscheinlich aus Sicherheitsgründen. Die Tischregeln sahen beim Essen eine komplexe Abfolge von warmen und kalten Getränken in jeweils eigenen Gefäßen vor. Kein Bauer konnte sich Gläser mit Stiel, schon gar nicht in einem halben Dutzend verschiedener Ausführungen leisten. Die Deutschen galten seinerzeit übrigens als »Botschafter des schlechten Geschmacks«. Sie hatten keine Ahnung von den *manières de table* und sollten sich »des Vollsaufens schämen«, wie der Arzt Crandbal notierte.

Deutsche ohne Manieren

Warum die Armen die Reichen kopieren

Als sich das Proletariat im Zuge der industriellen Revolution langsam in ein Kleinbürgertum verwandelte, war es sein größtes Bestreben, die Manieren der feinen Leute nachzuahmen. Dieser Demonstrativkonsum wurde schon Anfang des 20. Jahrhunderts von Gesellschaftsforschern beobachtet. Anerkennung verlief nicht mehr nur über Einkommenserzielung, sondern auch über Einkommensverwendung. Und dieses Verhalten gab es überall. Einwanderer in den USA mühten sich, die Lebens-, also auch Essgewohnheiten der Einheimischen möglichst schnell zu übernehmen. Fast Food wäre damals nicht als Fortschritt, sondern als ein Zurück zu den niederen Ständen wahrgenommen worden. Dicht beieinander gedrängt, aus der Hand, so aßen die Bauern früher, nicht aber die feinen Herrschaften, die das Besteck mit abgespreiztem Finger führten. Neben den Manieren war auch der Konsum ein Medium, um sich zu definieren. »Was man kauft«, so urteilt der Soziologe Claude Fischer von der Berkeley University, »das teilt der Welt und einem selbst mit, wer man ist.« Und natürlich auch, wohin man gehört.

Auch hier: Dickmacher Fernsehen

Vielleicht kommt man auf diesem Weg zu einer Erklärung für ein gesellschaftliches Phänomen, das mir große Sorgen macht und das schon erwähnt wurde. Es sind vor allem die sozial Schwachen und Migrantenfamilien, bei denen das Gewicht besonders zunimmt.

Migrantenkinder sehen deutlich mehr fern als deutsche Kinder, über 40 Prozent von ihnen drei Stunden und mehr am Tag. Bei den deutschen Kids sind es nur 28 Prozent. Bei Migranten mag das aus den USA bekannte Phänomen hinzukommen, dass der Konsum von vermeintlich bei den Einheimischen akzeptierten Produkten Zugehörigkeit und Status

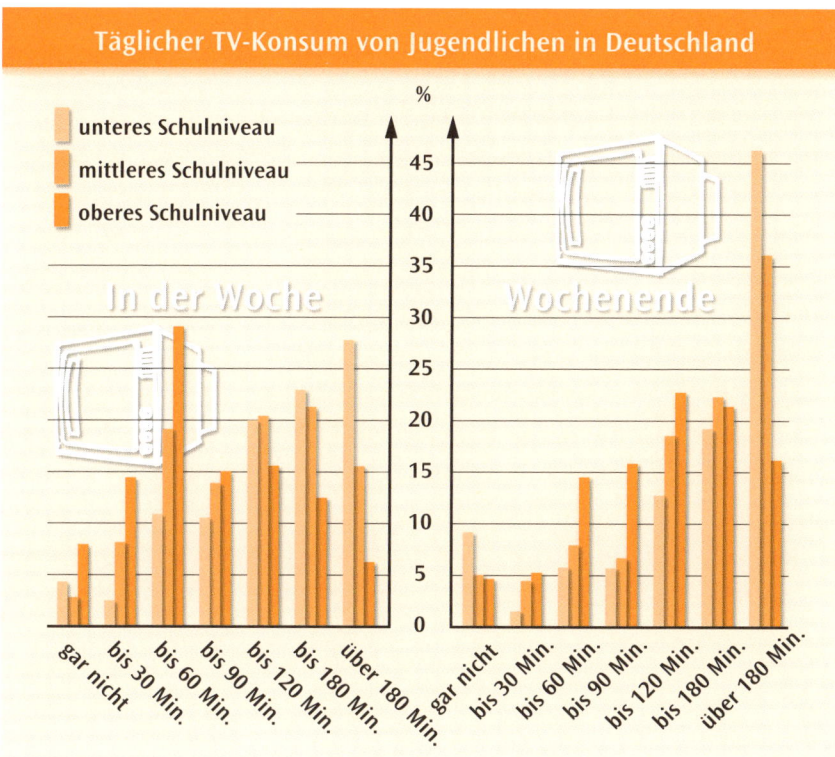

Anmerkung: Nach Prof. Erik Harms von der Deutschen Gesellschaft für Kinder- und Jugendheilkunde verbringen Kinder heute vier Stunden am Tag mit Fernsehen (siehe Kapitel VI).

Quelle: Peter Spanhel: »Jugendliche vor dem Bildschirm«

stärken. Im Klartext: Was viel beworben wird, scheint angesagt zu sein im Gastland. In den Berliner Kindertagesstätten wird zudem beobachtet, dass die Kinder von Einwanderern besonders häufig abends im Kreise der Familie noch einmal eine »Mittagsmahlzeit« bekommen, obwohl sie eigentlich schon mittags in den Einrichtungen verköstigt wurden. So wird jeden Tag die Kalorienzufuhr über dem Tagesbedarf organisiert, was dann dick macht.

Produkte aber, die durch das Fernsehen mit einem vermeintlichen Wert aufgeladen worden sind, werden als Statussymbole eingesetzt. Wer isst und trinkt, was im TV als Chiffre für gesellschaftliche Dazugehörigkeit angepriesen wird, der fühlt sich nicht ganz so ausgegrenzt. Ein **Riegel als Symbol** Schokoriegel ist die billigste Art, sich mit einem Markenartikel zu schmücken. Wenn es auch für ein repräsentatives Auto nicht reicht oder die angesagten Turnschuhe, dann ist ein Soft Drink oder ein Beutel trendiger Chips der für jeden bezahlbare Weg, um einer markenvernarrten Welt zu zeigen, dass man dazugehört, für Kinder wie für Eltern, für Singles wie Paare, für Teens wie Senioren.

Der Konsum von Milchschnitten, Tütensuppen, Bier, Eis und Schokoladenprodukten, die die dynamischen Reklamemenschen scheinbar ununterbrochen genießen, hebt wenigstens für einen Moment den gefühlten Selbstwert. Anders kann ich mir kaum erklären, warum die Zahlen so eindeutig belegen, dass Adipositas ein soziales Problem ist. In Deutschland sind mehr als dreimal so viele Frauen aus den unteren Einkommensklassen übergewichtig als ihre besser verdienenden Geschlechtsgenossinnen. Bei Männern sind es 22 gegenüber 16 Prozent. Kinder aus sozial schwachen Verhältnissen sind dreimal so oft übergewichtig wie die besser gestellten Altersgenossen.

Weniger Schuljahre, mehr Gewicht

Auch im europäischen Vergleich bestätigt sich das Bildungsgefälle beim Übergewicht: In nahezu allen EU-Staaten, so belegen die Zahlen der Brüsseler Kommission, korrelieren Übergewicht und Fettleibigkeit fast linear mit der Schulbildung. Je weniger Jahre in der Schule, desto mehr Gewicht, so lautet die Formel.

In den USA dokumentieren die krasseren sozialen Unterschiede noch deutlichere Differenzen in den Kleidergrößen. Laut einer Untersuchung des Joslin-Diabetes-Center in Boston neigen 60 Prozent von Frauen ohne Schulabschluss zu krankhaftem Übergewicht, aber nur 30 Prozent der Frauen mit Universitätsexamen. Die Kurve verläuft dabei relativ stabil, sodass die Aussage erlaubt ist: je besser gebildet, desto leichter.

Faktor Bildung in der Statistik

Die Essenskluft lässt sich auch zwischen den Ethnien der Vereinigten Staaten beobachten. Bei Farbigen leidet fast jeder Dritte, bei Weißen nur jeder Fünfte unter Übergewicht. Am steilsten und schnellsten verlief der Zuwachs unter den hispanischen Einwanderern, offenkundig ein Fall von Wohlstandsgewicht.

Am schlimmsten aber trifft es afroamerikanische Frauen. Jede zweite Farbige leidet inzwischen unter krankhaftem Übergewicht, jede sechste unter der extremen Form. Bei Hispano-Amerikanern sind es 40 Prozent der Frauen, bei Weißen etwa 30. Auch die Zuwachsraten sind dramatischer bei Kindern aus den unteren Einkommensklassen. Von 1988 bis 1994 stieg der Anteil dicker kleiner Weißer um fünf Prozentpunkte, bei Schwarzen und Hispano-Amerikanern waren es zehn.

In seinem Dossier zum weltumspannenden Problem Übergewicht zitiert der Schweizer Versicherungskonzern Swiss Re eine britische Studie aus dem Jahre 1998, die einen klaren Zusammenhang zwischen Übergewicht und der Zugehörigkeit zu einer sozialen Klasse dokumentiert: je ärmer, desto dicker. In den höheren Klassen sind es kaum 10, in den untersten dagegen an die 30 Prozent Fettleibige. Auf sehr ähnliche Zahlen

Anmerkung:
Bitte lassen Sie
sich nicht davon
verwirren, dass
im Text ein BMI
von 25 als
Grenzwert für
Übergewicht an-
gegeben wird, in
dieser Grafik der
Wert aber bei 27
liegt. BMI 25 ist
international
der gebräuchli-
che Wert, aber
BMI 27 wird
auch oft ge-
nannt. Wie in
vielen Bereichen
ist die Grenze
fließend.

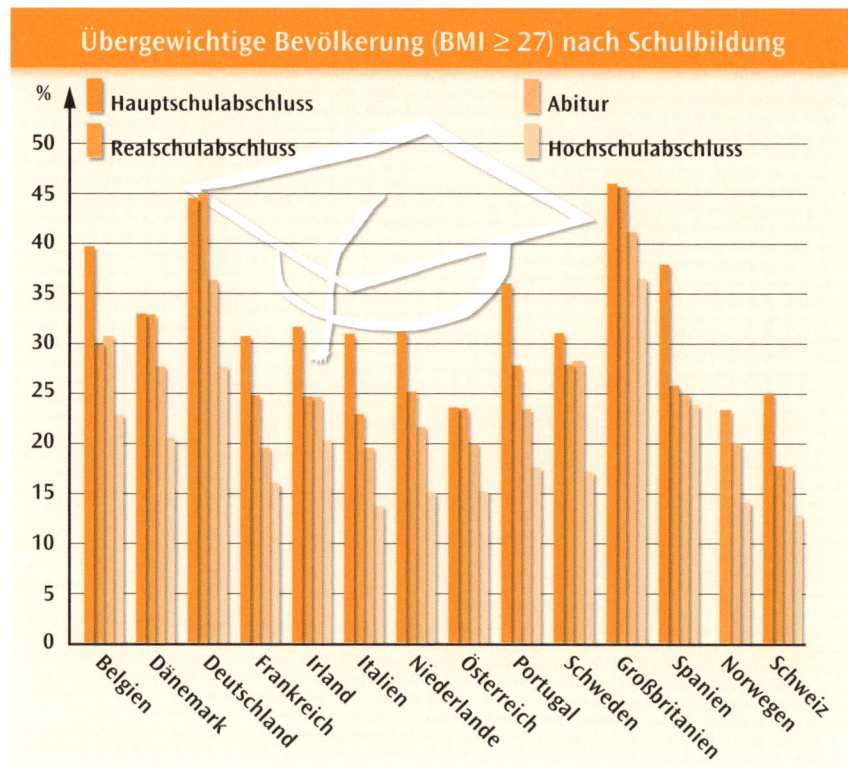

kommt auch das U.S. Center for Disease – und zu der Erkenntnis, dass sich die Zahlen von 1991 bis 2001 in etwa verdoppelt haben.

Die zahlreichen verschiedenen Definitionen von »Armut« machen es schwer, klare Aussagen zu treffen. Verglichen mit Entwicklungsländern, ist in Deutschland kaum jemand arm, verglichen mit dem deutschen Durchschnittseinkommen, leben etwa eine Million Kinder hierzulande unter der Armutsgrenze, das bedeutet unter dem Sozialhilfesatz. Repräsentative Untersuchungen zum Verhältnis von Einkommen und Armut sind wenig zu finden; auch hier hoffe ich auf Studien, die uns in den nächsten Jahren noch mehr Details zeigen werden.

Der Bericht »Kindergesundheit in Baden-Württemberg 2000«, der vom

Landesgesundheitsamt Baden-Württemberg herausgegeben wurde, zeigt, dass Kinder aus Haushalten mit niedrigem Einkommen schlechter mit Vitaminen und Mineralstoffen versorgt sind, unter erhöhter Zufuhr von Nährstoffen wie Zucker und Fett leiden, verlangsamtes Wachstum, Übergewicht und Karies aufweisen. Der Zusammenhang von niedriger Schulbildung und Übergewicht ist augenfällig. Und zugleich wird er oft übersehen. In einem Schulsystem, welches sauber zwischen Haupt-, Realschülern und Gymnasiasten differenziert, verlieren viele das Übergewicht als gesellschaftliches Problem aus den Augen, weil es im Umfeld ihrer Kinder nach der Grundschule nicht mehr auftaucht. Das mag ein Grund sein für die Zaghaftigkeit, mit der bislang dem Problem des Übergewichts entgegengetreten wurde.

Karies und Übergewicht

Obgleich Übergewicht kein ausschließliches Problem schwacher Schichten ist, haben diese besonders damit zu kämpfen. Denn vom Regelsatz der Sozialhilfe ist eine Ernährung nach den Richtlinien der Deut-

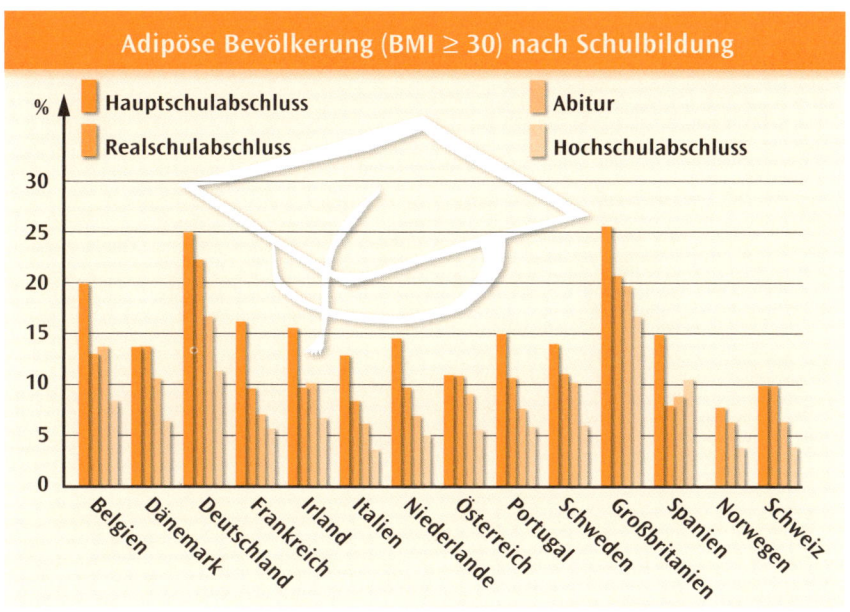

schen Gesellschaft für Ernährung zwar möglich, erfordert aber Wissen und Konzentration zum Beispiel auf saisonale Produkte, wie diverse Studien Mitte der neunziger Jahre ergaben. Wird ein Großteil des Haushaltsbudgets auch noch für teure Convenience- oder Fast-Food-Produkte verwendet, sinkt der für gesunde Lebensmittel – besonders für Obst und Gemüse – verfügbare Anteil noch weiter. Es sind hohe Haushaltskompetenzen notwendig, um mit wenig Geld nicht nur viel, sondern auch qualitativ hochwertig einzukaufen.

Das Richtige einkaufen

In der Gesundheitsforschung wird darüber hinaus immer wieder darauf hingewiesen, dass Präventionsanstrengungen zunehmen, wenn die Betroffenen eine positivere Sicht auf ihre Lebensperspektive haben. Genau umgekehrt verhält es sich bei vielen Menschen, die nicht auf der Sonnenseite unserer Gesellschaft leben. Ohne eine Langfristperspektive fehlt ihnen oft der Anreiz, sich auf Präventionskonzepte einzulassen.

Integration macht gesund

Dass Ernährungsfragen ein vorzüglicher Indikator für die kulturelle Entwicklung eines Gemeinwesens darstellen, wird insbesondere beim Zusammenhang von Essen und Migranten deutlich. Hier haben wir ganz offenbar eine Reihe von Problemen, so wie beim gesamten Themenkomplex Einwanderung. Ein paar Zahlen erläutern den Zusammenhang zwischen kultureller Herkunft und Übergewicht. In Berlin sind Kinder deutscher Herkunft zu 11,3 Prozent, türkischstämmige Kinder dagegen zu 22,7 Prozent adipös. Von Kindern mit deutschem Pass sind die Herkunftsdeutschen zu 10,5 Prozent, die übrigen aber zu 18,1 Prozent zu dick.

Migrationshintergrund und Gewicht seien mit einem sehr viel höheren Auftreten von Adipositas verbunden, heißt es im Berliner Gesundheitsbericht 2003. Politik und Gesellschaft sind hier gefordert. Das beginnt schon damit, ausländische Kinder und vor allem ihre Eltern zu erreichen. Ernährungserziehung auf Kurdisch, Afghanisch oder Ghanaisch, das ist eine ganz neue Herausforderung für unsere Gesellschaft.

Integration setzt gleiche Teilhabe in allen wichtigen gesellschaftlichen Bereichen voraus. Doch sprachliche Hürden, mangelnde Aufklärung, Sitten und Gebräuche aus der Heimat, womöglich vorhandene Traumata aus Zeiten des Krieges, des Hungers, der Verfolgung und Folter spielen eine Rolle. Hinzu kommen ganz einfache kulturelle Unterschiede. In manchen Gesellschaften gilt ein stattlicher Bauch als ein Zeichen von Wohlstand und Gesundheit – so wie es hierzulande auch lange war. Anderswo ist es unüblich, dass Frauen einen männlichen Arzt besuchen. Es fehlt vielfach an mehrsprachigen Informationsmedien, einem flächendeckenden Netz von Dolmetscherdiensten oder muttersprachlichem Personal sowie die Berücksichtigung von interkulturellen Inhalten in Aus- und Weiterbildung. Nötig wäre auch der Abbau von Zulassungsbeschränkungen für ausländische Ärzte und Psychotherapeuten sowie etwas mehr Interesse von Forschung und Medien an Migrationsaspekten. Auch hier zeigt sich, dass viele die Einwanderungsrealität jahrzehntelang ignoriert haben.

Bauch zeigt Wohlstand

Das sollten wir in beiderseitigem Interesse ändern. Langfristig muss der gleiche Zugang von Migranten in Bildungssystem und Arbeitsmarkt erreicht werden. Auch sie sollen automatisch mehr über zeitgemäße Ernährung in einer Überflussgesellschaft lernen.

Mangelndes Integrationsvermögen von beiden Seiten belegt für mich zum Beispiel der Umstand, dass die dritte Generation eingewanderter Türken vielfach schlechter Deutsch spricht als die Generation davor. Diese meist jungen Menschen haben gleich mehrfache Probleme: Sie haben ihre, teilweise gesünderen, Ernährungsgewohnheiten aus der Heimat verlernt, ihnen fehlen aber auch die kulturellen Kompetenzen, sich gesunde neue anzueignen. So entsteht eine neue Gruppe ernährungskundlicher Analphabeten, die nur schwer zu erreichen sind. Die doppelte Integrationsleistung, die diese Menschen vollbringen müssen, macht es besonders schwer. Die Verbände, Vereine und speziellen Medien der Familien mit Migrationshintergrund sind Adressaten eines Neuanfangs. Die Integrationsbeauftragte hat bereits damit begonnen, sie beim Thema Gesundheit mit einzubeziehen.

Migration und Gesundheit

Bedeutet wenig Geld schlechtes Essen?

Gutes Essen sei weniger ein Problem des Geldes als ein Problem der Bildung, stellte Ed Mayo, Chef des britischen Verbraucherrates, auf dem Weltwirtschaftsforum in Davos fest. Fettleibigkeit sei nicht Folge von Unter- oder Über-, sondern vor allem von Fehlernährung. Armut ist also vielfach mit Armut an Bildung zu übersetzen, und das bedeutet für die Betroffenen, etwa jeden zehnten Menschen in Deutschland: ein doppelt so hohes Risiko zu erkranken, Opfer eines Unfalls oder einer Gewalttat zu werden – und vermutlich auch übergewichtig zu werden. Arme Menschen leben im Schnitt sieben Jahre kürzer.

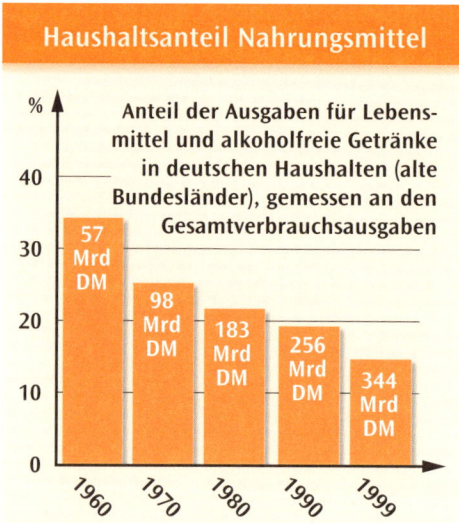

Haushaltsanteil Nahrungsmittel

Anteil der Ausgaben für Lebensmittel und alkoholfreie Getränke in deutschen Haushalten (alte Bundesländer), gemessen an den Gesamtverbrauchsausgaben

%

40

30 — 57 Mrd DM

20 — 98 Mrd DM — 183 Mrd DM — 256 Mrd DM

10 — 344 Mrd DM

0

1960   1970   1980   1990   1999

Angesichts der dramatisch gesunkenen Nahrungsmittelpreise erscheint mir die Gleichung »niedriges Haushaltseinkommen = schlechte Ernährung« tatsächlich als zu einfach. Die prozentualen Aufwendungen der Haushalte sind in den letzten Jahrzehnten immer weiter gesunken: 1950 machten die monatlichen Ausgaben dafür

43,4 Prozent aus, 1998 waren es nur noch 12,8 Prozent. Musste der Deutsche für ein Kilogramm Schweinekotelett 1960 noch zwei Stunden und 37 Minuten arbeiten, so waren es 1999 nur noch 36 Minuten.

Es sei eine Legende, dass gutes Essen teurer sei, behauptet der Historiker Paul Nolte in der *Zeit* vom 17. 12. 2003: »Jede zu Hause zubereitete Mahlzeit aus Kartoffeln und Gemüse, aus Vollkornbrot und Käse ist billiger zu haben als die Dauerernährung in Imbissbude und Schnellrestaurant, die vielen Kindern zugemutet wird. Wohlgemerkt nicht von den Konzernen, sondern von den eigenen Eltern.«

Das Fertigprodukt für die Mikrowelle, möchte ich hinzufügen, ist ebenfalls nicht billiger als ein selbst gekochtes Essen, mal ganz abgesehen von Kalorien und Nährwert. Dazu passen auch die Erkenntnisse aus der kleinen Welt der Bioläden. Wer dort sein Geld ausgibt, gehört keinesfalls automatisch zu den Besserverdienenden. Bio wird quer durch alle

Wertverlust der Lebensmittel

Anteil der Ausgaben für Nahrungsmittel am mittleren Einkommen eines Vierpersonenhaushalts, altes Bundesgebiet

1950	43,4 Prozent
1970	26,0 Prozent
1990	14,8 Prozent
1997	12,8 Prozent
1998	12,4 Prozent

Quelle: Statistisches Bundesamt

Billiges Essen

Arbeitszeit für Nahrungsmittel in Stunden

Lebensmittel	1960	1999
1 kg Schweinekotelett	2:37	0:36
1 kg Brathähnchen	2:13	0:13
10 Eier	0:46	0:07
250 g Butter	0:39	0:05
1 kg Mischbrot	0:20	0:11
2,5 kg Kartoffeln	0:17	0:10
1 l Vollmilch	0:11	0:03
Zum Vergleich:		
1 Monat Tageszeitung	1:41	1:22

Quelle: Statistisches Bundesamt

Bio für alle

Gewachsene Kaufkraft				

Für einen Bruttostundenlohn erhielt ein Industriearbeiter

Jahr	Milch (l)	Bier (l)	Kotelett (kg)	Kaffee (kg)
1905	2,63	1,35	0,21	0,13
1913	2,92	1,56	0,23	0,16
1925	2,49	1,15	0,23	0,10
1938	4,15	1,25	0,40	0,15
1950	3,79	1,10	0,25	0,05
1960	6,11	2,15	0,41	0,15
1970	9,23	4,72	0,73	0,36
1980	11,76	8,18	1,20	0,58
1990	15,67	10,42	1,67	1,25
1998	20,84	11,67	2,05	1,39

(1998 nur Westdeutschland)   Quelle: Statistisches Bundesamt

Essen für die Region Schichten und Altersstufen gekauft, von Leuten, denen gute Nahrungsmittel, Umweltschutz und die Förderung regionaler Hersteller wichtig ist, wie eine Schweizer Studie von der Universität Bern ergab. Verschiedene Studien, zum Beispiel eine des Freiburger Öko-Instituts, ergaben, dass »Bio-Haushalte« mit ihren Ausgaben sogar unter denen der »konventionellen« Haushalte liegen, weil sie deutlich geringere Aufwendungen für Süßigkeiten, Alkohol etc. haben. Grundsätzlich lässt sich sagen, dass es einer Familie letztendlich offen steht, was sie für ihr Monatsbudget einkauft.

Expedition zum Discounter

Im Frühjahr 2004 habe ich mich einmal bewusst auf eine soziologische Feldstudie begeben, in Berlin, dort, wo Reich und Arm dicht beieinander wohnen. In einem Discounter in einem so genannten sozialen Brennpunkt, keine drei Kilometer von meiner Wohnung entfernt, reichen ein paar Minuten in der Schlange vor der Kasse, um zu sehen, was die Leute so essen.

Ergebnis: Es ist unendlich viel. Gewaltige Portionen tiefgefrorener Kalorienbomben, Drei-Pizzen-Packungen, Kartons voll panierter Hühnerstücke, Eisbehälter in Großverbrauchergebinden, gigantische Flaschen Zuckerbrause und viele eingeschweißte haltbare Backwaren gehen dort über den Tresen. Immer größere Packungen, Tüten, Behälter scheinen eine geheimnisvolle Faszination auf die Kunden auszuüben und sind psychologisch ungefähr dort anzusiedln, wo auch die Vorliebe für wuchtige Autos wohnt – Größe ist Macht. Für das gleiche Geld hätte man anderes einkaufen können, wesentlich nahrhaftere Ware bekommen und sich die überflüssigen Kalorien gleich noch erspart.

Größe ist Macht

Teuer ist das Abnehmen

Wo tatsächlich das Geld eine Rolle spielt, ist nicht beim Anfuttern, sondern beim Loswerden überflüssiger Kilos. Es ist kein Problem, sich in Rekordzeit mit spottbilligen Kalorienbomben rund zu futtern. Kostspielig wird es allerdings, wenn mehr organisierte Bewegung gefragt ist. Ob Fitnessstudio, Abnehmkurse, -präparate oder nur ein paar Laufschuhe – jedes Mal sind dreistellige Eurosummen fällig. Greg Critser stellt in seinem US-Bestseller *Fat Land* ungerührt fest, wie stark auch der soziale Druck für Männer ist – inzwischen ähnlich hoch wie für Frauen. »Es war kein Triumph des Willens«, schreibt Critser über sein Abnehmen, »sondern ein

Gewicht los- Triumph meiner sozialen und wirtschaftlichen Klasse. Ich hatte Diätpil-
zuwerden len, aber erst das Unterstützungssystem meiner gehobenen Mittelklasse
kostet Geld ließ sie wirken. Denn ich hatte einen Arzt, der darauf bestand, mich alle
zwei Wochen sehen zu wollen, ich hatte einen sicheren Park in der Nähe,
wo ich joggen konnte, ich hatte Freunde, die mir Mut zusprachen, gesundes zu Hause bereitetes Essen, das ich mit meiner Frau genießen konnte,
ich hatte Bücher und Magazine mit den neuesten Erkenntnissen. Und
Geld. Und Zeit.«

Also viele Dinge, die Menschen nicht haben, die jeden Tag um ein einigermaßen würdiges Leben kämpfen. Was den Schluss nahe legt, dass Dicke aus schwachen sozialen Schichten dazu neigen, dick zu bleiben. Denn
Abnehmen ist schwerer, wenn das gesellschaftliche Stützsystem fehlt.

In sozial schwachen Gruppen existieren nach einer Untersuchung im
Auftrag der Deutschen Gesellschaft für Ernährung noch weitere Faktoren, die das Rundwerden und -sein begünstigen. Da ist die mangelnde
Nestwärme, wenn beide Eltern berufstätig sind oder der Alleinerziehen-
de besonders viel arbeitet.

Wenn Kinder aber häufig auf sich allein gestellt sind, entwickeln sie ihre eigenen Strategien zur Stabilisierung ihres Wohlbefindens. So wird der
Nachmittag vor dem Rechner oder dem Fernseher verbracht – mit allem,
was der Kühlschrank so hergibt. Essen und Fernsehen vertreiben die Ge-
spenster Einsamkeit und Langeweile und sorgen, zumindest vorüberge-
hend, für Zufriedenheit. Oftmals ist Dicksein auch ein Zeichen von stän-
digem Stress zu Hause, wie er zum Beispiel bei permanenten Geldsorgen
auftritt.

So führen Übergewicht und Armut oder Migrationshintergrund
schnell in eine Abwärtsspirale: Man wird leichter dick und schwerer wieder dünn, hat deswegen womöglich noch schlechtere Chancen in der
Schule und auf dem Arbeitsmarkt, die medizinische Versorgung ist
schlechter, der Zugang zu Informationen ist schwieriger, die soziale Iso-
lation wird größer. Auf diese Weise werden soziale Verhältnisse auf die

Dauer nicht durchlässiger, sondern starrer und manifestieren sich in einem klassencharakteristischen Bauch. Die Gewichtsentwicklung ist sicher nicht Hauptgrund, doch ein äußerlich sichtbares Merkmal dieser langsamen, aber stetigen Entwicklung. Nach Jahrzehnten des sozialen Ausgleichs wird das Klima wieder rauer, werden die Unterschiede deutlicher sichtbar, auch an der Essenskluft. Ernährung und Bildung als Teil des Erziehungs- und Bildungsauftrags öffentlicher Einrichtungen ist deshalb eine zentrale zukünftige Frage der Gerechtigkeit. Dicksein darf nicht das neue Zeichen von Armut werden.

Bildung schützt vor dem Dickwerden

In einer Studie der Vestischen Kinderklinik Datteln wurde ermittelt, welche Rolle die Vermittlung von Ernährungswissen bei Prävention und Therapie für übergewichtige Kinder spielt: Verglichen wurde der Kenntnisstand übergewichtiger Kinder mit dem normalgewichtiger Kinder. Die Ergebnisse zeigen, dass Übergewicht allein kein Indikator für mangelndes Ernährungswissen bei Kindern und Jugendlichen ist. Es ist vielmehr abhängig vom Alter der Kinder und von der Schulart. Der niedrigste Bildungsgrad (Hauptschule, Gesamtschule) zeigt auch beim Ernährungswissen den niedrigsten Kenntnisstand. In Deutschland besuchen bevorzugt Kinder sozial schwacher Familien und Migrantenkinder die Hauptschule; sie neigen auch vermehrt zu Übergewicht. So erklärt sich mangelndes Ernährungswissen der übergewichtigen Schüler primär aus ihrer sozialen Herkunft und der besuchten Schule. Wenn wir uns an die PISA-Studie erinnern, die uns drastisch vor Augen geführt hat, wie sozial selektiv unser Bildungssystem angelegt ist, dann wird klar, dass hier einer der ersten politischen Handlungsansätze liegen muss. Denn mit dem Bildungsstand schrumpft die Neigung zu Übergewicht und Fettleibigkeit signifikant.

Mit Wissen gegen den Bauch

Es muss unsere Aufgabe sein, gerade Kindern aus schwierigen sozialen Verhältnissen genügend Wissen in Essensfragen zu vermitteln. Sonst wiederholt sich Geschichte, mit dem einzigen Unterschied, dass nicht Rachitis, sondern Fettleibigkeit die vorherrschende Krankheit der Armut wird. Denn der Schwerpunkt gesundheitlicher Defizite hat sich bei Kindern und Jugendlichen von den klassischen Infektionskrankheiten hin zu sozial und seelisch bedingten Ursachen verschoben. Die alte Definition der Weltgesundheitsorganisation WHO, der zufolge nicht nur das geistige und körperliche, sondern auch das seelische und soziale Befinden eine Rolle spielen, war nie aktueller als heute. Mögen unsere Kinder auch bestens mit Unterhaltungselektronik versorgt sein, gut geht es ihnen nicht immer. Die wachsende Zahl Alleinerziehender, eine flächendeckende Verwahrlosung, die mit einem Verschwinden bürgerlicher Werte und Normen einhergeht, der Rollenwechsel vieler Eltern vom Erzieher zum Entertainer, all diese Faktoren zusammen haben womöglich verhängnisvollere Folgen für die Gesundheit unseres Nachwuchses, als Masern und Mumps je gehabt haben.

Eltern als Entertainer

Kinder stark machen

Für die Politik sind auch bei sozial schwachen und Migrantenfamilien die Kinder nach meiner Meinung der entscheidende Schlüssel beim Kampf gegen die Volkskrankheit Adipositas. Die Zeiten, in denen Kleinkinder und Kinder geprägt werden in ihrem Geschmack, ihren Gewohnheiten und ihrem Lebensstil, sind die erfolgversprechendsten. Kinder jedoch bedürfen ab den ersten Jahren einer Anleitung. Was auch kein Problem ist, denn meiner Erfahrung nach sind sie aufgeschlossen, wenn es um Essensfragen geht, sie sind neugierig, experimentierfreudig und geradezu versessen darauf, das Gelernte umzusetzen. Über Kinder tragen wir eine moderne Ernährungserziehung automatisch auch in die Familien.

Fallstudien haben ergeben, dass Ernährungsaufklärung bei den Familien, die schon länger in Armut leben, so gut wie kaum etwas bewirken kann. Was dagegen funktioniert, ist die Förderung von Kleingruppen, die gemeinsam einkaufen, vor allem frisches Obst und Gemüse, die lernen, mit geringem Einkommen richtig einzukaufen und gemeinsam Speisen zuzubereiten, welche sowohl gesundheitlich als auch geschmacklich attraktiv sind. Mangels anderer Möglichkeiten und knapper finanzieller Mittel leiden diese Kinder besonders, wenn in ihren Bezirken Unsicherheit auf der Straße und Mangel an Parks und Spielmöglichkeiten herrscht. So ist es nicht nur eine Frage der Gerechtigkeit, für Ernährungsunterricht, für Essenserziehung im Kindergarten, interkulturelle Erziehung und am Ende auch für sichere Kinderspielplätze zu sorgen. Soziale Mobilität, Aufstiegsmöglichkeiten in Schule und Beruf müssen nicht erst gesichert werden, wenn das Bafög die finanzielle Absicherung herstellt. Ein System, das allen ermöglicht, ihre Kompetenzen zu entwickeln und Chancen zu nutzen, setzt schon bei den kleinen Kindern an.

Lernen in Gruppen

Und weil an diesem Punkt gerade von konservativen Politikern so gern das Unbezahlbarkeitsargument kommt: Nach einer Studie der österreichischen Bundesregierung sinken die Ausgaben der Sozialkassen spürbar, wenn zum Beispiel Bewegung ins Spiel kommt. Regelmäßiger Sport lässt die stationären Behandlungskosten um 25 Prozent und die ambulanten um 29 Prozent sinken, der Krankenstand verringert sich um 9 Prozent, die Frühverrentung um 7 Prozent. Es ist keine linke oder rechte, sondern einfach nur zeitgemäße, fortschrittliche und letztendlich auch ökonomische Politik, wenn der Staat Hilfen und Anreize dafür bietet, dass seine Bürger ihre Gesundheit erhalten. Sozialarbeit mag teuer, aufwendig und nicht immer erfolgreich sein. Aber Millionen für Frührentner wegen Fehlernährung sind allemal teurer.

VIII.

Lügen, Mythen, Missverständnisse
oder

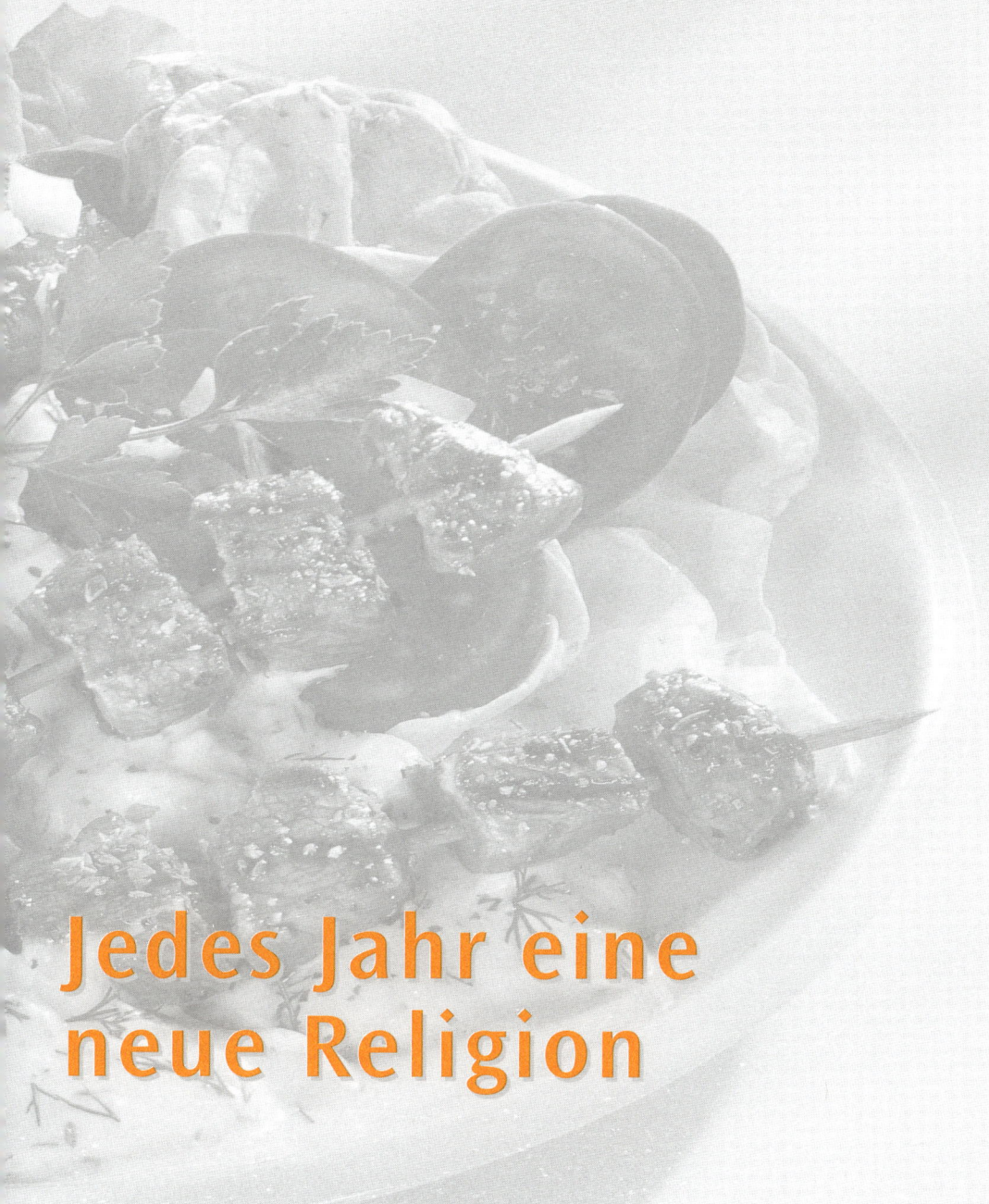

Jedes Jahr eine
neue Religion

Mal angenommen, ein Außerirdischer wäre zufällig mit seinem Raumschiff auf der Erde gelandet und beobachtete eine Weile, was die Bewohner dieses Planeten alles veranstalten, um ein paar Pfunde loszuwerden. Er würde sie garantiert für eine Horde Irrer halten, aber bestimmt nicht für vernunftbegabte Wesen. Sie verschlingen Zeitschriften, die ihnen jede Woche aufs Neue »Drei Kilo in fünf Tagen« versprechen, sie geben ein Vermögen aus für Pillen, Pulver, Zaubertränke und Furcht einflößende Gerätschaften, die nur eines verschwinden lassen: ihr Geld. Und sie kaufen Bücher mit so abenteuerlichen Titeln wie die *South-Beach-Diät*, die *T-Faktor-Diät*, die *Blutgruppendiät*, die *Montignac-Methode*, die *Ideal-Diät*, die *Turbo-Fettkiller-Diät*, die *Farbendiät*, die *anabole Diät*, die *Vollweib-Diät*, die *Sonnendiät*, die *3D-Diät*, die *Kreta-Diät*, die *KFZ-Diät*, die *One-day-Diät*, die *Food-Doktor-Diät* und die *Fruchtbarkeitsdiät*. Mir persönlich fehlen noch zwei Titel: die *Ingwerschokoladendiät* und die *Rotweindiät*.

Bei Diäten setzt das Denken aus

Beim Thema Abnehmen setzt selbst bei ansonsten klugen Leuten offenbar abrupt jegliche Gehirnfunktion aus. Ich wiederhole es gern noch einmal: Der Mensch hat einen Grundverbrauch an Energie, dazu kommen das Wachstum oder die Muskeltätigkeit. Dick wird jemand, der dauerhaft mehr Kalorien aufnimmt, als er verarbeitet. Obwohl diese Tatsache weithin bekannt, ja trivial ist, glauben die Menschen bereitwillig, man könne die Natur überlisten. Die aktuelle Irrationalität unterscheidet sich nicht groß vom Glauben an die alten Legenden. So galt in Südtirol, dass das

**Das Herz
eines Wiesels** Herz eines Wiesels, aus dessen Leib gerissen und roh verspeist, dem Esser die Schnelligkeit und Wendigkeit des Nagetiers verliehe. In der Oberpfalz gab man Kindern das Herz eines Stars (gemeint ist der Vogel) zu essen, damit sie gelehrig würden. Auf die Nobelpreisschwemme warten die Oberpfälzer bis heute.

Im Dschungel der Ratschläge und Weisheiten und Geheimtipps verlieren nicht nur Übergewichtige oft den Überblick. In praktisch jeder Frauenzeitschrift wird eine neue Strategie versprochen, zahllose Bücher befehlen immer neue Verhaltensweisen und erklären die Tipps von letzter Woche für überholt.

Verwirrung macht krank

Kein Wunder, dass viele Übergewichtige sich inzwischen verstrickt haben in einem irrationalen Verhaltensmix. Sie essen oft das Falsche, wenig oder einseitig oder gar nicht, begleitet von Appetitzüglern oder Diät-Drinks und Fastentagen, die aber immer wieder von Heißhungerattacken unterbrochen werden. So entsteht nicht nur eine verheerende psychische Konstellation, die von schlechtem Gewissen dominiert ist, von Rückschlägen, Enttäuschungen, Frustration, sondern auch ein Körper, der nicht mehr weiß, auf welchen der widersprüchlichen Reize er reagieren soll. Depression ist wie gesagt eine häufige Begleiterin der Adipositas. Manche Psychologen nehmen an, dass eine Depression eine Essstörung begünstigen kann: Hier mangelnder Antrieb, dort das Essen als einziger Freund, das passt zusammen. Doch es gibt auch Hinweise, die sagen, dass es sich in den meisten Fällen umgekehrt verhält: Die Depression ist Folge und nicht Ursache der Adipositas.

Es ist ja keineswegs so, dass Schlanke glücklichere Menschen sind, sondern wohl eher so, dass glückliche Menschen schlank sind. Reden sich auch Millionen Menschen ein, sie wären glücklicher, erfolgreicher, attraktiver, wenn sie ein paar Kilo abnähmen – die Wahrheit ist meist eine andere. Zuweilen liegen die Ursachen für die Unzufriedenheit tiefer, und Figurprobleme sind manchmal nur ein Ausdruck dessen. Sind die wahren Gründe behoben, kommt das Abnehmen oft von allein. Aber auf diesen Weg der Lösung begeben sich nicht viele.

Glück macht schlank

Heiße Tipps, heiße Luft

Kaum etwas beschäftigt die Menschen so nachhaltig wie das Schürfen am Hüftgold. Wie Rezepte zum Goldmachen werden die neuesten Geheimtipps ausgetauscht. Mal ist es die Ananas, mal die Kartoffel, mal der Spargel, dann das Rindfleisch, Algenpillen oder Essigessenz, Reizstromgerät oder Massagebürste. Dabei weiß so ziemlich jeder, der sich und sein Gewicht eine Weile lang mit einem Mindestmaß an Ehrlichkeit beobachtet hat, dass Abnehmen möglich ist: Man muss nur weniger essen und sich mehr bewegen. Doch das scheint unendlich schwierig zu sein. Selbst ein Mensch, der sich so viel mit dem Essen und dem Abnehmen befasst und Generationen von Hollywood-Mimen zu Besorgnis erregendem Steakkonsum getrieben hat wie der Diätdoktor Atkins, soll mit gehörigem Übergewicht verstorben sein. Seine eigenen Diätratschläge hat er wohl nicht immer so ganz genau befolgt.

Die Realität ist hart und nicht herzlich: Täglich Schwarzwälder Kirsch und die Figur von Claudia Schiffer sind in friedlicher Koexistenz nicht zu vereinen, schon gar nicht mit Garantiert-in-fünf-Tagen-Versprechen aus Zeitschrift, Funk oder Homeshopping-Kanal. Die Chuzpe, mit der angebliche Wundermittel angepriesen werden, ist schon bemerkenswert. Die Naivität vieler Kunden allerdings auch.

Rationalität ist rar auf dem weiten Welt der Ernährungslehre. Gebräuchlicher ist das Verhalten des Durchschnittsdeutschen: Der nimmt sich am 1. Januar oder am Aschermittwoch zusammen mit etwa zehn Millionen Landsleuten vor, ein paar Pfund abzuspecken. Wer es schafft, auch nur 5 Prozent Körpergewicht zu verlieren, sich also zum Beispiel von 80 Kilogramm auf 76 herabhungert, und dieses Gewicht auch noch hält, gehört bereits zu der verschwindend kleinen Zahl von Erfolgreichen. Die meisten Diätwilligen brechen ab oder futtern sich sehr schnell wieder an, was sie verloren haben. Oft fehlt die Motivation, der Glaube an sich selbst und an die Diät. Obendrein wird auch die Ungeduld mit falschen Versprechen noch geschürt.

Vier Kilo als Erfolg

Die vielen Misserfolge verwundern mich nicht, denn allein die Menge der Konzepte, Schulen und Wegweiser ist derart unübersichtlich und oftmals widersprüchlich, dass es eigentlich nur drei Wege gibt, damit umzugehen: Entweder man kapituliert, man konzentriert sich auf eine einzige Weisheit und wird gleichsam zum Sektenanhänger, oder aber, und das sind wahrscheinlich die meisten, man reagiert mit verzweifelter Verwirrung.

Leichtes Geld mit Leichtgläubigen

Wo ein heilloses Durcheinander herrscht, da haben es Mythen und Missverständnisse, aber auch Betrüger besonders leicht. Neulich zum Beispiel kursierte die Meldung von der Fett-weg-Spritze durch die Zeitungen. Eine brasilianische Ärztin hat herausgefunden, dass die Injektion des Wirkstoffs Phosphatidylcholin das Fettgewebe quasi auflöst. Das klingt prima, hat nur einen Haken. Zersetzt oder nicht, die Abfallprodukte müssen irgendwie aus dem Körper transportiert werden. Und dabei kann es zu Zysten oder schlimmen Entzündungen kommen. Den Run auf die Spritze scheint das nicht zu bremsen. Selbst kritische Fernsehbeiträge dazu hatten vor allem einen Effekt: Sie heizten die Nachfrage der Kundschaft noch weiter an. Dass man nur sehr wenig über langfristige Folgen der Wunderspritze weiß, scheint die Menschen nicht abzuschrecken.

Skurriles aus der weiten Welt des Essens

Einmal pro Woche lesen wir irgendwo von sensationellen Entdeckungen zum Thema Essen. Ein paar der schönsten, lustigsten und verrücktesten Meldungen:

Geschmacksverlust lässt Pfunde purzeln

Wiener Ärzte haben zufällig entdeckt, wie man leichter abspecken kann. Bei einer Operation wurden beim Einführen des Beatmungsschlauchs offenbar Geschmacksrezeptoren auf der Zunge des Patienten verletzt. Der konnte zwei Jahre lang kaum schmecken und nahm 20 Kilogramm ab, nachdem sämtliche Diätversuche zuvor fehlgeschlagen waren.

Bild der Wissenschaft, 1. 7. 2002

Lübecker Forscher erfinden Nasenspray gegen Dicksein

Ein Nasenspray mit dem Hormon Alpha-MSH soll den Jojo-Effekt überlisten. Testpersonen nahmen ohne Diät in sechs Wochen ein Kilo ab.

Bild, 22. 7. 2002

Es ist grün, stachelig und sauer

Diese Pflanze könnte Fettleibigkeit bekämpfen. Buschmänner in der Kalahari-Wüste essen Xhoba gegen Hunger, Durst und Erschöpfung. Nun investiert der Pharma-Riese Pfizer Hunderte von Millionen, um eine Diätpille daraus zu entwickeln.

Guardian, 4. 1. 2003

Dick und dünn

Gene für Fettablagerung im Fadenwurm entdeckt.

Süddeutsche Zeitung, 21. 1. 2003

Nasenspray,
Xhoba,
Würmer

> ### Der Fettkontrolleur
>
> Tief in Ihrem Gehirn wohnt eine Gruppe Neuronen, deren Job es ist, Sie schlemmen zu lassen. Können wir sie verändern, sodass wir nicht länger die Qual der Wahl haben, ob wir fett werden oder ewig Hunger haben?
>
> New Scientist, 9. 8. 2003
>
> Entdeckung des Fettleibigkeitsgens wird Behandlung revolutionieren.
>
> Independent, 3. 11. 2003
>
> Ob man sich hungrig oder gesättigt fühlt, hängt von einem Gehirn-Enzym ab. Daran könnte eine Therapie gegen Übergewicht anknüpfen.
>
> Berliner Zeitung, 13. 4. 2004

Und so ist es alle paar Monate wieder. Obwohl eine zuverlässige Methode, bei der die Pfunde auch dauerhaft wegbleiben, noch nicht erfunden ist, glauben viele Leute immer wieder gern aufs Neue daran. Es gibt Abnehmmagnete, Abnehmschuhe, Abnehmmatratzen, Abnehmunterwäsche und in den USA seit neuestem auch noch Abnehmbier. Der aktuellste Geheimtipp, den ich hörte: Tiefseealgen plus Koffein.

Algen plus Koffein

In den letzten Jahrzehnten sind die Konsumenten mit so manchem Diättrend veralbert worden, von dem die schlechtesten nicht länger hielten als eine Sommermode. Amerikanische Verbraucherschützer haben festgestellt, dass die überwiegende Anzahl der Diätversprechen in Anzeigen schlichte Lügen sind und nur ihren Erfindern helfen. In den USA werden im Jahr rund 35 Milliarden Dollar mit Abnehmhilfen umgesetzt. Fazit: Wer mit Vorher-nachher-Fotos wirbt, mit »garantiertem« Gewichtsverlust oder dem Versprechen »Abnehmen im Schlaf«, veralbert die Kundschaft mit hoher Wahrscheinlichkeit. Auf den nächsten Seiten möchte ich mit einigen der verbreitetsten Ernährungs-, Bewegungs- und Diätlügen aufräumen.

Das Märchen von der Frühstücksflocke

Einer der größten herrschenden Irrtümer findet jeden Morgen an deutschen Frühstückstischen seine Opfer. Viele Mütter glauben doch tatsächlich, dass das, was in den großen, bunten, teuren Packungen als morgendliches Mahl für ihre Kinder angeboten wird, gesund sei für die Kleinen, schließlich ist ja sogar Milch im Spiel. Mit dem Porridge der Briten, den Haferflocken von früher oder selbst den guten alten Cornflakes haben diese Produkte allerdings nicht viel zu tun: Zahlreiche der neudeutsch »Cerealien« genannten Schnipsel bestehen im Wesentlichen aus Zucker und wenig gehaltvollen Kohlenhydraten. Sie bieten nur relativ wenig von dem an, was Ernährungswissenschaftler unter einem guten Frühstück verstehen. Im Gegenteil: Der Zuckerschub am Morgen bringt die »Insulinschaukel« so richtig in Schwung. Der nächste Heißhunger und womöglich Konzentrationsmängel in der Schule sind programmiert. Es ist kein Zufall, dass die Zunahme von verzehrten Kohlenhydraten und der Siegeszug der wuchtigen Kartons parallel verlaufen.

Nicht geeignet für ein gutes Frühstück

Die Stiftung Warentest hat erst im Sommer 2004 die gängigsten Frühstücksflocken unter die Lupe genommen. Das Ergebnis war niederschmetternd: Fast alle Produkte bekamen das Prädikat »nicht geeignet« und wurden aufgrund des immensen Zuckergehalts als »Süßigkeit«, nicht aber als Lebensmittel eingestuft.

Kalorienfalle Kühlregal

Auch rund um Milchprodukte ranken sich hartnäckig Fehlberechnungen. Natürlich ist ein Becher Joghurt eine ebenso leckere wie gesunde und keinesfalls dick machende Angelegenheit, er darf auch gern aus fetter Vollmilch sein. Nur: Was sich heutzutage in den Kühlregalen drängelt, hat in den seltensten Fällen etwas mit natürlichem Joghurt zu tun.

Viele dieser Produkte haben mehrere Verarbeitungsstufen hinter sich. Was bei zahlreichen solcher Erzeugnisse schließlich auch enthalten ist, sind größere Mengen Zucker. So kann es sein, dass ein viertel Pfund Vollmilchjoghurt weniger Kalorien hat als ein kleiner Becher, der auch noch mit dem Label »fettarm« versehen ist.

Zucker im Becher

Studieren Sie doch mal aufmerksam die Nährwertinformationen auf einem Becher Milchreis oder Joghurtdrink. Der Genuss dieser Köstlichkeit erfordert gute Kenntnisse, vor allem darüber, dass sie eigentlich als Mahlzeit gerechnet werden müssten.

Zwei Mythen: die Kartoffel und das Ei

Aus den USA ist immer häufiger zu hören, Kartoffeln seien ungesund und ein Dickmacher dazu. Also: Wer abnehmen will, soll neuerdings auf Kartoffeln verzichten.

Diesem Ratschlag liegt eine einfache Tatsache zugrunde: Wenn die Amerikaner Kartoffeln essen, dann in Form von Pommes frites, Potatoe Wedges oder Kartoffelpüree. Inzwischen machen Pommes frites ein Viertel (!) des gesamten Gemüseverbrauchs der USA aus. Die gute alte Pellkartoffel ist dagegen vom Teller so gut wie verschwunden.

Es gibt also zwei Arten von Kartoffeln: Die Pellkartoffel kommt ganz einfach daher und ist auf jedem ausgewogenen Speiseplan erlaubt, Fritten und Kartoffelpüree dagegen sind energiedicht und kalorienreich; sie sollten nur in Maßen gegessen werden.

In der Vergangenheit wurde oft gewarnt vor dem hohen Cholesterinanteil von Eiern. Der Pro-Kopf-Verbrauch sank dramatisch, weil ein einziges Eigelb nahezu den gesamten Tagesbedarf an Cholesterin deckt. Die Pfanne voll Spiegeleier zum Frühstück müsste also zwangsläufig den Herztod mit sich bringen.

Nun ergaben mehrere Studien, dass ein Zuviel an Cholesterin gar nicht so dramatisch ist, vor allem nicht, wenn man die positiven Inhaltsstoffe eines Eis sieht, wie etwa Eiweiß, Folsäure und B-Vitamine.

Um auch hier die Verwirrung komplett zu machen: Letztendlich hängt die Cholesterinwirkung eines Eis vom Esser ab. Manche reagieren, andere nicht. Hat man zum Frühstück allerdings die Wahl zwischen Croissant, Schokoflocken mit Vollmilch und einem Omelett mit frischem Gemüse, dann wähle man die Eierspeise.

Das Ei und seine Esser

Kann Functional Food zaubern?

Seit kurzem werden die Bürger mit der nächsten Runde im großen Verwirrspiel rund ums Essen konfrontiert. Das Zauberwort heißt »Functional Food«. Diese »funktionalen Lebensmittel« wirken vor allem psychologisch, sie spielen mit dem omnipräsenten schlechten Gewissen, das viele ihrem Körper gegenüber hegen.

Verwirren lassen sollte man sich nicht, denn Functional Food ist nicht besser als normale und naturbelassene Lebensmittel. Buttermilch, Apfelsine oder Vollkornbrot leisten oft dasselbe. Ein Apfel ließe sich wegen seines Pektinanteils als cholesterinsenkend verkaufen, ein Glas Milch als »Kalzium-Booster« und eine Tomate gar als »Krebsbremse«, weil ihr Farbstoff Lycopin so wirkt.

Missverständnis Fitnessklub

Auf eine Lebenslüge ganz anderer Art wies der britische *Guardian* am 28. 10. 2003 hin. In England ist Übergewicht im europäischen Vergleich am weitesten fortgeschritten. Dort wird die Fettsteuer diskutiert, und es sollen ernstlich übergewichtige Erwachsene, immerhin fast jeder Zweite, mit Gutscheinen oder Steuerbefreiung in Fitnesscenter bugsiert werden.

235

Doch Experten zweifeln am Sinn solcher Maßnahmen. Sie fragen: Ist es wirklich schlau, wenn man sich ein, zwei Stunden die Woche an Maschinen oder in Aerobicgruppen schindet, um dann wieder in den alten Trott zurückzufallen? Ist es wirklich genug, die im Alltag verloren gegangenen kleinen Anstrengungen mit ein paar Stunden professioneller Übungen zu kompensieren?

Zumal die Erfahrung, sogar meine eigene, lehrt, dass jedes Fitnessstudio nach einer Weile seinen Reiz verliert. Es ist wie mit Blitzdiäten: Anfängliche Euphorie flaut sehr schnell ab, die nötige Disziplin ist bald verschwunden. Viele Studien gehen davon aus, dass zwischen der Hälfte und drei Viertel aller zahlenden Mitglieder nach einem Vierteljahr kaum noch einmal die Woche den Weg in die Eisen findet. Die guten Vorsätze und das Gefühl, sich mit einer erklecklichen Summe Geldes irgendwie freigekauft zu haben, ernähren weltweit zahllose Fitnesscenter. Dabei vernichten Gärtnern, Radfahren, mal ein Weg zu Fuß, Treppensteigen, all diese **Fitness** ganz alltäglichen Aktivitäten, unterm Strich weit mehr Kalorien als schi-**ohne Studio** ckes Schwitzen im Neonlicht.

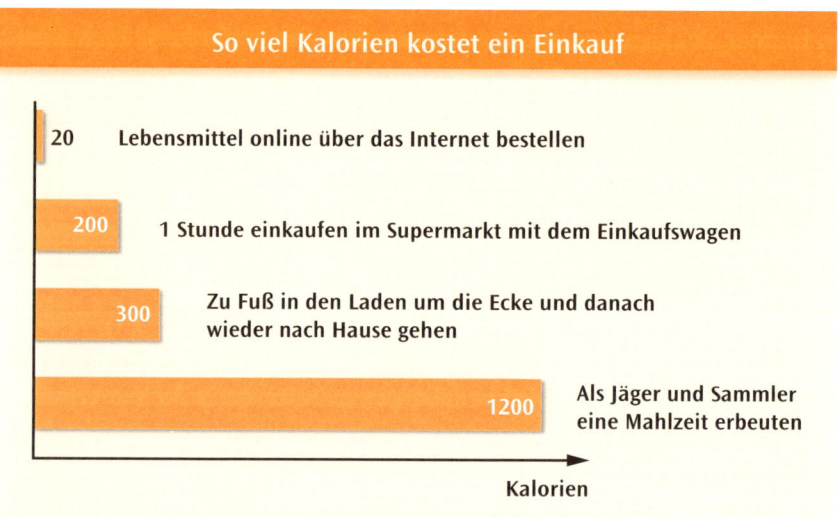

So viel Kalorien kostet ein Einkauf

20 **Lebensmittel online über das Internet bestellen**

200 **1 Stunde einkaufen im Supermarkt mit dem Einkaufswagen**

300 **Zu Fuß in den Laden um die Ecke und danach wieder nach Hause gehen**

1200 **Als Jäger und Sammler eine Mahlzeit erbeuten**

Kalorien

Eine Untersuchung der Universität Maastricht ergab, dass Betätigungen mit niedriger Intensität, wie eben Gärtnern, sich wesentlich günstiger auf den Stoffwechsel und damit den Kalorienverbrauch auswirken als kurzzeitiges Auspowern. Dies mag einer der Gründe sein, warum die Niederländer im europäischen Vergleich weit weniger Sorgen mit dem Übergewicht haben als ihre Nachbarn. Rund die Hälfte der Holländer radelt oder geht regelmäßig, aber weniger als 10 Prozent der Briten. Die bevorzugen das Auto. Mit den Übergewichtsraten in beiden Ländern verhält es sich genau umgekehrt: Nur 12 Prozent der Holländer sind zu dick, aber jeder zweite Brite.

Was lernen wir daraus? Es wäre eigentlich ganz einfach, in Form zu bleiben. Wenn nur die Bequemlichkeit nicht wäre.

Gärtnern frisst Kalorien

Energiedichte und Esslust

Heute ist in der Forschung relativ unumstritten, dass die Energiedichte eines Nahrungsmittels eine zentrale Rolle bei Appetit und Esslust spielt. Ich habe es schon erwähnt: Wie viele Kalorien ein Esser aufnimmt, hängt hauptsächlich von Gewicht und Volumen der Nahrung ab. Je größer diese sind, desto schneller ist der Magen voll, und wir fühlen uns satt. Entscheidend ist also, wie viele Kalorien wir aufgenommen haben, bis der Sättigungseffekt eintritt.

Nahrungsmittel mit niedriger Energiedichte wie Obst, Gemüse und Salate können deshalb praktisch in unbegrenzten Mengen verspeist werden, ohne dass eine Gewichtszunahme eintritt. Unser Magen signalisiert uns nämlich: »Ich bin satt«, bevor wir eine übergroße Kalorienmenge aufgenommen haben.

Sehr kompakte Lebensmittel mit einem hohen Fett- oder Kohlenhydratanteil weisen bei geringem Ballaststoffgehalt eine hohe Energiedichte auf. Ein Fast-Food-Mittagessen mit Hamburger, Pommes frites und einem Soft Drink hat eine solche hohe Energiedichte. Das heißt, bis der Magen voll ist, ist sehr viel Energie aufgenommen worden, was schneller zur Gewichtszunahme führen kann.

Die Fettlüge

Wie verheerend sich unzureichende Informationen oder zähe Legenden auf das Ernährungsverhalten ganzer Nationen auswirken können, beweist die Anti-Fett-Hysterie, die in den USA ihren Anfang nahm. In den siebziger Jahren begannen erst Ärzte, dann Gesundheitsorganisationen und später auch Regierungsbehörden mit einem Kreuzzug gegen das Fett. Übergewicht und Cholesterin hießen die Feinde, die dem Herzen empfindlich zusetzten und als Infarktbeschleuniger ausgemacht worden waren. In den Jahren darauf gab sich jeder Lebensmittelproduzent große Mühe, auf möglichst vielen seiner Produkte einen Aufkleber mit den Zau-

Butter vom berworten »Low Fat« oder gar »No Fat« anzubringen. »Fat is bad«, so lau-
Brot? tete das Mantra, das auch in Europa bald nachgebetet wurde.

Der Fettverbrauch ist in den USA wie in Deutschland in den neunziger Jahren erheblich gesunken, vor allem in den neuen Ländern. Deutschland hätte leichter werden müssen, wenn die Ausgangshypothese zutreffend und das Fett der vorrangige Dickmacher gewesen wäre. Doch das Gegenteil ist geschehen: Wir sind deutlich dicker geworden.

Ähnlich verhielt es sich mit dem Zucker. Trotz einer Flut von zuckerfreien oder zuckerarmen Lebensmitteln steigt das Gewicht. Sank auch die Zahl der Herzerkrankungen, so wuchs der Bauchumfang immer weiter. Der Verzicht auf Öliges und fettreduzierte Lebensmittel hatten die Erwartungen nicht erfüllt. Dafür hatten sich nun Millionen Diäthungrige die Butter vom Brot nehmen lassen.

Es kam noch schlimmer. Denn bald widersprachen wissenschaftliche Erkenntnisse dem Fat-is-bad-Glauben. Warum etwa bezogen die Be-

Fett und der Cholesterinspiegel		
Fettsäuren	*Vorkommen*	*Effekt auf Cholesterin*
Einfach ungesättigt	Oliven, Olivenöl, Erdnussöl, die meisten Nüsse und Mandeln, Avocados	lassen gutes LDL steigen, böses HDL sinken
Mehrfach ungesättigt, vor allem die guten Omega-3-Fettsäuren	Soja, Fisch, Walnüsse, Leinöl, Rapsöl	lassen LDL steigen, HDL sinken
Gesättigt	Vollmilch, Butter, Käse, Eiscreme, Schokolade, rotes Fleisch, Kokosnuss, Kokosmilch, Kokosöl	lassen HDL und LDL steigen
Transfette	Margarine, gehärtete Fette, die meisten Backwaren, Fast Food	lassen LDL und Triglyzeride steigen

Gute Fette, böse Fette

wohner Kretas 40 Prozent ihrer Energie aus Fett, hatten aber weniger Herzkranke als die Japaner, die im Schnitt nur 10 Prozent ihrer täglichen Kalorien aus Fett holen? Und warum erkrankten in zehn Jahren von 10 000 Finnen sechsmal so viele am Herzen als in Kreta, obwohl beide etwa gleich viel Fett zu sich nehmen? Die Antwort war einfach und verkomplizierte das Essen zugleich: gute Fette, schlechte Fette, nettes Cholesterin, fieses Cholesterin. Ungesättigte Fettsäuren aus Fisch und Olivenöl sind für den Körper wunderbar, gesättigte Fettsäuren oder so genannte Transfette, also die billigen Frittenbudenöle und Fette tierischer Herkunft, aber auch gehärtete Palm- und Kokosfette, die wirkten eher krank machend.

So erklärte sich auch der vermeintliche Kreter-Japaner-Finnen-Widerspruch: Japaner und Kreter beziehen ihr Fett überwiegend aus Fisch und Olivenöl, der Finne dagegen aus tierischen Quellen.

Eine Bemerkung ganz am Rande: Dass die Bewohner Kretas die gesündesten Menschen Europas seien, das galt mal, ist aber inzwischen

Kreter werden dicker überholt. Der traditionelle Speiseplan ist mittlerweile vielfach von den üblichen westlichen Ernährungsgewohnheiten überrollt worden. Ein romantischer Mythos kann zu Grabe getragen werden.

Die Familie der Fette wird, chemisch gesehen, durch ihren gemeinsamen Aufbau zusammengehalten: eine Kette von Kohlenstoffatomen und Wasserstoff. Sie unterscheiden sich allerdings wesentlich in der Kettenlänge, in der Anordnung der Kohlenstoffatome, der Zahl der Wasserstoffatome und damit auch in der Nützlichkeit für den Körper.

Fette sind für den Zellaufbau wichtig und galten lange Zeit als »Treibstoff«. Viele Fette kann sich der Körper selbst zusammenbauen, nur die vielfach ungesättigten Fettsäuren müssen von außen, durch die Nahrung kommen.

Harvards Ernährungsguru Walter C. Willett schwört insbesondere auf Nüsse als Lieferanten der guten Fettsäuren. Sehr reich an mehrfach ungesättigten Fettsäuren sind Walnüsse, Pecannüsse, Pistazien, Erdnüsse und Mandeln. Mich hingegen beruhigt in diesem Zusammenhang die Meldung, dass Rindfleisch, das von der Weide kommt, dreimal mehr ungesättigte Fettsäuren hat als das Stallrind. So ergänzen sich Ernährungswende und Agrarwende aufs Trefflichste.

Die richtige Mischung macht's

Ausschlaggebend ist nicht der Fettanteil des Nahrungsmittels, sondern womit es kombiniert wird. Wichtig ist hier wieder die Energiedichte der Nahrung. Wenn also zum Beispiel Pellkartoffeln mit Butter gegessen werden, ist das in der Regel eine völlig unbedenkliche Mahlzeit. Denn die

Kartoffeln haben eine mittlere Energiedichte und machen uns relativ schnell satt. Das Fett in der Butter, die – in angemessenem Mengenverhältnis – dazu verzehrt wird, fällt da kaum ins Gewicht.

Eine fettlose Ernährung wäre auch nicht gesund, denn Fett ist wichtig, zum Beispiel um Vitamine aufzuschließen. Daher muss das Öl zum Salat oder zu den Möhren unbedingt sein. Was Fett so tückisch werden lässt, ist der Umstand, dass es fast überall lauert, am liebsten dort, wo man es nicht erwartet. 100 Gramm Fleischwurst bergen zum Beispiel 40 Gramm Fett (und 375 Kilokalorien), ein Croissant 12 Gramm, und beides zusammen deckt fast den halben Tagesbedarf eines Kindes. Ob Eis oder Kinderschnitten aus dem Kühlregal, überall stecken Mengen Fett. Mit ein paar einfachen Regeln ist der Konsum allerdings auch schnell zu reduzieren. Wer etwa Salzstangen statt Chips wählt, ein Fruchteis statt Milchspeiseeis, einen Schokoriegel durch Weingummi ersetzt und den supergroßen durch einen normalen Hamburger, der spart jede Menge Fett.

Fett ist wichtig

Inzwischen gibt es allerdings Wissenschaftler, die überzeugt sind, dass durch die fettarme Light-Welle die Fettleibigkeit erst richtig angeheizt wurde. Willett vertritt die These, dass der Fettarm-Wahn von damals keinesfalls nur gesund war.

Wer vor allem Kohlenhydrate zu sich nahm, so ergaben seine groß angelegten epidemiologischen Studien über fast drei Jahrzehnte an 300 000 Amerikanern, litt öfter an Herzkrankheiten als Fettesser. Denn Kohlenhydrate senken den Spiegel des »guten« HDL-Cholesterins, das eine Schutzfunktion für den Körper hat. Infolge dieser Erkenntnis schwappte das Olivenöl in nahezu jede Küche der Industrienationen. Denn die goldene Flüssigkeit enthielt die guten ungesättigten Fettsäuren. Aber das Körpergewicht war mit fettarmer Ernährung auch nicht dauerhaft niedrig zu halten. Erst nahmen die Probanden zwar ab, doch wenig später pendelten sich alle Versuchspatienten wieder beim alten Gewicht ein.

»Was wäre, wenn das alles eine dicke, fette Lüge gewesen wäre?«, fragte die New York Times 2002, nachdem die USA die größte Revolution im

Supermarkt, die Low-Fat-Welle, hinter sich hatten. Was lernen wir? Die Ernährung ist eine hochkomplexe Angelegenheit; Königswege und Patentrezepte sind mit äußerster Vorsicht zu begutachten; Differenzierungen und vor allem Wechselwirkungen sind noch viel zu wenig beachtet.

Die nächste Revolution

Deswegen bin ich auch noch etwas skeptisch, wenn es seit kurzem heißt, dass Forscher nun die Kohlenhydrate als alleinige Bösewichte auf unserem Teller identifiziert hätten. Den alten Spruch »Nicht die Spaghetti machen fett, sondern die Soßen darauf« dürfen wir demnach als erledigt betrachten. Die Nudel, das weiße Mehl, der Zucker, das sind plötzlich die neuen Feinde. Mal schauen, wie lange.

Die Nudel, der neue Feind

Die Low-Fat-Diät: fettarme Kost

◆ *Vorteile:* Bei der Low-Fat-Diät werden dem Körper viele Vitamine zugeführt, weil die Nahrung überwiegend aus Gemüse und Obst besteht. Tierische Fette, wie sie in großen Mengen zum Beispiel in zahlreichen Wurstsorten vorkommen, werden dagegen gemieden. Das Fett sollte weniger als 10 Prozent der Gesamtenergiezufuhr betragen. Wenn sie durchgehalten wird, vermindert diese Diät das Herzinfarktrisiko bei Menschen, die an Arteriosklerose leiden.

◆ *Nachteile:* Fett ist ein wichtiger Geschmacksträger, auf den zu verzichten schwer fällt. Deshalb werden die meisten sehr schnell wieder »rückfällig«. Außerdem ist Fett notwendig, um gewisse Vitamine aufzuschließen. Die Gegner dieser Abnehmmethode führen darüber hinaus an, dass die Zahl der Übergewichtigen trotz der Verteufelung des Fetts und der wachsenden Anzahl von »Light«-Produkten in den letzten Jahrzehnten zugenommen hat.

Die Trennkost-Diät: Fett und Kohlenhydrate niemals zusammen

◆ *Vorteile:* Fette aus den angesammelten Fettpolstern werden freigesetzt, indem man Mahlzeiten zu sich nimmt, die entweder nur aus Kohlenhydraten oder nur aus Fett und Eiweiß bestehen. Zwischen einer kohlenhydratreichen und einer fetthaltigen Speise muss man vier Stunden kulinarische Enthaltsamkeit üben, damit der Insulinspiegel, der nach dem Essen ansteigt, wieder absinkt.

◆ *Nachteile:* Die Befürworter der Diät, bei der die Wurst vom Brot runter muss, sagen, in der Steinzeit hätten unsere Vorfahren immer getrennte Kost genossen, abhängig davon, ob sie ein Tier erbeutet oder Waldfrüchte gesammelt hätten. Gegner dieser Abnehmmethode, die auch »KFZ-Diät« genannt wird (Kohlenhydrate, Fett, Zwischenmahlzeiten), halten das Argument für unsinnig.

Die »Insulinschaukel« kann durchaus ein Hinweis dafür sein, dass unser Körper es noch lange nicht gewohnt ist, mit der entwicklungsgeschichtlich neuen Ernährungsweise umzugehen. Die einfachen Kohlenhydrate, wie sie reichlich in Weißbrot, Mehlspeisen, Nudeln oder geschältem Reis stecken, oder schlichtweg Zucker, wie er in Soft Drinks oder als vermeintlich gesund beworbenen Riegeln vorkommt, sorgt für eine Glukoseschwemme im Blut. Der Körper reagiert mit Hektik. Das Hormon Insulin befördert den ganzen Zucker aus dem Blut in die Zellen, damit der Glukosespiegel im Blut wieder sinkt. Solange aber Insulin im Blut arbeitet, baut der Körper kein Fett ab. Im Gegenteil: Er verwandelt Glukose in Fett und lagert es ein. So entsteht die paradoxe Situation, dass trotz hohen Zuckerkonsums der Blutzuckerspiegel wegen des Insulins rapide sinkt und schnell wieder ein Hungergefühl entsteht, obwohl objektiv noch reichlich Treibstoff an Bord ist.

Einfache Kohlenhydrate machen also nicht satt, sondern erst recht hungrig, vor allem, wenn dazu eine besondere Veranlagung besteht. Mag

Steinzeit oder Brotzeit

Die Low-Cal-Diät: Allein die Kalorien zählen

◆ *Vorteile:* Dadurch, dass man die Kalorienzufuhr senkt, wird Fett aus den Depots freigesetzt, und man nimmt ab. Denn Kalorie ist nun mal Kalorie, unabhängig davon, ob sie aus Fett, Eiweiß oder Kohlenhydraten stammt, so die Befürworter dieser Methode: Nur die Kalorienmenge sei entscheidend.

◆ *Nachteile:* Die Diät wird zwar von der Deutschen Gesellschaft für Ernährung (DGE) empfohlen, sie basiert auch nicht auf einseitiger Nahrungsmittelzufuhr, aber auf Dauer geht einem die Freude am Essen durch das ständige Kalorienzählen verloren.

Weißbrot macht Hunger sein, dass viele Restaurants sich dieser Erkenntnis unbewusst bedienen, wenn sie ihren Gästen schon mit der Speisekarte große Mengen Weißbrot kredenzen. Auf diesem Mechanismus gründet sicher auch der Erfolg so mancher Soft Drinks.

Kohlenhydrate, wie sie in Vollkornprodukten stecken, müssen dagegen im Magen erst aufgespalten werden, lassen den Blutzuckerspiegel also langsamer steigen und sorgen so für eine längere Sättigung bei gleicher Kalorienmenge. Sie werden darüber hinaus entspannter verarbeitet.

Der neue Feind in unserer Pasta half einer alten Diätidee wieder auf. Schon 1972 hatte der amerikanische Herzarzt Robert Atkins den Diätwilligen jedes einzelne Kohlenhydrat verboten und sie stattdessen mit Eiweiß, ein bisschen Obst und Fett gefüttert. Die Atkins-Diät eroberte Hollywood, weil reichlich Hummer, Steak, Fisch oder gar Austern das Abnehmen etwas erträglicher gestalteten. Das beruht auf der Tatsache, dass Eiweiße länger im Magen bleiben und somit das Hungergefühl ausbleibt. Die original Atkins-Diät kann allerdings getrost als Mangelernährung bezeichnet werden, weil zu wenig Obst und Gemüse gegessen wird und damit essenzielle Vitamine, Mineralien und sekundäre Pflanzenstoffe fehlen. Das Atkins-Lager empfiehlt deshalb heute, die Diät mit syntheti-

schen Vitaminpräparaten zu ergänzen. Weil Atkins sich dem Kalorienzählen verweigerte, musste er sich sogar vor dem US-Kongress verteidi-
gen. Nun ist Atkins wieder schick. Im Jahr 2003 wurden zehn Millionen
Exemplare seines Buches *Diet Revolution* verkauft. Die Fleischproduzenten **Comeback**
jubilierten, manche Steakhouse- und Rindfleischaktie schoss steil nach **für Atkins**
oben – wegen einer Diät.

Der neue Trend: Low Carb

So wie einst Low Fat der Hit war, predigen ernährungsbewusste Amerikaner nun Low Carb. »Carb« ist die Abkürzung für »Carbohydrates«, eben
Kohlenhydrate. In den Regalen stapeln sich die Low-Carb-Produkte, und
es scheint für die Lebensmittelchemiker ein besonderes Fest zu sein,
einst kohlenhydratreiche Nahrungsmittel wie Pizza, Brot oder Bier auf
möglichst niedrigen Carb-Gehalt herunterzulaborieren. Fest steht, dass
Low Carb die Gewichte auf dem 440 Milliarden Dollar schweren Lebens-
mittelmarkt der USA in Rekordzeit gravierend verschoben hat. Kohlenhy-
dratfallen wie Ketchup und Bier sind bereits auf niedrige Werte herab-
komponiert worden, Burger werden in Salatblätter statt in Semmeln gehüllt. Selbst Hundefutter gibt es in den USA jetzt als Low-Carb-Produkt.
Haben wir nun den Hauptschuldigen an der weltweiten Übergewichts-
epidemie entlarvt und dingfest gemacht: das Kohlenhydrat?

Und noch eine Revolution: Glyx

Mir scheint, das Triumphgeheul ist noch etwas verfrüht. Zu eindimensio-
nal sind die angebotenen Lösungen, als dass man ihnen vertrauen sollte.
Bei einer Versuchsreihe an der Pennsylvania-Universität nahmen Atkins-
Hungernde zwar tatsächlich mehr und schneller ab als Fettsparer. Doch

245

Low-Carb-Diäten: wenig Kohlenhydrate (Carbonates)

Die ATKINS-DIÄT: voll fett!

◆ *Vorteile:* Bei der Atkins-Diät schmeckt das Essen. Heißhungerattacken bleiben aus. Pflicht ist die Zufuhr von Fett und Eiweiß im Verhältnis 40 zu 50. Also kommen Steaks, Meeresfrüchte und der Schweinebraten auf den Tisch. Mit dieser Art zu essen nimmt man genauso viel ab wie mit einer fettarmen Diät, und auch die Blutfettwerte steigen angeblich nicht.

◆ *Nachteile:* Reichlich Hummer, Steak, Fisch oder Austern gestalten das Abnehmen zwar etwas erträglicher, solche Lebensmittel sind in der Regel aber nicht billig. Da gibt's *low* also nicht für lau. Wichtiger jedoch ist: Auf lange Sicht besteht bei dieser Diät ein erhöhtes Risiko für Gichtanfälle, Herzinfarkt und Nierensteine. Und durch den Mangel an Obst und Gemüse ist sie ganz klar einseitig. Ein im wahrsten Sinne des Wortes gewichtiges Gegenargument ist auch, dass der Prophet der fetten Kost selbst, der amerikanische Herzarzt Richard Atkins, etwa 115 Kilo wog, als er das Zeitliche segnete …

(Randnotiz: Fisch, Steak, Hummer)

Die SOUTH-BEACH-DIÄT: Miami Advice

◆ *Vorteile:* Der Kardiologe Arthur Agatson modifizierte die Empfehlungen seines Kollegen Richard Atkins dahin gehend, dass er zwischen »guten« und »schlechten« Fetten unterschied. Außerdem sind auch Kohlenhydrate mit niedrigem glykämischem Index erlaubt.

◆ *Nachteile:* Die Nachteile ähneln denen der Atkins- und der Glyx-Diät. Deutsche Experten raten von der langfristigen Anwendung dieser Methode ab.

Die LOGI-DIÄT: nicht unbedingt logisch

◆ *Vorteile:* Ähnlich wie bei der Glyx-Diät betonen die Befürworter, dass man Lebensmittel nach dem glykämischen Index beurteilen sollte (LOGI ist das Kürzel für »Low Glycemic Index«). Auf den Tisch kommen viele Mahlzeiten, die satt machen.

◆ *Nachteile:* Die Nachteile sind vergleichbar mit denen der Glyx-Diät.

nach einem Jahr trugen beide Gruppen wieder das alte Gewicht auf den Rippen. Ich würde mich nicht wundern, wenn auch die weltweit aufkommende Low-Carb-Begeisterung insgesamt nicht zu einer Trendwende führen wird. Es ist nur eine Frage der Zeit, bis Kohlenhydrate das gleiche Schicksal erleiden wie das Fett: Sie werden unterteilt werden, in gute und in böse.

Good carb and bad carb

Entscheidend für den Dickmachfaktor ist nach den neueren Erkenntnissen der Ernährungsforschung der so genannte glykämische Index. Dieser gibt an, bei welchem Kohlenhydrat der Blutzuckerspiegel und damit die Insulinproduktion besonders rapide ansteigt. Wobei den Wissenschaftlern bis heute noch nicht klar ist, warum sich dieser Index entscheidend verändern kann, je nachdem, ob beispielsweise eine Möhre roh oder gekocht verzehrt wird. Weil das Konzept vom glykämischen Index viele unserer bisherigen Ernährungsweisheiten, insbesondere auch die seit Jahrzehnten bekannte und gelehrte Nahrungspyramide, gleichsam auf den Kopf stellt, widme ich diesem Thema ein eigenes, das nächste Kapitel.

Die Glyx-Diät: Essen nach dem glykämischen Index (GI)

◆ *Vorteile:* Diese Art von Diät verhindert Heißhungerattacken, da der Effekt der »Insulinschaukel« (die schnelle Überflutung des Bluts mit Insulin) ausbleibt. Diese wird nämlich durch solche »schlechten« Kohlenhydrate ausgelöst, die einen zu hohen glykämischen Index haben. Letztere werden unter anderem auch für die Entstehung von Diabetes und Herz-Kreislauf-Erkrankungen verantwortlich gemacht.

◆ *Nachteile:* Die Diät steht im Ruf, sie sei zu einseitig. Als effektiver gilt die Beachtung der glykämischen Last (GL), die sich aus dem GI und der tatsächlich verzehrten Menge eines Lebensmittels berechnen lässt. Sie ist erfahrungsgemäß aber schwer umzusetzen.

IX.

Einstürzende Pyramiden *oder*

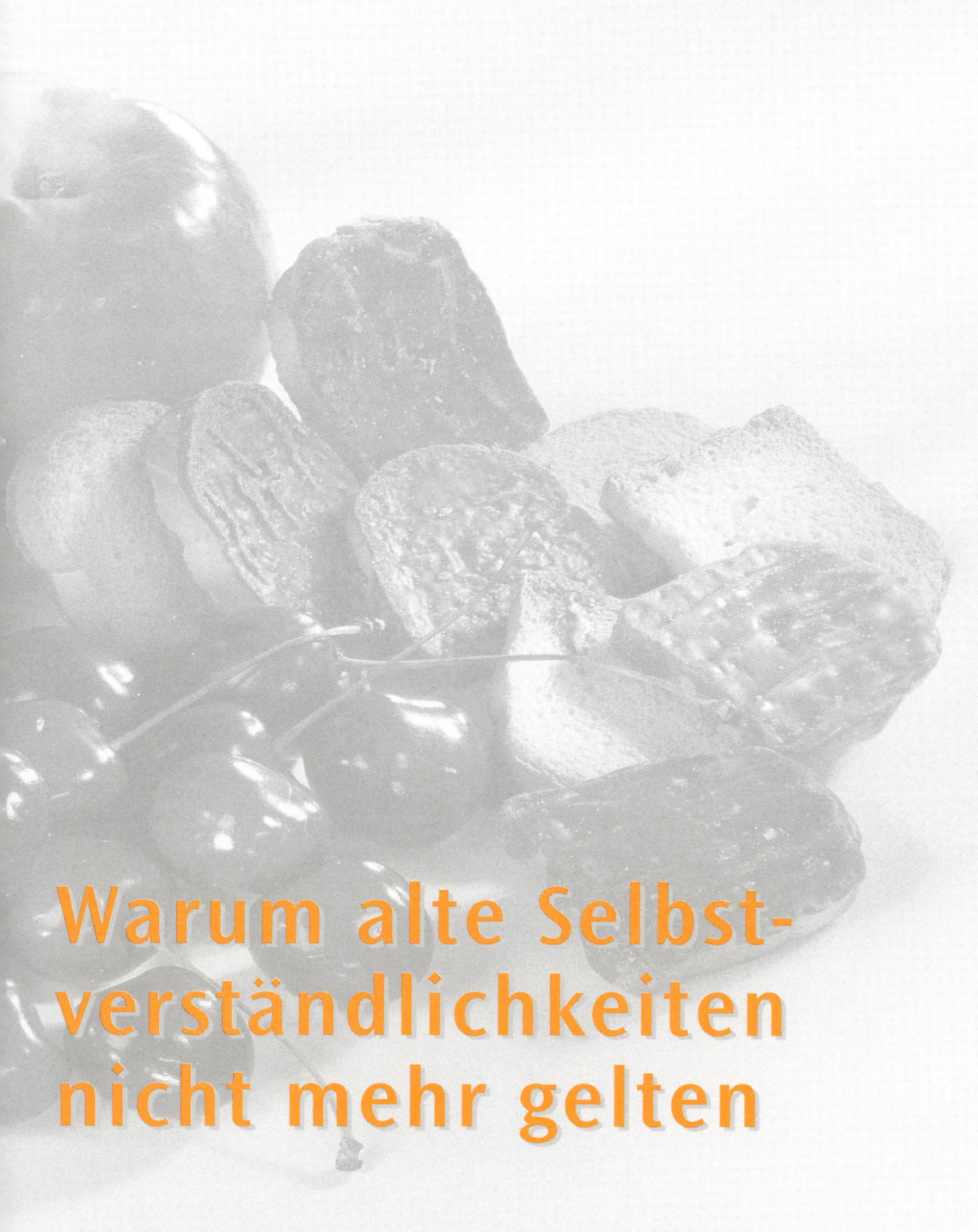

Warum alte Selbst-
verständlichkeiten
nicht mehr gelten

Offenbar ist die Geschichte der Ernährung eine stete Abfolge falscher Annahmen, unsinniger Regeln und haarsträubender Halbweisheiten. Deswegen gilt auch für die folgenden Zeilen unbedingt: Sie stellen den derzeitigen Stand der Forschung dar, sind trotzdem hoch kontrovers und können jederzeit überholt werden. Die bewegte Karriere des Kohlenhydrats zeigt uns, wie schnell es gehen kann mit dem Auf- und Abstieg von Ernährungsempfehlungen, mit dem Ansehen von Nudeln, Reis und Brot.

Auf Rat folgt Tat folgt neuer Rat

Dass Ernährungsvorgaben immer eine heikle Sache sind, zeigen die Empfehlungen verschiedener Regierungen und der ihnen nahe stehenden Institute und Expertengremien: In Deutschland wird zum Beispiel empfohlen, 50 Prozent der täglichen Energie aus Kohlenhydraten zu beziehen, Finnland rät zu 65 Prozent. Die Deutsche Gesellschaft für Ernährung empfiehlt 7 Prozent Eiweiß, Frankreich dagegen 15 Prozent. Der empfohlene Bedarf an Vitamin C reicht von 45 Milligramm bei der WHO bis zu 100 Milligramm in Deutschland, Alkohol von 200 Milliliter Wein in Finnland bis zu 600 Milliliter in Spanien. Nur bei Fett sind sich alle einig: Es sollten weniger als 30 Prozent sein. Aber die Bewohner Kretas nahmen einst 40 Prozent zu sich und hatten dabei die gesündesten Herzen Europas.

Die verschiedenen Empfehlungen aus unterschiedlichen Ländern erklären unterschiedliche kulturelle, ökonomische und wissenschaftliche

Ausgangssituationen. So ist es überhaupt nicht verwunderlich, dass auch der Ernährungskreis der DGE umstritten ist, doch stellt er den Stand der Empfehlungen für Deutschland dar.

Immer gut: Obst und Gemüse

Es gibt nur eine Gruppe von Nahrungsmitteln, bei der ich versucht bin, ein generell positives Urteil zu fällen, schon deswegen, weil es wohl die einzigen Lebensmittel sind, die man in beliebiger Menge verzehren kann, ohne davon zuzunehmen: Die Rede ist von Obst und Gemüse. Ackerbau wird erst seit vielleicht 10 000 Jahren planmäßig betrieben. Das heißt: Die längste Zeit waren Kohlenhydrate für die Menschheit eher Mangelware, der Körper hatte längst gelernt, Treibstoff aus Fett oder Eiweiß zu gewinnen. So erklärt sich auch, warum der Körper allenfalls 400 Gramm Glykogen speichern kann. Größere Vorräte waren über die Jahrtausende ohnehin nicht zu erwarten.

Seitdem Menschen der Supertreibstoff Glukose (also einfache Kohlenhydrate) eingeflößt wird, hat der Körper die alte Energieversorgung wie zum Beispiel aus der Fettverbrennung nicht mehr nötig. Er bunkert die überschüssige Energie jetzt und wandelt sie sogar in Fett um. Und so **Fettfrei** wachsen die Fettdepots selbst dann, wenn man fettfrei isst – eine an sich **macht auch** triviale Erkenntnis, die Millionen von Anhängern der Low-Fat-Ernährung **dick** auf den Rippen hängt.

Mythos Kohlenhydrat

Vielleicht war es gerade dieses Neue, der Hauch von Moderne, das dynamische Image als Energiespender, der das Kohlenhydrat in den letzten Jahrzehnten derart attraktiv und unumstritten machte. Darauf hatte sich

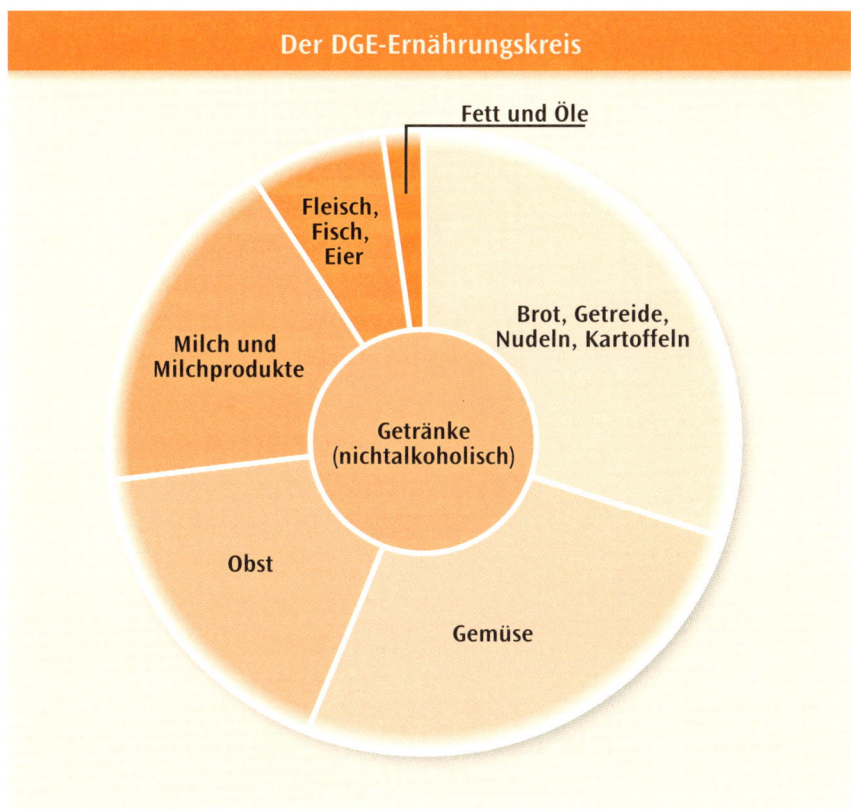

Der DGE-Ernährungskreis

Fett und Öle

Fleisch, Fisch, Eier

Milch und Milchprodukte

Brot, Getreide, Nudeln, Kartoffeln

Getränke (nichtalkoholisch)

Obst

Gemüse

auch die Nahrungsmittelindustrie eingestellt, die mit der Verbreitung von Mehl und Zucker Gewinne erzielte.

Seit Jahrzehnten jedenfalls basieren alle Ernährungsempfehlungen auf der überwiegenden Energieversorgung durch Brot und Nudeln, durch Kartoffeln und Reis. Es folgen Obst und Gemüse, dann Fisch, Fleisch, Milchprodukte und schließlich, in der Spitze, Fett, Öl und Süßigkeiten. Wir alle haben die klassische Ernährungspyramide, die in Millionen Schulbüchern, Abermillionen Broschüren und auf Milliarden von Cornflakes-Kartons abgebildet ist, von klein auf gelernt, verinnerlicht und kaum einmal infrage gestellt.

Die klassische Ernährungspyramide

Ausgerechnet diese Pyramide, die zu unserer Bildung gehört wie das kleine Einmaleins, die soll nun nicht mehr gelten. Die Kohlenhydrate wandern von der Basis weit nach oben. Unsere gute alte Pyramide wird auf den Kopf gestellt. Es war die Krankheit Diabetes, die die Forscher auf die neue Spur brachte. Es war ja nicht nachvollziehbar, warum die Menschen immer schwerer wurden, obwohl der Fettverbrauch sank, die Menschen viel Geld für Light-Produkte ausgaben und vom Braten mit Chirurgenblick jeden noch so kleinen Fettbommel akribisch abtrennten, aber zugleich immer mehr Menschen Last mit dem Blutzuckerspiegel bekamen.

Der glykämische Index

Im Auge des Orkans

Nun bewegen wir uns im Zentrum einer akademischen Debatte, fast möchte man sagen, im Auge eines wissenschaftlichen Orkans. Hinsichtlich der Empfehlungen muss man darauf hinweisen, dass die Wissenschaftler streiten, ob die aus dem Folgenden abgeleiteten Erkenntnisse Grundlagen liefern. Je nachdem, wen man fragt, ist die Rede von »wahrscheinlicher Evidenz« und »möglicher Evidenz«. Kaum jemand schließt aus, dass der glykämische Index wichtige Hinweise gibt, einige Wissenschaftler sprechen bereits von einer »überzeugenden Evidenz«.

Es wird nicht möglich sein, den Ausgang dieses Disputes abzuwarten. Die unterschiedlichen Standpunkte sind dem Elfenbeinturm längst entwichen und Teil der populärwissenschaftlichen öffentlichen Diskussion. Die verschiedenen Verzehrsempfehlungen – ausgedrückt in Ernährungspyramiden – sind davon höchst unterschiedlich beeinflusst. Diese Vorbemerkung macht deutlich, ab jetzt treffen verschiedene Einschätzungen aufeinander. Andererseits haben Sie als Leser das Interesse, guten Rat oder eine Orientierung zu bekommen. Lassen wir uns auf diesen Balanceakt ein.

Glykämischer Index

Bezogen auf 50 Gramm Kohlenhydrate/Produkt
Referenz: Glukose = 100

Hoch		Mittel		Niedrig	
Bier (Maltose)	110	Zucker (Saccharose)	65	Pasta	30–40
Traubenzucker (Glukose)	100	Vollkornbrot (Sauerteig)	50–60	Äpfel, Birnen, Pflaumen, Pfirsiche, Aprikosen	35–40
Kartoffeln	60–100	Reis	40–70	Hülsenfrüchte	20–30
Weißbrot/ Baguette	80–95	Ananas	59	Vollmilch, Fruchtjoghurt	25–35
Cornflakes	81	Müsli, Haferflocken	40–60	Fruchtzucker (Fruktose)	25
Graubrot/ Mischbrot	70–80	Kuchen	40–60	Kirschen	22
Sportdrinks	70–80	Bananen (reif)	52	Gemüse, gekocht	< 15
Schoko-/Müsliriegel	70	Orangensaft	52	Tomaten, Salate	< 15
Cola, Soft Drinks	60–70	Kellogg's All-Bran	42	Erdnüsse	14

Quelle: Foster-Powell et al.: International Table of Glycemic Values, Am J Clin Nutr 2002; 76; 5–56

Milch statt Bier

Offenbar ist Fett nicht der alleinige Dickmacher. Es muss neben der Banalität, dass wir zunehmen, wenn wir uns zu wenig bewegen und zu viel Energie zu uns nehmen, in der Nahrung selbst Antreiber unserer Energieaufnahme geben. Es war der glykämische Index (GI), der den Weg wies.

Kohlenhydrate mit hohem GI schießen förmlich ins Blut, während Brennstoff mit niedrigem GI eher gemächlich tröpfelt. Für Feinschmecker die Definition: Der GI vergleicht die Fläche unter der Blutzuckerkurve nach Aufnahme von 50 Gramm verwertbaren Kohlenhydraten aus einem Testlebensmittel mit der Fläche unter der Blutzuckerkurve nach Aufnahme von 50 Gramm purem Traubenzucker. Dessen GI ist als Richtwert von 100 definiert.

In der populären Diätliteratur heißt der GI »Glyx« und nimmt immer mehr Raum ein: Bücher, Magazine und TV-Sendungen haben sich in den letzten Monaten auf jeden erdenklichen Glyx-Moment gestürzt.

Immerhin: Mehrere aktuelle Studien aus dem *Journal of the American Medical Association* legen nah, dass Speisen mit hohem GI negative Effekte auf Hormon- und Stoffwechselgeschehen haben. Blutzucker- und Insulinspiegel steigen, vor allem aber wird das Hungergefühl überrumpelt oder übermäßig aktiviert. Die Anfälligkeit für Diabetes steigt.

Der Verwandlungskünstler

Was das GI-Konzept so komplex macht, ist der Umstand, dass sich Verarbeitung, Zubereitung und Zusammensetzung der Mahlzeit unmittelbar auf den GI auswirken (weswegen bei Schokolade trotz eines hohen Zuckeranteils ein niedriger GI festgestellt wurde). Fett kann beispielsweise **Der** die Werte drastisch verändern. So ist der GI keine stabile Größe, son- **schwankende** dern schwankt von Tag zu Tag sowie auch von Mensch zu Mensch oft **Glyx** erheblich.

In der Literatur finden sich teilweise weite Spannen für einzelne Lebensmittel, beispielsweise Kartoffeln. Vor allem der Grad der Verarbeitung spielt eine Rolle. So hat Kartoffelbrei einen deutlich höheren GI als gekochte Kartoffeln. Die mechanische Zerkleinerung wirkt sich offenbar ebenso aus wie die Aufbereitung, zum Beispiel durch Einwirken von Hitze und Feuchtigkeit. Erhitzen auf über 100 Grad Celsius führt zu einem deutlichen Anstieg des GI. Während rohe Kartoffelstärke beispielsweise unverdaulich ist, dringt beim Kochen von Kartoffeln Wasser in die Stärkekristalle, was zur Gelbbildung und einem Aufbrechen der Stärkekörnchen führt.

Weitere Einflussfaktoren dürften zudem die großindustriellen Veränderungen unserer Grundnahrungsmittel sein. Nicht auszuschließen, dass das Kartoffelpüree der Firma X einen ganz anderen GI hat als das Produkt der Firma Y, je nach Verarbeitung. So ist es auch bei Brot oder Keksen. Schon kleinste Unterschiede bei der Rezeptur oder dem Typ des verwendeten Mehls können gravierende Unterschiede verursachen. Hinzu kommen die menschlichen Faktoren: die individuelle Verarbeitung, Alter, Geschlecht, BMI und selbst die ethnische Zugehörigkeit.

Das alles macht klar: Der alleinige Bezug auf den GI bringt für den Verbraucher oft mehr Verwirrung als Hilfe. Mir scheint er als Orientierung bei der Bewertung der Kohlenhydrate eine ganz wichtige Hilfestellung zu sein. Wichtig zu wissen ist – bei allen Debatten um die »exakten« GI-Werte einzelner Lebensmittel –, dass die Rang-Reihenfolge verschiedener Lebensmittel bei einer einzelnen Person und für verschiedene Personen immer dieselbe ist, ganz gleich, ob dick oder dünn, Diabetiker oder Gesunder: Weißbrot hat immer einen höheren GI als Vollkornbrot, Vollkornbrot einen höheren GI als italienische Pasta und Pasta einen höheren GI als Obst. Am besten schneiden grundsätzlich Gemüse, Salate, Hülsenfrüchte und Nüsse ab.

Obst, Salate, Nüsse

Die Zauberlehrlinge

In den millionenfach verkauften »Glyx«-Bestsellern finden sich jedoch auch kuriose Empfehlungen: »Essen Sie keine Ananas, Melonen oder Kürbis – das sind Dickmacher.« – »Vollkornbrot dagegen ist ein ›Fatburner‹.« Wie kommt so etwas zustande? Der Glyx ist nur die halbe Wahrheit. Übersehen haben unsere Experten, dass die armen Testkandidaten, die den Glyx von Kürbis ermitteln sollten, in kürzester Zeit 1 Kilogramm Kürbis verschlingen mussten. Denn erst 1 Kilogramm Kürbis enthält 50 Gramm verwertbare Kohlenhydrate, die ja den Vergleichsmaßstab zum Traubenzucker darstellen. Im angeblichen »Fatburner« Vollkornbrot steckt dieselbe Menge Kohlenhydrate bereits in 128 Gramm, also in zwei dickeren Scheiben. Beim Vollkornbrot ist das eine durchaus gebräuchliche Portion. Aber essen Sie 1 Kilogramm Kürbis? Ich jedenfalls nicht.

50 Gramm verwertbarer Kohlenhydrate sind nicht gleich 50 Gramm Lebensmittel. Um zum Beispiel aus Möhren 50 Gramm Kohlenhydrate zu extrahieren, braucht man gut 3 Pfund des Gemüses. Deshalb sind auch nicht alle Lebensmittel mit hohem GI Dickmacher und die mit niedrigem GI zugleich Schlankheitsgaranten. Letztere entlassen die Glukose nur **Glukose im** langsamer ins Blut, was aber für die Menge der Insulinproduktion keinen **Blut** Unterschied macht.

Vergegenwärtigen wir uns erneut, wie wichtig die Energiedichte eines Lebensmittels ist. Am Ende spielen also die Portionsgrößen eine wichtige Rolle. Kleine Mengen Weißbrot oder Zucker steckt der Körper spielend weg. Das ist auch der Grund, weshalb etwa die auf diesem Gebiet führenden Ernährungsforscher der Harvard-Universität in ihren Studien keine eindeutige Beziehung zwischen Glyx und Diabetesrisiko fanden, wohl aber zur glykämischen Last (GL).

GL statt GI

Um das Konzept vom GI dennoch beim täglichen Gang in den Supermarkt anwenden zu können, wurde an der Harvard Medical School eine weitere Messgröße definiert, die glykämische Last. Diese ergibt sich aus dem GI und der tatsächlich verzehrten Menge eines Lebensmittels. Die

GL entspricht also in etwa dem Bedarf an Insulin zur Verarbeitung dieser Portion.

Auch hier für die Feinschmecker eine Definition: Die Rechnung sieht folgendermaßen aus: Der GI (geteilt durch 100) wird multipliziert mit der Menge der Kohlenhydrate in Gramm. Das ergibt für 100 Gramm Baguette mit einem GI von 70 und seinen 48 Gramm Kohlenhydraten 70 : 100 = 0,7 × 48 = 33,6. Das macht eine GL von aufgerundet 34. So lässt sich auch das Karottenphänomen erklären. Denn in einer Portion von 100 Gramm sind nur knapp 5 Gramm Kohlenhydrate verborgen. Mag der GI auch bei 70 liegen, so liegt die GL bei 3,4, es wird also nur ein Zehntel der Insulinmenge gebraucht, die eine Portion französischen Stangenbrots erfordert.

Eine ausführliche Tabelle zu den Werten des GI und der GL einzelner Nahrungsmittel finden Sie im Anhang, Seite 305–309.

Vorfahrt für Obst und Gemüse

Eine Gruppe von Nahrungsmitteln kommt aber nach beiden Bewertungen einmal mehr ungeschoren davon: Obst und Gemüse. Obwohl zum Beispiel Ananas oder Bananen relativ viel Fruchtzucker bergen, ist ihre glykämische Last nicht besonders hoch. Ihre physiologischen Vorteile überwiegen bei weitem. Sie liefern Vitamine und Spurenelemente, aber auch Ballaststoffe aus Fruchtfasern, die unseren Verdauungstrakt in **Salat** Schwung halten. Außerdem quellen sie auf im Magen und bewirken ein **gewinnt** schnelleres, länger anhaltendes Sättigungsgefühl. Der Salat ist als erster **immer** Gang schwer zu schlagen.

Die GI- und GL-Anhänger raten zudem, auch den Konsum von Eiweiß zu erhöhen. Wir Deutschen beziehen unsere Energie zu etwa 15 Prozent aus Fleisch, Geflügel, Fisch, Eiern, Milchprodukten und Hülsenfrüchten. Es dürfte dieser Lehre folgend gern etwas mehr sein, im Austausch gegen

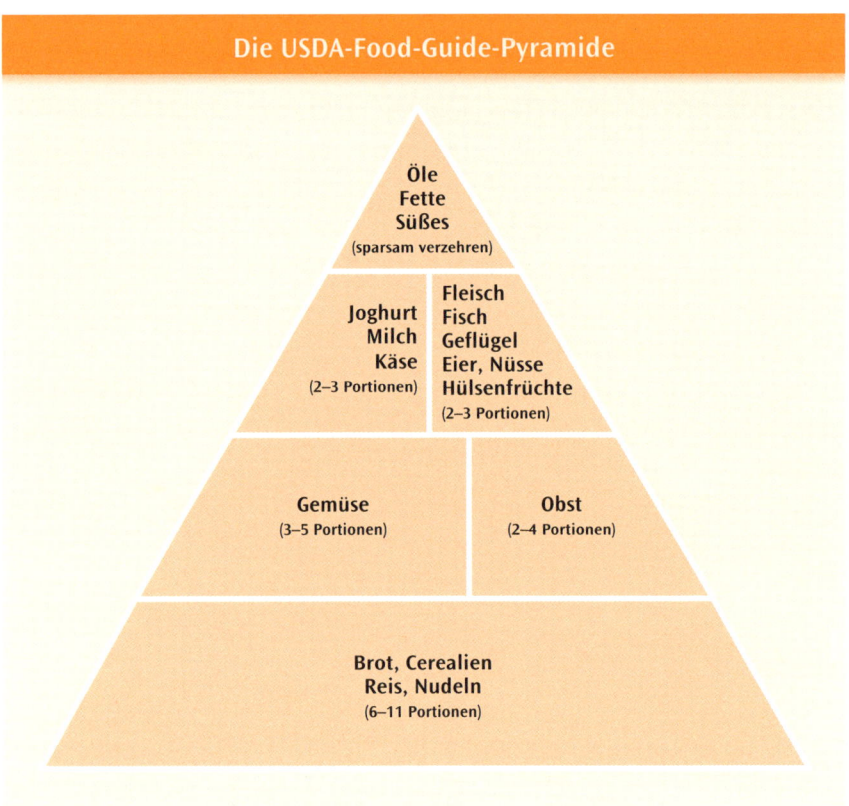

Die USDA-Food-Guide-Pyramide

Öle
Fette
Süßes
(sparsam verzehren)

Joghurt
Milch
Käse
(2–3 Portionen)

Fleisch
Fisch
Geflügel
Eier, Nüsse
Hülsenfrüchte
(2–3 Portionen)

Gemüse
(3–5 Portionen)

Obst
(2–4 Portionen)

Brot, Cerealien
Reis, Nudeln
(6–11 Portionen)

Kohlen-hydrate auf dem Rück-zug

Kohlenhydrate. Der Spiegel des guten HDL-Cholesterins steigt dann meist, während der Anteil der schlechten Cholesterine sowie der Triglyzeride sinkt. Eiweiß lässt zudem den Insulinwert unten und sorgt so für ein lang anhaltendes Sättigungsgefühl. All diese Erkenntnisse haben in den USA dazu geführt, dass die dortige lange gültige Ernährungspyramide inzwischen als überholt angesehen wird.

Die bisher aktuellen Pyramiden sind die USDA Food Guide Pyramid und die aid-Pyramide. Derzeit sind zwei neue Pyramiden im Umlauf, die beide auf dem Prinzip des glykämischen Index aufbauen. Die erste wurde von dem bereits erwähnten Harvard-Professor David Ludwig konstruiert

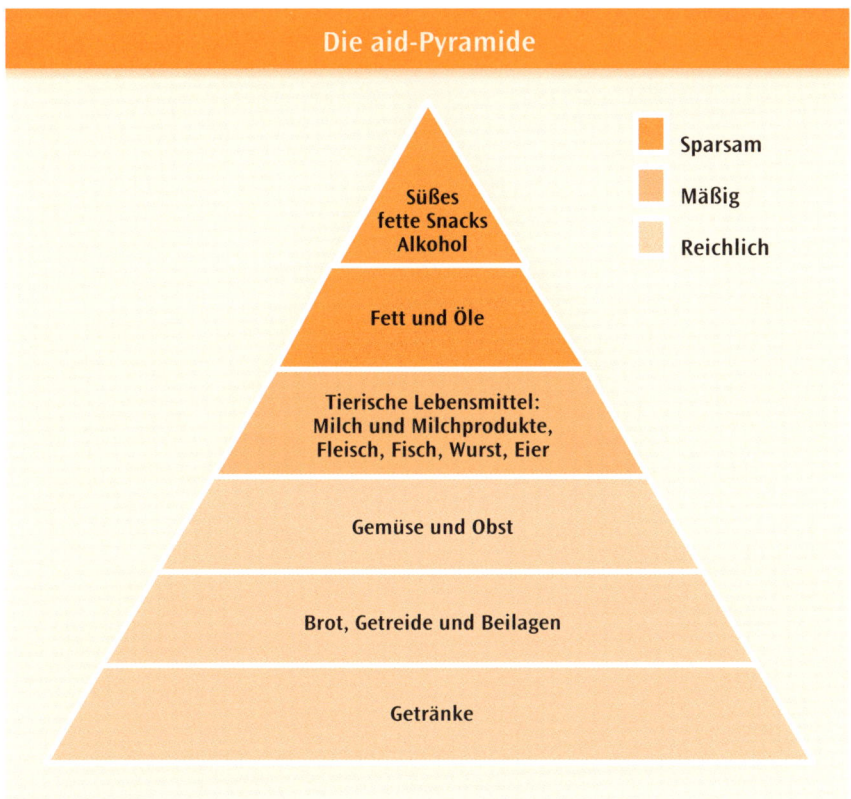

Die aid-Pyramide

Sparsam

Mäßig

Reichlich

Süßes
fette Snacks
Alkohol

Fett und Öle

Tierische Lebensmittel:
Milch und Milchprodukte,
Fleisch, Fisch, Wurst, Eier

Gemüse und Obst

Brot, Getreide und Beilagen

Getränke

und trägt den Namen »LOGI«. Die Abkürzung steht für »Low Glycemic Index«, also niedrigen GI, und basiert auf dem Prinzip der Blutzuckerbremse: nur nicht zu viel Insulin ins Blut pumpen.

Obst und Gemüse, zubereitet mit gesunden Ölen, bilden die breite Basis, wobei sehr süßes Obst nur in kleinen Portionen verzehrt werden sollte. Auf Stufe zwei folgen Proteinspender wie Fleisch, Fisch, Milchprodukte, Eier, Nüsse und Hülsenfrüchte, dann kommen Vollkornprodukte wie Körnerbrot, ungeschälter Reis und Nudeln. An der Spitze stehen **Zucker** Weißmehl- und Zuckerprodukte, aber auch Kartoffeln. Ein Leben mit **und Brot** kaum Erdäpfeln und wenig Brot, das ist für deutsche Gewohnheiten erst **verboten**

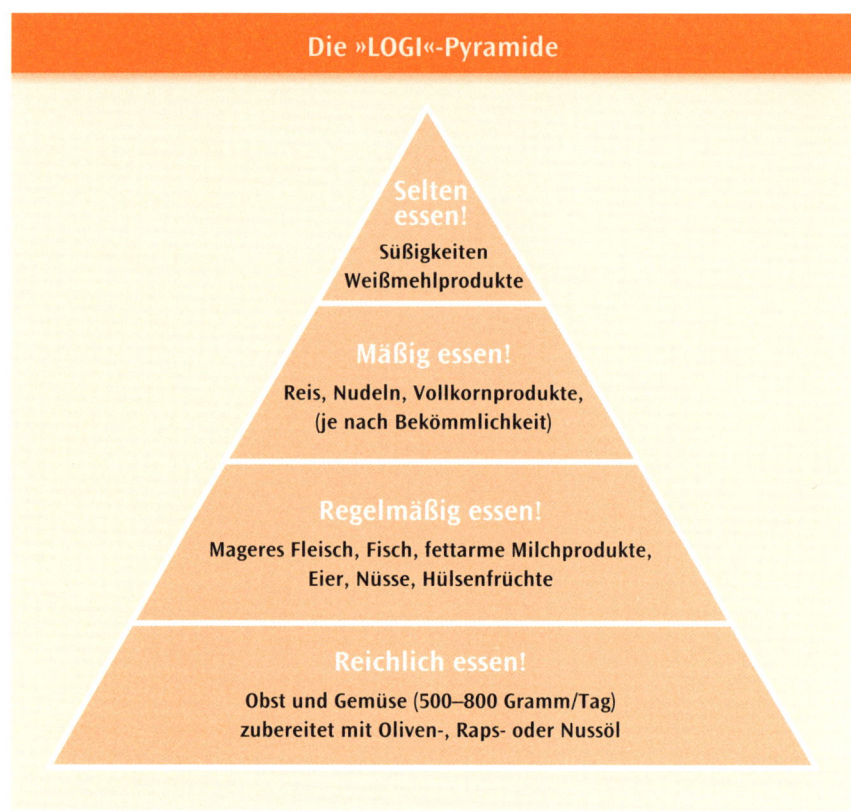

Die »LOGI«-Pyramide

Selten
essen!
Süßigkeiten
Weißmehlprodukte

Mäßig essen!
Reis, Nudeln, Vollkornprodukte,
(je nach Bekömmlichkeit)

Regelmäßig essen!
Mageres Fleisch, Fisch, fettarme Milchprodukte,
Eier, Nüsse, Hülsenfrüchte

Reichlich essen!
Obst und Gemüse (500–800 Gramm/Tag)
zubereitet mit Oliven-, Raps- oder Nussöl

Neue Emp-
fehlungen
zum
Abnehmen

einmal schwer vorstellbar. Doch die Protagonisten versichern, dass nicht nur gesundes Leben, sondern auch Abnehmen nach diesem Schema besonders einfach ist.

Walter Willett ist weltweit einer der profiliertesten Ernährungsforscher. Er hat die so genannte »Krankenschwester-« und die »Ärztestudie« vorangetrieben, bei der seit über zwanzig Jahren die Gesundheit von vielen zehntausend Menschen verfolgt und analysiert wird. Er arbeitet an der Harvard Medical School in Boston, vor allem aber hat er einen spannenden familiären Hintergrund. Willett stammt aus einer Dynastie von Milchbauern aus Michigan, er gewann als Jugendlicher Wettbewerbe in

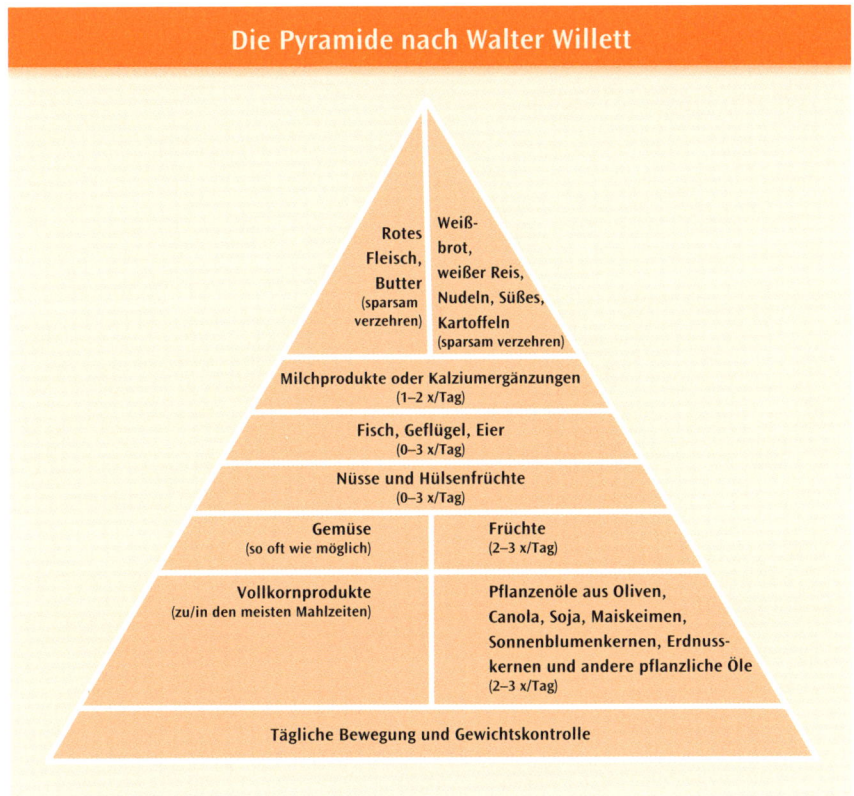

Die Pyramide nach Walter Willett

Rotes Fleisch, Butter (sparsam verzehren)

Weißbrot, weißer Reis, Nudeln, Süßes, Kartoffeln (sparsam verzehren)

Milchprodukte oder Kalziumergänzungen (1–2 x/Tag)

Fisch, Geflügel, Eier (0–3 x/Tag)

Nüsse und Hülsenfrüchte (0–3 x/Tag)

Gemüse (so oft wie möglich)

Früchte (2–3 x/Tag)

Vollkornprodukte (zu/in den meisten Mahlzeiten)

Pflanzenöle aus Oliven, Canola, Soja, Maiskeimen, Sonnenblumenkernen, Erdnusskernen und andere pflanzliche Öle (2–3 x/Tag)

Tägliche Bewegung und Gewichtskontrolle

Gemüsezucht und finanzierte sich auch sein Studium mit Gemüseanbau. Willett sollte also wissen, wovon er redet. Er hat seine Pyramide noch etwas anders konstruiert als die LOGI-Anhänger. Als Basis integriert er erstmals Bewegung und regelmäßige Gewichtskontrolle, darüber Vollkornprodukte und Pflanzenöle, es folgen Obst und Gemüse, dann Fisch, Eier und Geflügel, schließlich magere Milchprodukte. An der Spitze stehen rotes Fleisch, Butter und Weißmehlprodukte, darunter auch weißer Reis, Kartoffeln und Pasta.

Vollkorn statt Doppelkorn

Willett propagiert dazu sieben einfache Regeln, die sich nach seinen umfänglichen Studien bewährt haben:

◆ Gewichtskontrolle,

◆ gesättigte und Transfette durch ungesättigte Fette ersetzen,

◆ Vollkornmehl statt raffinierten Mehls,

◆ gesündere Eiweißquellen, etwa Nüsse, Fisch und Huhn statt roten Fleischs,

◆ viel Obst und Gemüse,

Eine Pille ◆ Alkohol in Maßen,

am Tag ◆ zur Sicherheit eine Multivitaminpille am Tag.

Willetts Pyramide, überhaupt seine Philosophie, erinnert an die Kreta-Diät. Im Vergleich zur LOGI-Pyramide rät Willett zu vollem Korn bei fast jeder Mahlzeit, dazu Pflanzenöle. Die LOGIs wiederum glauben, dass Vollkornbrot mit seinem hohen GI die Insulinproduktion erst so richtig anregt.

Ich halte mich aus diesem Expertenstreit heraus und esse, was mir schmeckt, Vollkornbrot zum Beispiel. Am Ende wird sich ohnehin herausstellen, dass jeder Mensch Körner anders verdaut.

Neben Obst und Gemüse lenken alle neuen Pyramiden den Blick auf die Proteine, die, nach heutigem Kenntnisstand, die täglichen Kohlenhydrate zum Teil ersetzen sollen.

Eiweiße sind die Unbekannten in der Ernährungsforschung, aus einem ganz einfachen Grund: Sie machen nicht dick und standen deswegen weit seltener im Visier der Wissenschaftler. Proteine sind wichtige Bausteine des Körpers, sie stecken in Haut und Haaren, fast in jedem Gewebe, vor allem in den Muskeln, sie bilden das Hämoglobin, das den Sauerstoff transportiert. Um die 10 000 verschiedene Eiweiße tummeln sich im Körper, die alle aus nur etwa zwanzig Bausteinen zusammengesetzt sind, den so genannten Aminosäuren. Die produziert der Körper zum Teil selbst, aber er braucht dafür ständig Nachschub an Eiweiß. Dass der Körper es nicht lange lagert, lässt darauf schließen, dass es in Urzeiten offenbar immer verfügbar war. Der Körper braucht täglich etwa 1 Gramm

Eiweiß pro Kilogramm Gewicht, und das bekommt er, ohne dass wir lang darüber nachdenken müssen: ein bisschen Joghurt, Käse, Milch, etwas Fisch, ein Ei. Spannend ist nicht die Mindestmenge, sondern die Frage nach der idealen Menge. Darauf wissen die Forscher allerdings noch keine Antwort: Also halten wir uns an die 1-Gramm-1-Kilogramm-Regel.

Sosehr ich in Bezug auf die Bewertung der Kohlenhydrate durch das Konzept der glykämischen Last setze, bin ich doch skeptisch, ob der zweite Teil der Lehre, nämlich den Eiweißanteil stark zu erhöhen, bereits ähnlich ausreichende Evidenz besitzt, um in den Rang einer allgemeinen Verzehrsempfehlung gehoben werden zu können. Dazu scheinen mir die guten und schlechten Seiten des Eiweißes noch nicht genügend erforscht. **Eiweiß macht Muskeln**

Bitte keinen Nährstoffextremismus!

Aus Amerika schwappte die Low-Fat-Welle ebenso zu uns herüber wie später wieder die Eiweißpromotion durch die Atkins-Diät. Nun befindet sich eine Nation auf dem Low-Carb-Kreuzzug. Interessant dabei ist, wie viele Unternehmen da mit machen, obwohl sie von ihren wissenschaftlichen Abteilungen seriöse Einwände vorgetragen bekamen. Low-Carb ist ein relevanter Markt, an dem es für eine gewisse Zeit Geld zu verdienen gibt. Unter dem immensen wissenschaftlichen Druck aus dem eigenen Land, verbunden mit einer Bürgerbewegung von nahezu dreißig Millionen Amerikanern, die sich inzwischen auf einem Low-Carb-Kreuzzug befinden, sieht sich nun auch die US-Landwirtschaftsbehörde FDA in Zugzwang. Amerika erlebe den schnellsten Richtungswechsel im Essverhalten seit Jahrzehnten, konstatiert die *Financial Times*. Nudelhersteller gehen pleite, die Lufthansa bietet auf Flügen in die USA Low-Carb-Menüs an.

Proteine in Lebensmittel				
Lebensmittel	Gewicht (g)	Proteine (g)	kcal	kcal von Protein (%)
Magerer Hamburger	170	48,6	451	43
Huhn, gebraten	170	42,5	284	60
Fisch	170	41,2	190	87
Thunfisch, ölfrei	170	40,1	218	74
Hüttenkäse	225	28,1	233	48
Joghurt, fettarm	220	11,9	144	33
Linsen, gekocht	100	9	115	31
1 Ei, groß	50	6,3	78	33
Brokkoli, gekocht	140	4,2	39	42

Esst mehr Fisch

Mir ist nicht wohl dabei, eine der Nährstoffgruppen gegenüber den anderen besonders herauszustellen, egal, ob positiv oder negativ. Es gibt gute und schlechte Fette, empfehlenswerte und weniger empfehlenswerte Kohlenhydrate und Eiweiße, die mal gesündere und mal weniger gesunde Begleiterscheinungen für den Körper mit sich bringen.

Bei der Betrachtung der gängigen Pyramiden fällt auf, dass die Protagonisten mal den Schwerpunkt stärker auf qualitative, mal auf quantitative Aspekte legen. Es macht einen gewaltigen Unterschied, ob man in der Pyramide vor allem die zwischen den einzelnen Ländern stark differierenden Mengenverzehrsempfehlungen oder innerhalb der Pyramide die Qualität einzelner Ausgangsprodukte abbildet und damit auch zwischen den Nährstoffen differenzieren will.

Der Expertenstreit führt für mich spätestens dann zu einer völlig unübersichtlichen Lage, wenn Qualität und Mengenempfehlungen gleichzeitig dargestellt werden sollen. Für die Verbraucherinnen und Verbraucher wird damit nur eine weitere Quelle der Verwirrung geschaffen. Denn gerade in der augenblicklichen Situation bedarf es einer klaren Orientierungshilfe, wenn man so will, eines Kompasses, damit die aus der Adipositas-Epidemie abzuleitenden Verhaltensänderungen auch wirklich stattfinden können.

Zweidimensionale Geometrie

Ich habe versucht, die verschiedenen Pyramiden zu verstehen, ihre Gemeinsamkeiten und Unterschiede zusammenzufassen. Dabei ist eines besonders auffällig. Alle sprechen von »Pyramiden«, doch in Wahrheit sind es nur »Dreiecke«. Genau diese zweidimensionale Darstellungsform erschwert es, mittels traditioneller »Pyramiden« das komplexe Problem der Gewichtung von Nährstoffen und darüber hinaus von Nährstoffen untereinander darzustellen. Ich meine daher, es ist sinnvoll, die neue Ernährungspyramide auch wirklich als Pyramide zu begreifen.

Auf der Grundfläche lassen sich allgemeine Ernährungshinweise geben. Auf drei Pyramidenseiten ist genug Platz, die drei Nährstoffgruppen Eiweiß, Fett und Kohlenhydrate differenziert darzustellen. Zu guter Letzt bleibt eine Pyramidenseite, um das Thema der Getränke ausführlich darzustellen. Aufgeklappt in zweidimensionaler Darstellung gleicht die Pyramide einer Windrose, die einem in vier Richtungen weisenden Kompass Orientierung gibt.

Auch diese Darstellungsform wird, wenn es um die Details geht, zu unterschiedlichen Expertenempfehlungen führen. Allerdings ist es viel einfacher möglich, den Konsens abzubilden:

◆ Bei den Getränken sind Wasser und ungesüßte Tees die Basis unserer Ernährung. Erst dann kommen Fruchtschorlen und Fruchtsäfte. Schließlich folgen die energiereichen Soft Drinks und Alkoholika.

Trinken ohne Zucker

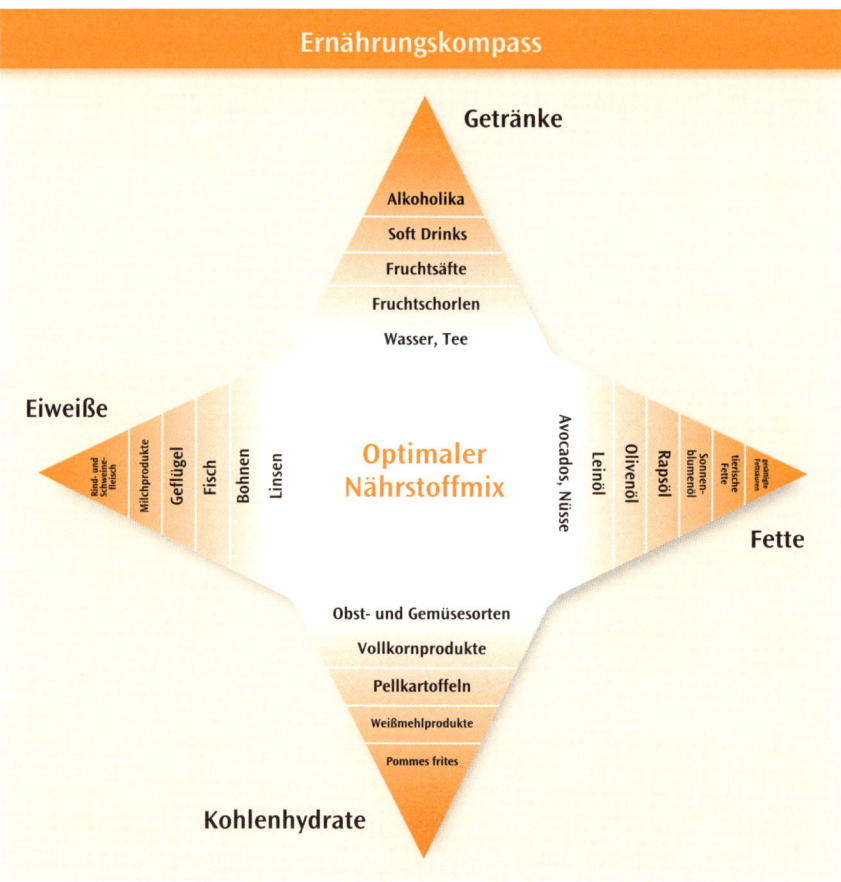

Milch zählt nicht zu dieser Gruppe. Es gibt wenige Klarheiten, eine aber ist: Der Konsum zuckerhaltiger Getränke fördert Adipositas bei Kindern.

Reichlich gute Fette

◆ Obst und Gemüse bilden bei Fetten, Eiweißen und Kohlenhydraten unter anderem wegen ihrer relativ geringeren Energiedichte die Basis der Ernährung.

◆ Die besseren ungesättigten Fette können als solche auch herausgestellt werden.

◆ Der glykämische Index und die glykämische Last geben Orientierung bei der Bewertung von Kohlenhydraten und ermöglichen auch hier eine unstrittigere Darstellung der Verzehrsempfehlung.

◆ Auf der Grundfläche kann dann der Streit über den optimalen Mix stattfinden oder – genau genommen – weitergehen. Eine Festlegung an dieser Stelle sollten die Experten vornehmen, den Prozess, der dazu führt, will ich mit beflügeln.

◆ Dabei kommt an den Gesetzen der Thermodynamik niemand vorbei. Ausgehend von der banalen Erkenntnis, dass man dick wird, wenn mehr Energie aufgenommen wird, als der Körper verbraucht. Insoweit ist auch Platz für die Empfehlung, dass wir uns mehr bewegen sollten.

In Bewegung bleiben

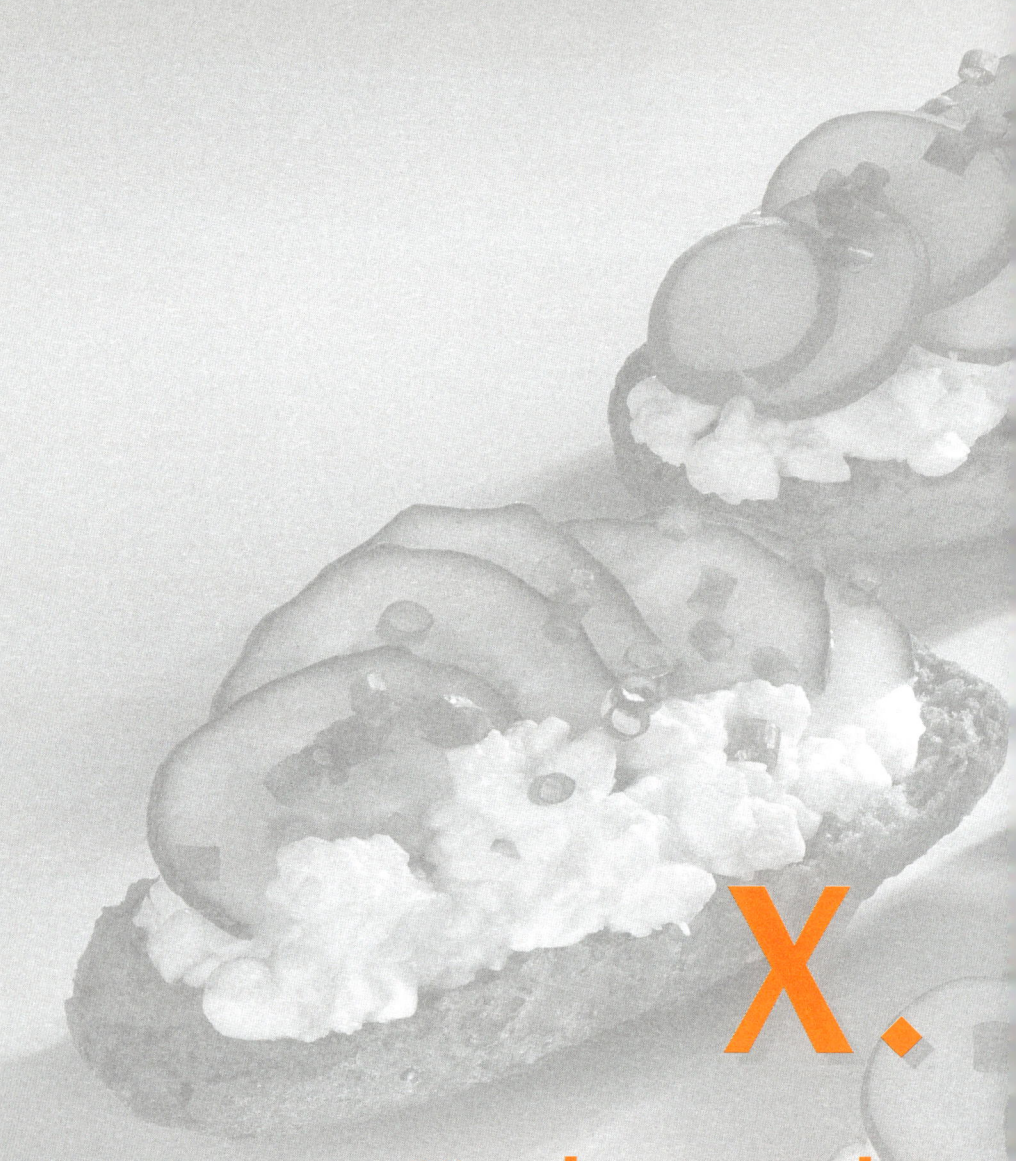

X.

Und es geht doch *oder*

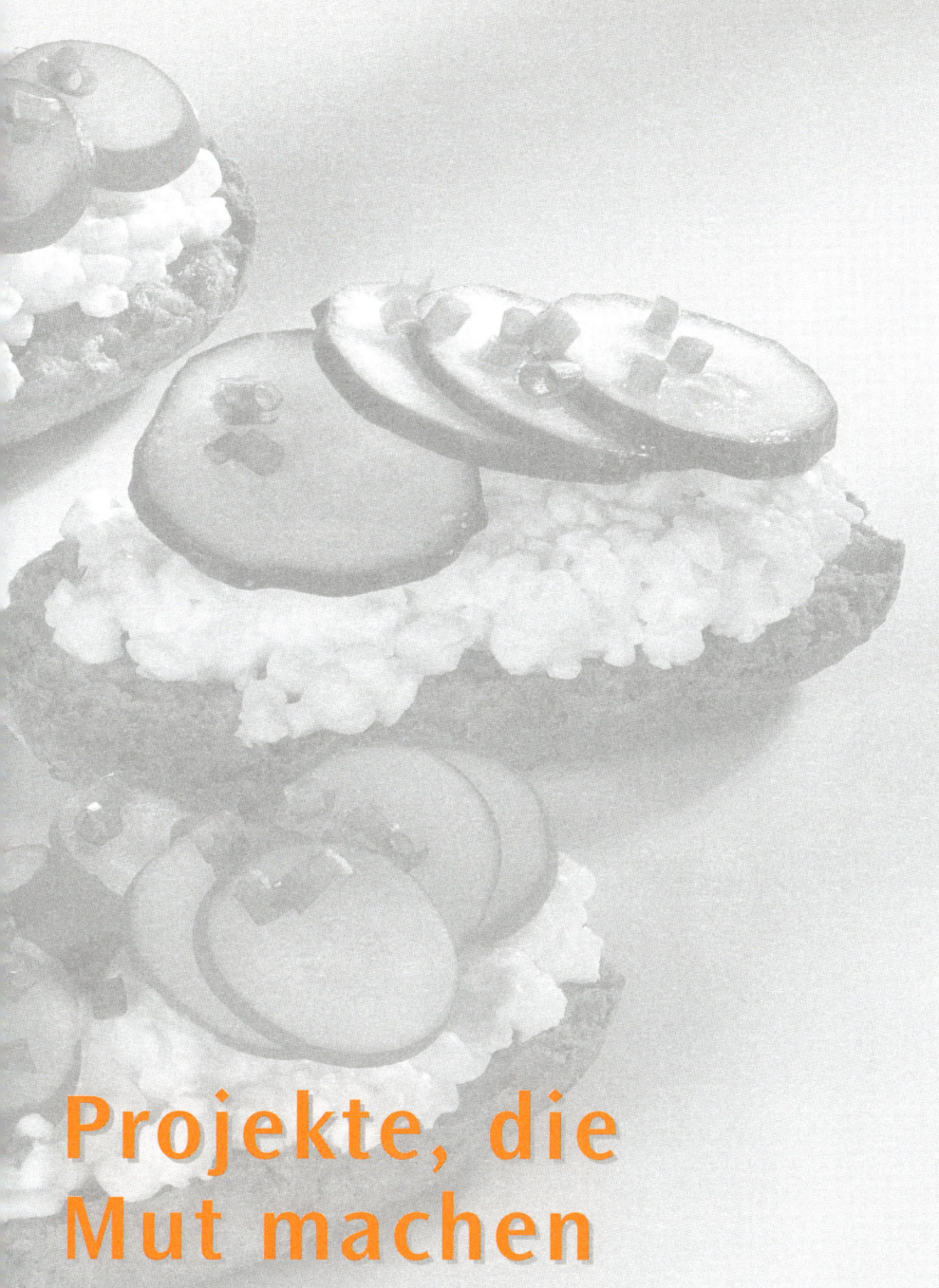

Projekte, die
Mut machen

Obwohl wir wie gesagt einen langen Weg vor uns haben, ist die Sache ja eigentlich einfach. Der Ernährungsbericht der WHO stellt schlicht fest, dass vor allem die Auswahl des Essens die entscheidende Variable sei, deren Veränderung umgehend positive Effekte auslöse. Das heißt nichts anderes als: Wenn jeder Einzelne sein Ernährungsverhalten konsequent verändert, dann ist ein Teil des Problems gelöst. Das ist gar nicht so schwer umzusetzen, vor allem nicht, wenn sich eine Gruppe entschließt, gemeinsam gegen die Kilos zu kämpfen. In Bayern zum Beispiel lief die Aktion »BayernWeit – BayernLight«, bei der 2003 über 30 000 Menschen mitmachten. Im Schnitt verloren die Teilnehmer in 17 Wochen 5 Kilogramm. Interessant wäre es gewesen, zu erfahren, wie die Bilanz ein Jahr danach aussah.

Dass solche Initiativen auch langfristig wirksam sein können, selbst in scheinbar festgefahrenen Lagen, das zeigt ein Beispiel aus Karelien. Dort ging die Zahl der Todesfälle aufgrund von Herzkrankheiten zwischen Anfang der siebziger und Mitte der neunziger Jahre auffällig stark zurück. Untersuchungen ergaben, dass die Ursache vor allem eine fettärmere Ernährung war und kaum Medikamente. Was war geschehen? Die Gemeinschaft hatte sich vorgenommen, gesünder zu leben. Erst in Nordkarelien und später in ganz Finnland zeigten sich überwältigende Erfolge: Die Zahlen für Krebs, Herz-Kreislauf-Erkrankungen, die ganze Sterblichkeitsrate fielen dramatisch. Heute gelten lediglich 11 Prozent der Finnen als übergewichtig. Die Mortalität bei Herz- und Kreislaufleiden sank innerhalb der vergangenen zwei Jahrzehnte nach Angaben des Gesundheitsministeriums sogar um 63 Prozent. Damit gehört Finnland zu jenen Ländern, die erfolgreich gegen Herz- und Kreislaufleiden und Übergewicht vorgingen, indem die Bevölkerung besser aufgeklärt, zu gesünderer Lebensweise ermuntert und selbst aktiv wurde. Zugleich änderte Finnland die Besteuerung von Lebensmitteln, um Hersteller zu motivieren, fettärmere Produkte mit mehr Nähr- und Ballaststoffen zu produzieren. Finnland gilt in dieser Hinsicht nach Einschätzung von Dr. Pekka Pushka aus Helsinki als vorbildlich. Pushka, der jahrelang für die WHO arbeitete, plädiert für ein sofortiges Fast-Food-Werbeverbot in Kinder- und Jugendprogrammen. Auch Ärzte fordern von der Regierung in Helsinki Werbebeschränkungen für Fast Food im Fernsehen. Nach dem Willen der Mediziner soll die Ausstrahlung von Werbespots in Kinderprogrammen für bestimmte Lebensmittel verboten werden.

»Fettbrief« für Grundschüler

Strafsteuer auf ungesunde Nahrung

In Schweden gibt es bereits eine Beschränkung der Fernsehwerbung für Kinder unter zwölf Jahren. In der Schweiz schlagen Forscher der Technischen Hochschule Zürich vor, eine Straf- oder Abschreckungssteuer auf fettreiche Nahrungsmittel oder auf Süßgetränke einzuführen. Zudem sollte der Konsum von TV und Computerspielen durch attraktive Sportangebote ersetzt werden.

Im US-Bundesstaat Arkansas dagegen wurden jüngst ziemlich raue Methoden eingeführt. Da bekommen die Eltern der Erstklässler ab dem Frühjahr 2004 einen »Fettbrief« mit dem Body-Mass-Index ihrer Kinder. Arkansas ist in dem Punkt der Gewichtsüberwachung bei Schülern ganz vorn dabei. So werden die Grundschüler ab dem Frühling all ihre Körpermaße auswendig lernen müssen. Mit diesem neuen Programm soll das Gewicht der Kinder besser kontrolliert werden, da schon 9 Prozent der unter Fünfjährigen unter Übergewicht leiden. Bemerkenswert ist auch die Entwicklung in Südkorea: Die Bewohner haben sich entschieden, trotz rapider ökonomischer Entwicklung bei ihrer traditionellen pflan-

zenreichen und fettarmen Kost zu bleiben. Die Zahlen für ernährungsbe-
dingte Krankheiten liegen dort deutlich niedriger als in anderen Industrienationen.

Deutschlands Kampf gegen die Kilos

Bei Deutschlands Ringen mit dem Bauch geht es – noch! – zu wie in einem Ameisenhaufen. Mir ist es insbesondere wichtig, Aktionen zu fördern, die sich um Kinder kümmern. Davon gibt es bereits eine Vielzahl,
doch die Qualitätsunterschiede sind gewaltig. Die Arbeitsgemeinschaft
Adipositas im Kinder- und Jugendalter (AGA) hat mit einer Umfrage ermittelt, dass von 177 Institutionen nur 15 Prozent Daten vorlegen konn- **Hoffnung**
ten, die ihre Arbeit und vor allem ihre Erfolge dokumentierten. Nur ein **auf**
Viertel der Initiativen orientierte sich an den von der AGA empfohlenen **Fortschritte**
Leitlinien, die Gewichtsreduktion, bessere allgemeine Gesundheit, Ein-
beziehung der Familie und die Förderung einer normalen Entwicklung
vorsehen.

Hier möchte ich auf einige Initiativen hinweisen, die zeigen, dass der
Kampf gegen Adipositas zwar anstrengend, aber durchaus zu gewinnen
ist.

FITOC

Die Abkürzung steht für *Freiburg Intervention Trial for Obese Children* und
wird interessanterweise von den Sportmedizinern der dortigen Universitätsklinik für Kinder zwischen 8 und 11 Jahren angeboten. Die Therapie
zielt auf Ernährung und Verhalten, auch der Eltern, hat ihren Schwerpunkt aber bei der sportlichen Betätigung, dreimal die Woche für eine
Stunde. Ziel ist das Heranführen an einen selbständigen, körperlich akti-

ven Lebensstil. Acht Monate dauert die Therapie, die Elternabende, Kinderkochnachmittage, individuelle Ernährungsberatung und psychologische Betreuung vorsieht. Gut ist, dass die Kinder bis zu drei Jahre lang betreut werden. Rückfälle sind also zu erkennen und zu korrigieren. Die FITOC-Macher gehen davon aus, dass die Bewegung nicht nur das Fett wegschafft, sondern auch andere Fähigkeiten vermittelt, Durchhaltevermögen zum Beispiel, Motivation und Gruppengefühl. Dabei war es am Anfang vor allem wichtig, Übungen zu finden, die die Kinder nicht von vornherein als unangenehm empfanden. Die Ergebnisse sind vielversprechend. Viele Kinder nahmen ab, ihre Cholesterinwerte sanken, die Leistungsfähigkeit stieg. Schwieriger ist es offenbar, das erreichte Gewicht über Jahre zu halten. Das Angebot wurde inzwischen erweitert auf FITOC Maxi für Jugendliche von 12 bis 16 Jahren und FITOC Mini für Kinder unter 8 Jahren.

Entscheidend ist der Langzeiterfolg

◆ *Informationen:* Universitätsklinik Freiburg, Abt. Rehabilitative und Präventive Sportmedizin, Hugstetter Straße 55, 79106 Freiburg, Tel. 0761-2707451, www.fitoc.de

Moby Dick

Die von Jahr zu Jahr steigende Zahl übergewichtiger Kinder bei den schulärztlichen Untersuchungen in Hamburg ließ 1998 Moby Dick entstehen. Ziel war ein flächendeckendes, qualitativ hochwertiges Therapiekonzept, das aber keine hohen Eingangsvoraussetzungen an die Teilnehmer stellt. 600 Kinder haben bisher teilgenommen. Das einjährige Programm richtet sich an übergewichtige Kinder und Jugendliche zwischen 6 und 17 Jahren. Sie werden von einem Team aus Sportpädagogen oder Übungsleitern von Sportvereinen, Ernährungswissenschaftlern, Psychologen oder Sozialpädagogen betreut. 10 bis 15 Gleichaltrige treffen sich einmal wöchentlich zu eineinhalb Stunden Bewegung und gemeinsamem Kochen, dazu stehen Ernährungsberatung und -schulung auf dem Programm. Die Eltern sind bei Elternabenden und Eltern-Kind-Nachmittagen eingebunden. Inwieweit übergewichtige Klein- und Kindergartenkinder durch *Moby Dick* betreut werden können, wird derzeit im Rahmen einer Mutter-Kind-Gruppe untersucht. Das Modell verbreitet sich auch auf andere Städte.

◆ *Informationen:* Moby Dick, Dr. Christiane Petersen, Lilienstraße 36, 20095 Hamburg, Tel. 040-32527421, www.mobydickhamburg.de

Obeldicks

Das ambulante Schulungsprogramm wurde an der Vestischen Kinderklinik in Datteln in Kooperation mit dem Forschungsinstitut für Kinderernährung in Dortmund (FKE) und der Arbeitsgemeinschaft der Krankenkassen der Region entwickelt. Das Programm richtet sich an adipöse Kinder von 6 bis 15 Jahren. Innerhalb des einjährigen Programms werden die Kinder und Jugendlichen von einem interdisziplinären Team aus Kinderärzten, Diätassistentinnen, Ökotrophologinnen, Psychologen, Motopäden und Sportlehrern betreut. Mithilfe eines Ampelsystems werden die Lebensmittel grünen (zum Beispiel Obst, Gemüse, Tee), gelben (kohlenhydrathaltige Lebensmittel, zum Beispiel Brot) und roten Bereichen (fettreiche Lebensmittel und süße Getränke) zugeordnet. Auch für 5- bis 7-Jährige wird ein Kurs angeboten.

Ampel auf Rot bei Fett und Cola

◆ *Informationen:* Vestische Kinder- und Jugendklinik Datteln, Dr.-Friedrich-Steiner-Straße 5, 45711 Datteln, Tel. 02363-975229, www.kinderklinik-datteln.de

»Adi-Fit«-Kurs

Ein gemeinsames Modellprojekt vom Kinderhospital Osnabrück und Osnabrücker Krankenkassen für Kinder im Alter von 8 bis 12 Jahren. Bevor die Kinder in das Programm aufgenommen werden, findet eine umfassende medizinische Untersuchung und zusammen mit den Eltern eine Kurzschulung über 4 bis 6 Wochen statt. Hierbei werden Motivation, Durchhaltevermögen und Bereitschaft zur Verhaltensänderung geprüft. Erst danach zeigt sich, wer an dem einjährigen Kurs teilnehmen kann, bei dem die Kinder von einem Team aus Kinderärzten, Diätassistentinnen, Erziehern, Kinderkrankenschwestern, Krankengymnasten, Sportpädagogen und Familientherapeuten betreut werden.

Ohne den Willen zur Änderung geht es nicht

◆ *Informationen:* Kinderhospital Osnabrück, Kindertagesklinik, Iburger Straße 187, 49082 Osnabrück

Babeluga

Das Berliner Adipositas-Therapie-Programm für Kinder, Jugendliche und ihre Familien, das im Sozialpädiatrischen Zentrum (SPZ) der Charité in Berlin angeboten wird, hat zum Inhalt: Bewegung, Beratung, Begleitung, Essen und Trinken, ausgewogene Ernährung in Theorie und Praxis, lebendiges Lernen mit dem Ziel, die Lebensqualität zu verbessern, Unterstützung der ganzen Familie, Gruppentherapie, Adipositas-Diagnostik und langfristiges Abnehmen für Kinder und Jugendliche bis zu 18 Jahren.

◆ *Informationen:* Sozialpädiatrisches Zentrum (SPZ) der Charité, Campus Virchow-Klinikum, Augustenburger Platz 1, 13353 Berlin

Adipositasgruppenschulung des Kinderkrankenhauses Wilhelmstift, Hamburg

Etwa 130 adipöse Kinder und Jugendliche stellen sich im Jahr auf Einweisung des Haus- oder Kinderarztes vor. Nach einer medizinischen Diagnostik gemäß den Leitlinien der AGA und einem Eingangsgespräch wird entschieden, welche Behandlungsmaßnahme die individuell optimale Lösung darstellt. Die Gruppentherapie kommt nur infrage, wenn die Eltern bereit sind, ihren Lebensstil zu ändern, und die Kinder, in einem Sportverein regelmäßig zu trainieren. Gestartet wird mit einer Blockwoche, in der täglich 7 Stunden gelernt und geübt wird. Die Eltern werden in dieser Zeit ebenfalls 2 Stunden pro Tag geschult.

Die ganze Familie ist gefordert

◆ *Informationen:* Katholisches Kinderkrankenhaus, Liliencronstraße 13, 22149 Hamburg

Ambulante Therapie der Universität Heidelberg

Kinder und Jugendliche im Alter von 10 bis 18 Jahren werden von einem Team aus Ärzten, Ernährungswissenschaftlern, einer Psychologin, einem Sozialpädagogen und Sporttrainern betreut. Ziel ist die Gewichtsnormalisierung bzw. -konstanz durch Verhaltensänderung im Familienalltag. *Basis 24* läuft über 24 Wochen und richtet sich an 10- bis 14-Jährige. Das Programm ist weniger zeitaufwendig und intensiv, da die Familie in diesem Alter die Umstellung weitgehend unterstützen kann. *Formel 9* ist ein intensiviertes Programm über 9 Wochen für 13- bis 18-Jährige. *Plus 24* ist als Nachfolgeprogramm gedacht und läuft über 24 Wochen.

◆ *Informationen:* Adipositasambulanz Universitätsklinik Heidelberg, Bergheimer Straße 58, 69115 Heidelberg

Big Kids

Bewegung kann Spaß machen

Ernährungstraining für übergewichtige Kinder und Jugendliche von 8 bis 14 Jahren. Ein Expertenteam kümmert sich sechs Monate lang um Körper und Seele der adipösen Teilnehmer und stärkt außer der Ernährungskompetenz auch den Spaß an der Bewegung sowie das Selbstbewusstsein. Zusammenarbeit mit einem Sportverein sowie Trainingsabende für Eltern runden das Programm ab. Die Kosten von 350 Euro übernimmt anteilig die Krankenkasse.

◆ *Informationen:* Verbraucherzentrale des Landes Bremen, Altenweg 4, 28195 Bremen, Tel. 0421-1607754, E-Mail: ernaehrungsinfo@vz-hb.de

Ambulante Adipositastherapie der deutschen Klinik für Diagnostik, Wiesbaden

Die Therapiedauer richtet sich nach den persönlichen Bedürfnissen und läuft mindestens über ein Jahr. Danach wird die Betreuung zunehmend gelockert. Die Kinder und Jugendlichen treffen sich monatlich mit Gleichaltrigen in kleinen Gruppen. Bewegungsmotivation, Ernährungs- und Verhaltensschulungen stehen auf dem Programm, die optimierte Mischkost steht im Mittelpunkt. Die Eltern nehmen an den monatlichen Besprechungen der Ernährungs- und Sportprotokolle teil.

◆ *Informationen:* Deutsche Klinik für Diagnostik, Aukammallee 33, 65191 Wiesbaden

Donald-Dick-Club

Der Kurs richtet sich an 8- bis 13-Jährige, die von einem Team (Kinderarzt, Psychologe und Verhaltenstherapeut, Diätassistentin und Sportlehrer) betreut werden. Die optimierte Mischkost des Forschungsinstituts für Kinderernährung liefert die Basis; dabei werden Lebensmittel und Gerichte mithilfe eines Ampelsystems grünen, gelben und roten Bereichen zugeordnet. Die Eltern erhalten Informationen sowie Ernährungs- und Verhaltensschulungen.

◆ *Informationen:* Donald-Dick-Club, Hugenottenstraße 101,
   61381 Friedrichsdorf

PowerKids

Ein einfaches und überall einsetzbares Selbsttrainingsprogramm, das von der Stoffwechselabteilung des Dr. von Hauner'schen Kinderspitals in München, der Abteilung Ernährungspsychologie der Universität Göttingen und der Abteilung Psychologie der Universität Luton in Großbritannien entwickelt und betrieben wird. Seit 2001 ist PowerKids, das über den AOK-Verlag vertrieben wird, im Einsatz. Mehr als 25 000 Koffer mit verschiedensten Selbsttrainingsmedien und -materialien wurden bereits verschickt. Das 12-wöchige verhaltenstherapeutisch orientierte Programm richtet sich an übergewichtige 8- bis 12-jährige Kinder und ihre Familien. Die Kinder führen das Programm selbst aus. Das Ziel: langfristige Stabilisierung neuer Essgewohnheiten, vermehrte Aktivität und Aufbau eines neuen Selbstvertrauens. Spielerisch lernt das Kind mithilfe von Fettzie-Punkten (1 Fettzie = 3 g Fett) den Fettgehalt der Lebensmittel kennen und fettreiche gegen fettärmere Speisen auszutauschen. Verbote gibt es nicht. Mit Sporties und Schlaffies macht es Spaß, die körperliche Akti-

Gesundes Essverhalten wird belohnt

vität zu steigern. Wer Schlaffies und Fettzies spart, bekommt Winnies. Wer 150 Winnies erreicht hat, kann sie gegen ein Geschenk eintauschen. Der Koffer kann beim AOK-Verlag, Postfach 1120, 53423 Remagen bestellt werden, Tel. 0180-5005290.

◆ *Informationen:* www.powerkids.de

Kids

Kids umfasst mehrere Bausteine, darunter ein interdisziplinäres Schulungsprogramm für Kinder und Jugendliche zwischen 8 und 17 Jahren. In der Intensivphase über 6 Monate treffen sich die Gruppen zweimal wöchentlich. Die Eltern sind durch 6 Elternabende eingebunden und sollen auch beim Kochen anwesend sein. In der anschließenden Grund- und Stabilisierungsphase treffen sich die Kinder ein Jahr lang regelmäßig einmal wöchentlich zur Bewegung.

Bewegungs- und erlebnis- orientiertes Programm

◆ *Informationen:* www.kids-ernaehrung.de

Adipositasprogramm der Universitätskinderklinik Ulm

Neben der Einzelberatung adipöser Kinder bietet die Klinik auch ein Gruppenprogramm für übergewichtige Kinder und Jugendliche an, das auf Ernährungs- und Verhaltenstherapie, der optimierten Mischkost und dem Ampelsystem basiert.

◆ *Informationen:* Universitätskinderklinik Ulm, Prittwitzstraße 43, 89075 Ulm

Schoolwater

Laut einer Untersuchung der Universität Paderborn trinken Schüler im Durchschnitt etwa 20 Prozent zu wenig. Zu wenig Flüssigkeitszufuhr bedeutet mangelnde Konzentration und Leistungsabfall. Ein Regensburger Hersteller von Wasserspendern hat das Projekt *Schoolwater* ins Leben gerufen. Für wenige Euro erwerben die Schüler einmal eine Trinkflasche und zapfen fortan kostenlos gesundes und kalorienfreies Wasser in beliebiger Menge. Erste Experimente begeisterten Lehrer, Eltern und Schüler. Nach einer Eingewöhnungsphase lief der Kunstbrunnen störungsfrei und problemlos.

Gesund und leistungsfähig durch Wasser

◆ *Informationen:* www.schoolwater.de

Was zu tun ist

Ernährung und Bewegung – eine Frage der Gerechtigkeit,

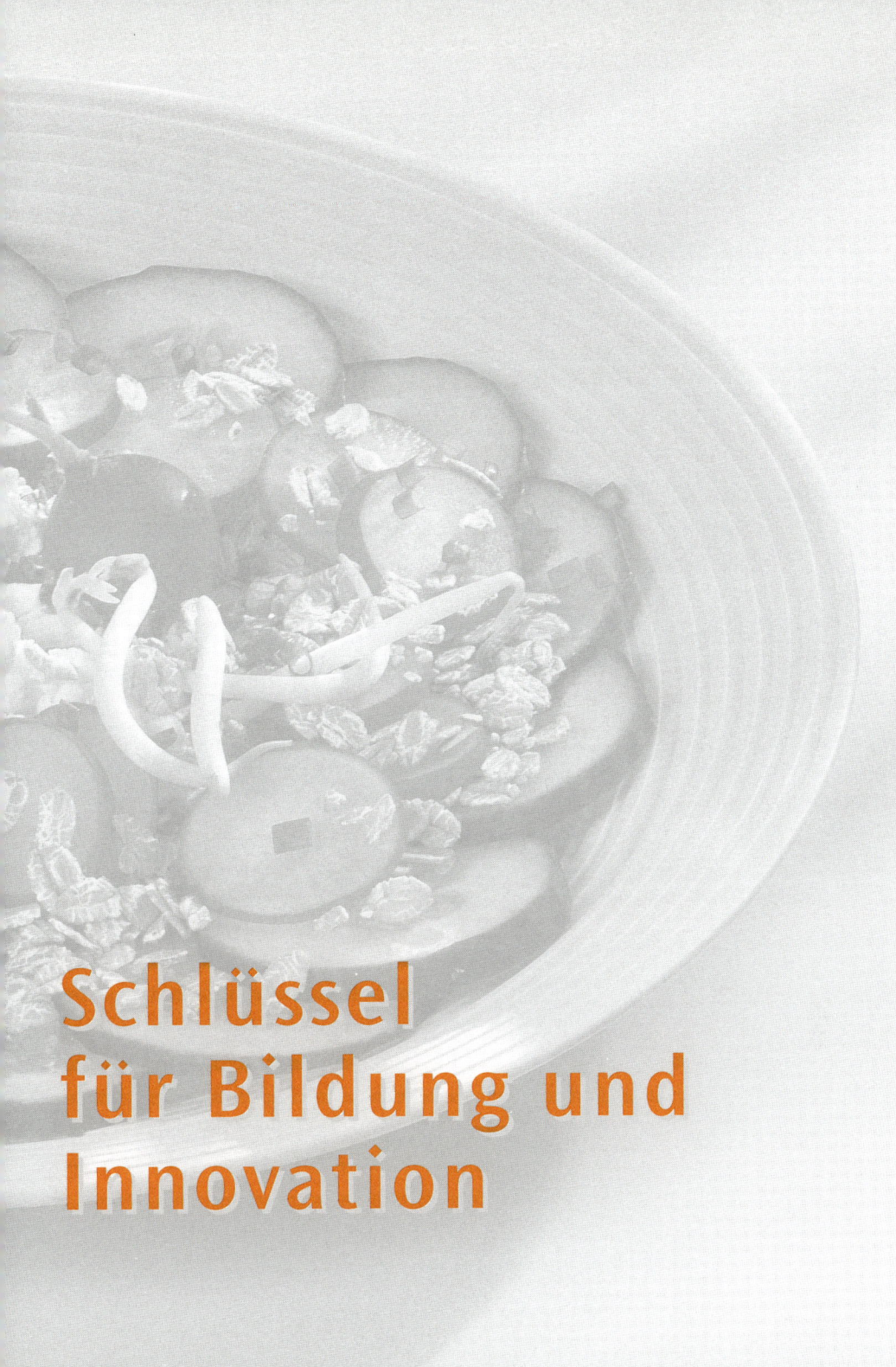

Schlüssel
für Bildung und
Innovation

.

Wir sehen ganz klar, dass sich unser Lebensumfeld stark verändert hat. Ob durch Veränderungen im Mobilitätsverhalten, bei dem auch für die kürzesten Strecken das Auto die Füße ersetzt, ob durch erhöhte Mediennutzung, bei der Kinder bis zu vier Stunden am Tag bewegungslos vor dem Fernseher verbringen, ob durch ein verändertes Lebensmittelangebot, das geprägt ist von einer schnelleren Verfügbarkeit sowie höherem Verarbeitungsgrad und höherer Energiedichte: Sie alle tragen zur Entstehung der Adipositas-Epidemie bei.

Deshalb ist es logisch, dass wir die Probleme nur in den Griff bekommen, wenn wir unsere Umgebung verändern.

Es geht hier nicht nur um die individuellen Probleme der besonders betroffenen Kinder aus sozial schwachen Familien sowie aus Familien mit Migrationshintergrund. Gleichzeitig geht es um Entwicklungs- und Bildungschancen, die Ausdruck dessen sind, wie eine Gesellschaft mit dem Thema soziale Gerechtigkeit umgeht.

Jeder Mensch braucht Zukunftschancen: Bildung, Gesundheit, ein gutes Körpergefühl gehören zu den elementaren Voraussetzungen für ein aktives Leben und ein erfolgreiches Nutzen dieser Chancen. Hier werden zurzeit zwei Probleme verschärft, die Kinder daran hindern, ihre Chancen zu nutzen:

◆ mangelnde Sprachkompetenz und damit Mangel in einer wesentlichen Grundlage unseres Denkens und
◆ Übergewicht, das massive physische und psychische Folgen bis hin zu jahrzehntelangen chronischen Erkrankungen hat.

Doch nicht nur individuelle Chancen werden vertan, die unsere Gesellschaft für einen Aufbruch in das 21. Jahrhundert dringend bräuchte. Auch die Folgekosten von Krankheiten, bei deren Entstehung die Ernährung eine große Rolle spielt, führen zu volkswirtschaftlichen Schäden, zum Beispiel durch Krankschreibungen und Belastungen des Gesundheitswesens, die keine Reform der Welt mehr wird bezahlen können.

Innovation und Gerechtigkeit

Bildung und Ausbildung, das ist für eine Wissensgesellschaft die entscheidende Ressource der Volkswirtschaft. Denn sie sind die Grundlage für die Entwicklung von Innovation. Damit sie endlich wieder zum starken Standortfaktor in Deutschland werden, brauchen wir zweierlei:

◆ freie Haushaltsmittel für eine zukunftsfähige Bildungspolitik sowie
◆ einen Bildungsansatz, der zeitgemäß ist – und das heißt heute, der auch Grundkompetenzen in den Bereichen Ernährungs-, Bewegungs- und Verbraucherbildung vermittelt.

Wir brauchen einen gesamtgesellschaftlichen Ansatz, um dieser Anforderung gerecht zu werden.

Uns leitet das Menschenbild des eigenverantwortlichen, gut informierten Verbrauchers, der seine Verantwortung für den eigenen Körper, seine Gesundheit, seine Umwelt und seine Zukunftschancen wahrnimmt. Doch das ist nur die eine Seite der Medaille. Keinesfalls darf mit dem Finger auf Betroffene gezeigt werden, die öffentliche Meinung gegen sie arbeiten. Keine und keiner dürfen allein gelassen werden in diesem harten Kampf gegen die vielfältigen Dickmacher – schon gar nicht die Kinder.

Doch was muss getan werden? Die folgenden Forderungen für Politik und Gesellschaft sollen beispielhaft Anregungen zum Denken und Leitlinien zum Handeln sein.

Die Kinder stark machen – mit den ganz Kleinen anfangen

Die ersten sinnlichen Erfahrungen prägen das ganze Leben, und nichts ist so stabil wie das Ernährungsverhalten, das hier angelegt wird. Viele Fachleute sagen, gegen Übergewicht müsse vor der Einschulung die Prägung für eine gesunde, vollwertige Ernährung und ein bewegungsaktives Leben gesetzt werden. Schließlich gilt auch immer noch: Wer sich jeden Tag bewegt wie ein Spitzensportler, hat kein Problem mit so genannten energiedichten Lebensmitteln. Auf die Balance im Leben kommt es an.

Balance im Leben

◆ Ernährungsaufklärung gehört in verbindliche ärztliche Untersuchungen der ersten drei Lebensjahre. Ärzte müssen weiterqualifiziert werden und dies in die Untersuchungen einbauen, um die Eltern über die Bedeutung der Ernährung für die Entwicklung ihrer Kinder angemessen aufzuklären: vom Stillen bis zur vollwertigen Ernährung nach dem ersten Lebensjahr. Eltern müssen wissen, welche Bedeutung regelmäßige spielerische Bewegung für die Entwicklung ihres Kindes hat.

◆ Informationsveranstaltungen oder Kurse über die Bedeutung von Kinderernährung können über Verbraucherverbände oder Volkshochschulen breit angeboten werden, um Eltern die notwendigen Informationen über Ernährung und Bewegung anzubieten, die sie in die Lage versetzen, ihre Kinder ihr Potenzial voll ausschöpfen lassen zu können.

◆ Betreuungspersonal für unter Dreijährige soll das Basiswissen über vollwertige Ernährung von Kleinkindern und die Bedeutung von Bewegung haben.

◆ Wir brauchen flächendeckend gute Angebote an Spielplätzen. Die sind nicht nur ein Ort der Kommunikation mit Gleichaltrigen, sie dienen besonders der frühkindlichen körperlichen Entwicklung. Hier lernen Kinder balancieren und trauen sich zahlreiche andere körperliche Aktivitäten zu.

Der gute und gesunde Kindergarten

Die erste und intensivste Prägung außerhalb des Elternhauses erhalten heute in Deutschland immer noch die meisten Kinder im Kindergarten. Hier sind jetzt neue Rahmenbedingungen für einen *guten* Kindergarten gefragt. Das bedeutet auch, sich Gedanken über eine Erweiterung des erzieherischen Auftrags der Kindergärten zu machen. Die französische Maternelle beispielsweise hat einen klaren Bildungsauftrag und vermittelt wichtige Grundkompetenzen auch im fachlichen Sinne.

Spielen und Lernen

◆ Der Erziehungsauftrag muss erweitert werden auf Ernährung und Bewegung. Neue Curricula sollen sicherstellen, dass die Kinder spielerisch lernen, was ihr Körper braucht, wie Lebensmittel im Körper verarbeitet werden. Kinder sollen lernen, wie sie sich selbst etwas Gutes tun, körperliches Wohlbefinden schaffen können. Dazu gehört elementar die Bewegung. Ernährung und Bewegung sind aber stets verbunden mit sozialem Lernen: vom gemeinsamen Zubereiten und Genießen des Essens bis zum Spiel in der Mannschaft.

◆ In die Aus- und Weiterbildung von Erzieherinnen und Erziehern gehören die Themen Ernährung und Bewegung. Zweihundert gut besuchte Fortbildungsveranstaltungen finanziert vom Ernährungsministerium haben gezeigt, dass die Fachkräfte vor Ort zwar den Bedarf sehen, sich bisher aber nicht hinreichend qualifiziert fühlen.

◆ Nötiges Spielmaterial muss weiterentwickelt und vorhandenes nach einer Evaluierung flächendeckend verbreitet werden.

◆ Der gute Kindergarten von heute muss eine gute Verpflegung gewährleisten. Dazu braucht es entweder die Infrastruktur, um vor Ort für die Kinder zu kochen, oder entsprechende Richtlinien für das Catering. Einzelne Bundesländer sind vorangegangen und sorgen in Zukunft für vollwertiges und vor allem kindgerechtes Essen sowie die Versorgung mit saisonalem, regionalem und Bio-Essen.

Endlich fürs Leben lernen –
die gute und gesunde Schule

Viele Eltern machen sich intensiv Gedanken darüber, welche Schule für ihr Kind die richtige ist. Das Verpflegungsangebot oder die Ernährungsbildung und Erziehung zu einem körperlich aktiven Leben ist dabei allerdings ein immer noch unterbewertetes Kriterium.

◆ Zur Überarbeitung der Bildungsstandards nach der PISA-Studie gehört die Auseinandersetzung mit Ernährung und Bewegung. Wer aus der Schule kommt, sollte nicht nur rechnen, schreiben und lesen können, sondern muss über Basiswissen für sein körperliches Wohlbefinden verfügen. So wie das Gesundheitsministerium heute selbstverständlich nicht nur auf kurative, sondern auch präventive Gesundheitspolitik setzt, gehört dieses Wissen meines Erachtens zum Bildungsauftrag der allgemein bildenden Schulen.

Pisa und die Lehren

◆ Ernährung und Bewegung müssen als Querschnittsthema in der Schule verankert werden. Verbraucherbildung gehört in jede Schule. Die Kinder sollen theoretisches Wissen über Lebensmittel – ihre Herstellung, Zubereitung und die Haushaltsführung – sowie über die Bedeutung der Ernährung erhalten. Das Ziel lautet: Genuss an gutem und gesundem Essen, Wertschätzung der Lebensmittel und selbstverständliche Bewegungsfreude. Dafür brauchen junge Menschen praktische Erfahrungen, bei der Zubereitung und beim sozialen Event des gemeinsamen Essens und Tafelns.

◆ Der Sportunterricht als einzige Bewegungseinheit einmal wöchentlich reicht nicht. Kooperationen mit außerschulischen Aktivitäten wie zum Beispiel Sportverbänden sowie innovative bewegungsfreudige Ansätze in anderen Unterrichtsfächern sind prädestiniert, neue Standards zu setzen.

◆ Die PISA-Studie und ihre Auswertung wird uns zu Recht eine Neuauflage der Schulbücher bescheren. Was diese auch brauchen, ist eine qualifizierte Darstellung für die Ernährungsbildung, die nicht vergessen werden darf. Denn der Erfolg der konsequenten Einführung hängt davon ab, ob überall im Kreislauf der Bildung angesetzt wird: Bei der Lehrerinnen- und Lehrerausbildung in Universität und Lehrerseminar, in den Curricula – und eben in den Schulbüchern –, in der Didaktik und Schulraumgestaltung.

Lernen, essen, rennen

◆ Dies gilt nicht nur für den Unterricht. Auch das Ernährungs- und Verpflegungsangebot an den Schulen ist neu auszurichten. Kinder und Jugendliche brauchen nicht nur die Zeit fürs Essen, sondern auch das richtige Angebot an vollwertiger Ernährung. Was im Unterricht erklärt wird, soll auch alltäglich im Angebot sein: viel Obst und Gemüse, Wasser und Tees. Viele Schulen werden das von ihnen begonnene Sponsoring überdenken müssen.

◆ Die Lehrerausbildung ist entsprechend anzupassen. Die Lehrer selbst müssen ein erhöhtes Gesundheitsbewusstsein und eine entsprechende Qualifikation haben, jede inhaltliche Vermittlung braucht nicht nur Ausbildung, sie braucht auch Authentizität.

◆ Für eine entsprechende Ernährungs- und Bewegungsbildung brauchen Schulen eine adäquate Infrastruktur, zum Beispiel Lehrküchen und Sporteinrichtungen. Für Ganztagsschulen sind hier Finanzmittel im Vier-Milliarden-Programm der Bundesregierung enthalten, mit denen der Bund die Länder bei ihrer Bildungsaufgabe unterstützt.

Lebenslust geht durch den Magen – gute und gesunde Gemeinschaftsverpflegung für alle

Betriebskantinen, Mensen, Schulen, Krankenhäuser, Altenheime und Essen auf Rädern: Der Gemeinschaftsverpflegung gehört die Zukunft. Von Jahr zu Jahr werden hier mehr Essen eingenommen. Entscheidend ist eben, dass die Eltern von heute und morgen sagen: ohne gutes Essen kein guter Kindergarten und keine gute Schule.

Für Alten- oder Pflegeheime gilt das Gleiche, natürlich mit der Ausrichtung auf die spezifischen Bedürfnisse älterer Menschen.

Gute Beispiele innovativer Unternehmen oder Schulen, auch Mensen gibt es immer mehr.

◆ Wir brauchen Regeln für eine gute Ernährung in Bildung und Arbeit. Eine Art kulinarische Revolution mit dem Ziel, dem Körper das zu geben, was er braucht, und dabei den Genuss nicht zu vergessen. Dazu gehört, dass wir gemeinsam mit dem Deutschen Städte- und Gemeindebund Empfehlungen für die Ganztagsverpflegung in Schulen und Kindergärten zu einer nationalen Leitlinie weiterentwickeln.

◆ Gerade die Gemeinschaftsverpflegung birgt zahlreiche Chancen, saisonales und regionales Wissen und Geschmack wieder aufleben zu lassen. Praktische Beispiele von Unternehmen bis hin zum Großküchenprogramm des Bundesprogramms ökologischer Landbau sind vorhanden und haben sich als Pilotprojekte bewährt. Nun gilt es, diese Konzepte flächendeckend auf Grundlage der gesammelten Erfahrungen finanzierbar und bei den Kantinenbesucherinnen und -besuchern erfolgreich umzusetzen.

Genießen in der Gruppe

Lebenslust braucht Bewegung – Dickmacher Städtebau und Architektur

Ein Lob den Treppen

Der Lebensstil des 21. Jahrhunderts, bei dem immer mehr an Alltagsarbeit von Maschinen erledigt wird, bei dem immer mehr Freizeit mit minimaler Bewegung einhergeht, braucht als weitere Entsprechung eine grundsätzliche Neuausrichtung der Stadtplanung und Architektur.

Städte sind bis heute offensichtlich ohne den Gedanken an die natürlichen Instinkte von Kindern geplant. Kinder haben einen natürlichen Bewegungsdrang, den sie in den üblichen Kinderzimmern nicht ausleben können. Nicht nur, dass Kinderlärm oftmals als störend empfunden wird, im Regelfall hat ihnen der Architekt das kleinste Zimmer zugewiesen.

Die Stadtentwicklung der letzten Jahrzehnte hat viel auf Autos und Repräsentation gesetzt. Inzwischen ist es zu einem Umdenkungsprozess bezüglich des Automobils gekommen. Seit einigen Jahren sind Modelle einer kinderfreundlichen und bewegungsaktiven Stadtplanung und Architektur gefragt.

◆ Wir brauchen flächendeckende Spielplatzangebote für Kleinkinder, auf denen sie altersgerecht sich selbst erproben und motorische Fähigkeiten entwickeln können.

◆ Wir brauchen eine Stadtentwicklungsplanung und -politik, die für die älteren Kinder, Jugendlichen und Erwachsenen Bewegungsmöglichkeiten in die Planung einbezieht und systematisch fördert. Eine Politik, die allen Schichten ohne teure Eintrittsgelder ein bewegungsaktives Leben ermöglicht. Es sollte in Zukunft selbstverständlich sein, dass ausreichend Sportplätze, Wiesen oder Skaterflächen zur Verfügung stehen, und zwar regelmäßig und nicht nur in Ausnahmefällen. In Parks können moderne »Trimm-Dich-Parcours« generationsübergreifend zu Geschicklichkeitstests anspornen, Wander- oder Radwege in der Stadt machen Lust, die Umgebung ganz selbstverständlich mit eigener Kraft zu erkunden.

◆ Entsiegelte Schulhöfe, Klassenzimmer mit mobilem Sitzmobiliar, innovative, bewegungsreiche Unterrichtseinheiten in und außerhalb des Sportunterrichts gehören in die feste Vorstellung jedes Planers und jeder Planerin. Hier sind Kooperationen mit vielen anderen Aktivitäten der Kommunen und Verbände denkbar und sollten von der öffentlichen Hand unterstützt werden. **Freiheit für die Schulhöfe**

◆ Wünschenswert wäre ein innovativer Wettstreit unter Architekten, um das »Haus der Zukunft« zu entwickeln. Immer mehr körperliche Arbeiten werden dem Menschen durch Maschinen abgenommen, wo muss er sich dann noch bewegen? Das Haus der Zukunft muss hier kompensieren. In England soll es ein solches Gebäude geben, das selbstverständlich Bewegung vorsieht, zum Beispiel durch einen bewusst langen Weg zur Kantine. Und wer das Haus betritt, dem bietet sich sofort die Treppe an, den Aufzug müsste man erst suchen. Die Selbstverständlichkeit des baulichen Angebots entscheidet oft darüber, ob wir uns genauso selbstverständlich aus eigener Kraft bewegen oder die bewegungslose Variante, zum Beispiel den Fahrstuhl, nutzen.

Mit Unterstützung geht's besser – mit Beratung und Freizeitangeboten gegen die Dickmacher

Seriöse Beratung ist der Schlüssel. Menschen, die im Umgang mit ihrer Ernährung, in der eigenen Körperlichkeit verunsichert sind, brauchen eine qualifizierte Begleitung in diesen Fragen. Auch Einzelakteure und Institutionen, die diese Probleme zur Unterstützung Betroffener angehen wollen, benötigen Hilfe.

◆ Die erfolgreiche Ernährungsberatung, die zum Beispiel die Verbraucherzentralen der Länder anbieten, die Informationen, die von der Stiftung Warentest über Ökotest bis zum aid von vielen Menschen genutzt werden, müssen erhalten bleiben. Wer diese Bereiche heute als Sparbüchse begreift, macht einen gravierenden Fehler.

◆ Nur ein niedrigschwelliger Zugang zu seriöser Beratung, die den Ratsuchenden auch Auskünfte über die Qualität zum Beispiel von Diäten oder Kuren geben kann, vermag zu verhindern, dass das Thema Übergewicht für die Betroffenen als »doppelte Strafe« erlebt wird: einmal wegen der großen Mühen, denen sie sich mit grandioser Disziplin unterziehen, und zusätzlich wegen der Gefahr, in ihrer Unsicherheit auch **Beraten** noch ausgenutzt zu werden und am Ende viel Geld, aber keine Pfunde **heißt helfen** verloren zu haben.

◆ Wir brauchen Verzehrsempfehlungen, die den gesellschaftlichen Veränderungen Genüge tun. Dazu gehört auch eine neue Lebensmittelpyramide, die den Verbraucherinnen und Verbrauchern dann auch flächendeckend kommuniziert wird.

◆ Ernährungsberatung bis Freizeitangebote zum Beispiel bei den Sportvereinen gehören unterstützt.

◆ Das Werbeverbot für Säuglingsnahrung muss umfassend umgesetzt werden; das heißt, es sollen auch in Krankenhäusern keine Werbematerialien verteilt werden.

Genau hinsehen – Angebote für alle und jeden Einzelnen

Auch im Ernährungsbereich gilt: Verschiedene gesellschaftliche Zielgruppen haben besondere Bedarfe. Geschlechtsspezifische Angebote, Angebote für Menschen mit Migrationshintergrund, unterschiedlicher Generationen oder auch zum Beispiel mit Behinderungen sind kein Luxus, sondern gesellschaftliche Notwendigkeit. Wie wir ausgeführt haben, tragen besonders Kinder aus Familien mit Migrationshintergrund heutzutage eine doppelte Last: die der kulturellen Integration und damit zum Beispiel des Erwerbs sprachlicher Kompetenz sowie einer erhöhten Betroffenheit von ernährungsmitbedingten Krankheiten wie Übergewicht.

Integrieren am Esstisch

◆ Die für den Kindergarten und die Schule beschriebenen Maßnahmen brauchen eine spezielle Ausrichtung auf die Situation von Kindern und Erwachsenen mit Migrationshintergrund.
◆ Institutionen, Vereine und Verbände sind in die Arbeit einzubeziehen. Die Migrationsbeauftragten haben hier spezielles Wissen und Kontakte, die genutzt werden müssen.

Lebensmittel und Lebensumfeld müssen sich aufeinander zubewegen

Auch die Lebensmittelwirtschaft muss sich mit der Frage auseinander setzen, welches die Nahrungsmittel sind, die zum Lebensstil des 21. Jahrhunderts passen. Immer mehr verarbeitete Lebensmittel kommen auf den Markt, deren Energiedichte und Nährwertprofile zu einem Alltag, in dem immer mehr auf Technik oder Maschinen verlagert wird und Freizeitgestaltungen immer mehr Stunden im Sitzen stattfinden, nicht mehr passen.

◆ Die Forschungsabteilungen der großen Hersteller stellen sich längst der Frage, wie erfolgreiche Lebensmittel der Zukunft aussehen. Sie wissen, dass die Lebensmittel der Zukunft mit der Zeit gehen müssen. Sie wissen um ihren Teil der Verantwortung für Übergewicht und Fettleibigkeit, darum, dass sie den Fragen nicht entgehen können, und nicht zuletzt um die Chancen, als Erste neue Produkte am Markt zu platzieren und zu bewerben.

◆ Die Lebensmittelprodukte der Zukunft weisen bei Fett, Zucker und Kohlenhydraten ein Nährwertprofil auf, das zum Lebensstil eines aktiven Menschen des 21. Jahrhunderts passt. Dass das Problem realisiert wurde, zeigt sich nicht nur in der Gesprächsbereitschaft und in der Arbeit der Forschungsabteilungen. Neulich las ich in der *Herald Tribune*, dass in Großbritannien nicht nur Stars, die für Dickmacher Werbung laufen, öffentlich in die Kritik geraten, sondern zum Beispiel Soft-Drink-Konzerne auf dem Weg sind, freiwillig die Zielgruppe junger Konsumentinnen und Konsumenten unter zwölf Jahren nicht mehr aktiv zu bewerben.

Was der Markt will

Virtuelle Dickmacher im Visier – Werbung und die Macht der Medien

Die Bemühungen in Kindergarten, Schule und Stadtentwicklung dürfen nicht durch die Massenmedien konterkariert werden. Auch dürfen wir eine Arbeitsteilung, bei der die einen das Geld verdienen und die anderen knappe Ressourcen des Gesundheitssystems oder der öffentlichen Hand für die Problemlösungen ausgeben, nicht zulassen. Werbung muss ehrlich sagen, was in den angepriesenen Lebensmitteln drin ist, und darf nicht versprechen, was als Wirkung nicht wissenschaftlich nachgewiesen ist.

◆ Werbung für Kinderlebensmittel muss ehrlich sein. Sie darf nicht suggerieren, dass besonders gesund wäre, was in Wirklichkeit eine Nascherei ist. Die von der Europäischen Kommission begonnene Initiative der so genannten *Health-Claims*-Verordnung ist weiter zu betreiben und mit einer Ausrichtung besonders auf Kinder zu verabschieden.

◆ Wir brauchen strengere Regeln für die Lebensmittelwerbung und Kennzeichnung (*Health Claims*) für die nährwert- und gesundheitsbezogenen Angaben über Lebensmittel.

◆ Medienvertreter und Softwarehersteller müssen in die Diskussion gezwungen werden. Horrende Summen werden damit verdient, gerade Kinder und Jugendliche stundenlang vor die Fernseher und Computer zu holen und dort festzuhalten. Wo sie sich dann all die Snacks und Chips einverleiben, die wie dazu gemacht erscheinen, dort mit einer Hand verzehrt zu werden. Wie gesagt: Bis zu vier Stunden am Tag fehlen den Kindern so an Bewegung. Wir wollen und werden das Rad nicht zurückdrehen. Aber es ist nicht allein Aufgabe der Eltern oder der Erziehungs- und Bildungseinrichtungen, Kinder in Bewegung zu setzen. Auch für die Medien und die Softwarehersteller gilt es, so genannte Grenzen des Wachstums zu entwickeln. Sie sollten damit am besten selbst und freiwillig beginnen.

Die Rolle des Fernsehens

Eine neue Ernährungsbewegung

Die Vielfalt und Komplexität allein der wenigen hier aufgezeigten Handlungsfelder macht deutlich: In Sachen Übergewicht gibt es keinen Anlass zu hoffen, das Problem sei ganz einfach zu lösen. Es reicht nicht, nur ein Gesetz zu verabschieden, bestimmte Steuern zu erheben oder zu erhöhen, eine Kampagne zu beschließen oder eine Initiative zu fördern – und schon purzeln die Pfunde.

Völlig zu Recht stellt auch die Weltgesundheitsorganisation fest, dass einzelne Regierungen allein weder das Gesundheitsproblem Übergewicht bewältigen noch die körperliche Aktivität des Einzelnen fördern können. Notwendig ist eine Zusammenarbeit der Nahrungsmittelindustrie, internationaler Agenturen, der Medien, Gemeinschaften und Einzelner, um das Umfeld zu ändern.

Dieses Buch hat versucht, die Ursachen von Übergewicht darzustellen. Wenn die Ursachen vielfältig sind, ist nur eines folgerichtig: Die Antworten müssen der Komplexität angemessen sein; und dies heißt, dass wir einen ganzheitlichen Ansatz brauchen und die Bereitschaft aller gesellschaftlichen Akteure, mitzumachen und ihren Teil der Verantwortung zu übernehmen.

Zeit zum Handeln

Jetzt ist nicht mehr die Zeit, einfach nur zu debattieren. Jetzt ist die Zeit zu handeln, denn gewonnen werden kann der Kampf gegen die Adipositas-Epidemie nur an der Präventionsfront. Bei den bereits Betroffenen gilt: Jeder ungenutzte Tag ist ein verlorener Tag. Die Vielzahl gut gemeinter einzelner Projekte und Maßnahmen an Universitäten, in Kindergärten und Schulen und durch die Politik braucht als Grundlage einen systematischen Ansatz.

Meiner Meinung nach ist klar und offensichtlich: Unsere gesellschaftlichen Strukturen sind einem starken Kulturwandel unterlegen. Die Familie kann nicht mehr allein als verlässlicher Ort der Vermittlung der nötigen Grundkompetenzen und Kulturtechniken herhalten. Vielmehr ist es unsere Aufgabe, dafür zu sorgen, dass sich die gesamte Gesellschaft dieses wichtigen Lebensbereichs wieder aktiv annimmt.

Jeder Mensch soll Kenntnis über den eigenen Körper haben, soll wissen, wie er für sich körperliches Wohlbefinden herstellen kann. Die Lebens-, Schul- und Arbeitsstrukturen sollen den selbstverständlichen und das heißt guten und gesunden Umgang mit Lebensmitteln und dem eigenen Körper ermöglichen. Es gilt, gemeinsam eine neue Ernährungsbewegung ins Leben zu rufen. Gemeinsam müssen wir neue Gewohnheiten und Definitionen entwickeln – von dem guten und gesunden Kindergarten bis zur Stadtentwicklung müssen die Dickmacher beseitigt werden.

Übergewicht und Fettleibigkeit gehören nicht nur in Deutschland zu den zentralen Fragen der Gerechtigkeit. Sie zu verhindern, erfordert eine neue Ernährungsbewegung. Der bisherige Lebensstil und -rhythmus des 21. Jahrhunderts wird sicherlich nicht in wenigen Jahren und nicht isoliert in Deutschland zu verändern sein. Wir aber haben jede Menge guter Beispiele und Projekte, die Mut machen, viele Praktiker und Wissenschaftler, die das Problem erkannt haben und bereit sind für eine neue Ernährungsbewegung.

Wir wollen fitte Kinder und Jugendliche, aber heute ist fast jedes dritte Kind und jeder fünfte Jugendliche übergewichtig. Wir wissen, welche Folgen das haben kann. Wir wissen, wer besonders betroffen ist.

Es ist an uns, der ersten Generation des 21. Jahrhunderts, jedem Kind die Chance zu geben, aus seinem Leben etwas zu machen. Seine Stärken zu entwickeln und zu nutzen, wenn es das will. **Chancen und Stärken**

Es ist an uns, jedem Erwachsenen und jedem alten Menschen die Chance zu geben, gesund und fit zu leben.

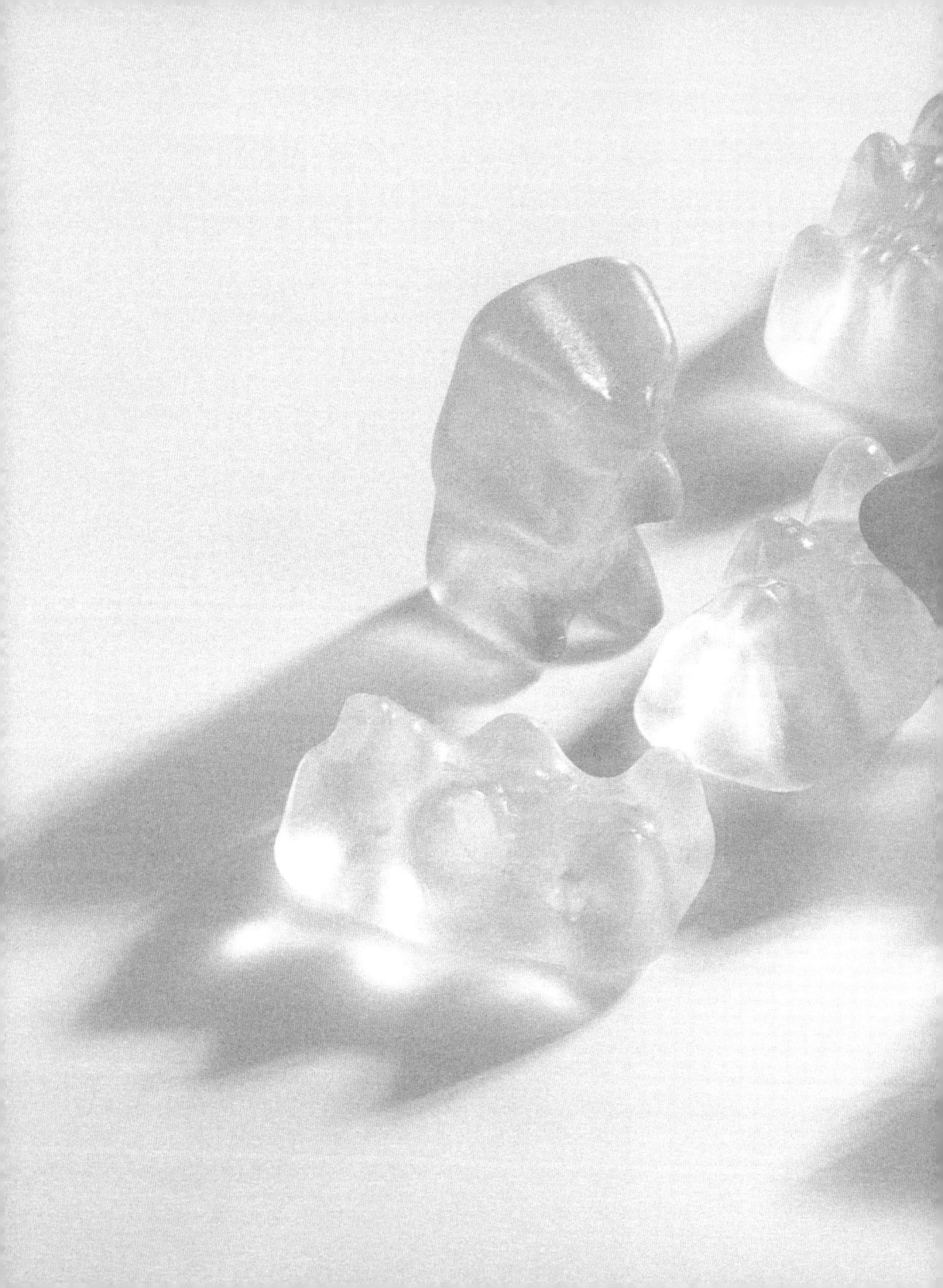

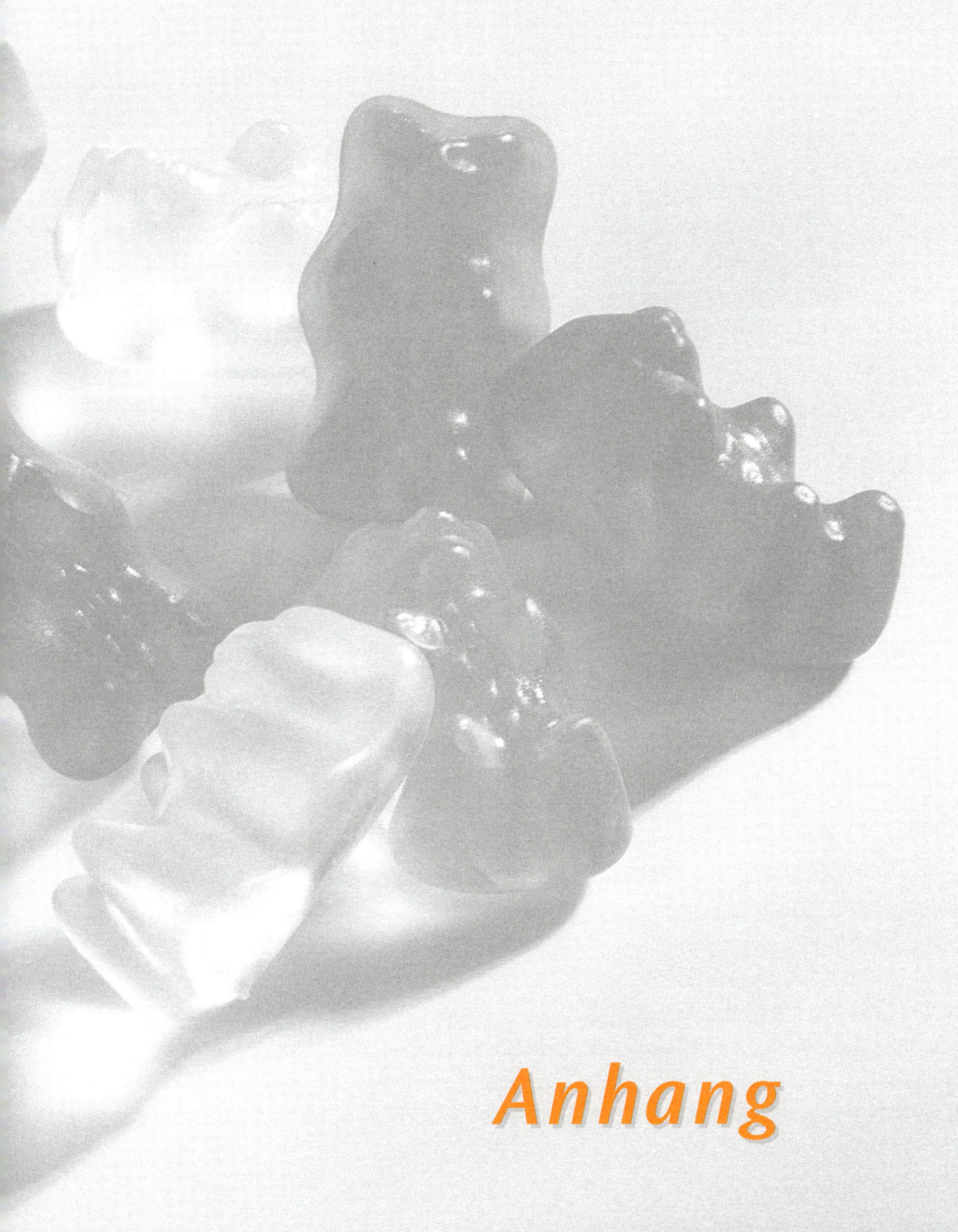

Anhang

Glykämische Last und Glykämischer Index
Werte einzelner Nahrungsmittel

Lebensmittel	Glykämische Last (GL) pro Portion	Übliche Portionsgröße (PG)	KH-Gehalt pro Portion in Gramm	Glykämischer Index (GI)
Risotto	61	250	88	69
Orangenlimonade	48	500	70	68
Couscous (5 Min. gegart)	38	250	58	65
Kartoffeln aus der Mikrowelle	36	200	44	82
Backkartoffeln (gebacken ohne Fett)	34	200	40	85
Gnocchi	33	180	48	68
Spaghetti aus Hartweizengrieß (20 Min. gekocht)	30	200	49	61
Colagetränk	29	500	50	58
Pommes frites	29	200	39	75
Ofenkartoffel (mit Schale)	29	240	48	60
Langkornreis	28	180	49	56
Kartoffelbrei (instant)	28	250	33	85
Weißer Reis	28	180	43	64
Naturreis (parboiled)	28	180	43	64
Basmatireis (Duftreis)	26	180	46	58
Pellkartoffeln	26	240	34	78
Kartoffelbrei (aus gestampften Kartoffeln)	25	250	33	74
Makkaroni	25	200	53	47
Baguette mit Butter und Erdbeermarmelade	25	70	41	62
Bagel (TK)	25	70	35	72
Spaghetti aus Hartweizengrieß (10–15 Min. gekocht)	23	200	53	44

Lebensmittel	Glykämische Last (GL) pro Portion	Übliche Portionsgröße (PG)	KH-Gehalt pro Portion in Gramm	Glykämischer Index (GI)
Kartoffeln (je nach Sorte und Kochzeit)	15–23	200	23–36	56–101
Brauner Reis	22	180	40	55
Weißbrot mit Magermilchkäse	21	80	38	55
Reis-Crispies	21	30	26	82
Cornflakes	21	30	26	81
Spaghetti aus Hartweizengrieß (5 Min. gekocht)	20	200	53	38
Bandnudeln (mit Ei, gekocht)	20	200	51	40
Choco-Pops (Kellogg's)	20	30	26	77
Weizenschrot	20	40	27	75
Fladenbrot	18	50	27	66
Froot Loops, Weizenringe (Kellogg's)	18	30	26	69
Kaiserbrötchen (Weizenbrötchen)	18	45	24	73
Mais (Zuckermais)	17	150	32	54
Brezel (aufgebacken)	17	30	20	83
Haferbrei (aus Instantflocken)	17	250	26	66
Vollkornspaghetti	17	200	47	37
Neue Kartoffeln	16	200	28	57
Weizenvollkornbrot mit Erdnussbutter	16	60	26	59
Müsli	16	50	33	49
Kartoffelkloß	16	100	30	52
Weizenvollkornbrot	15	50	22	71
Spaghetti bolognese	14	200	27	52
Baguette	14	30	15	95
Frosties	14	30	26	55
Pudding (aus Puddingpulver und Vollmilch)	14	200	32	44

Lebensmittel	Glykämische Last (GL) pro Portion	Übliche Portions- größe (PG)	KH-Gehalt pro Portion in Gramm	Glykämischer Index (GI)
Roggenvollkornbrot	14	50	23	58
Banane	13	125	25	52
Eiscreme	12	75	20	61
Bohnen weiß (gekocht)	12	150	31	38
Rosinen	12	25	18	64
Käsetortellini	12	200	23	50
Apfelsaft (klar), ungezuckert	11	200	24	44
Weintrauben (dunkel)	11	125	19	59
Roggenbrot, Sauerteig	11	50	20	53
Nutrigrain	10	30	15	66
Orangensaft	10	200	21	50
Papaya	10	125	18	59
Weintrauben (hell)	9	125	19	46
All-Bran (Weizenkleie von Kellogg's)	9	30	21	42
Kidneybohnen (Dose)	9	150	17	52
Mango	9	125	18	51
Fruchtjoghurt, fettarm, gezuckert	8	150	23	33
Apfelsaft, naturtrüb (ungezuckert)	8	200	22	37
Ananas	8	125	14	59
Pumpernickel	8	40	16	50
Orange	6	150	14	42
Karotten, gekocht, geschält	6	200	13	49
Kürbis	6	150	8	75
Erbsen, grün (TK, gekocht)	6	150	13	48
Äpfel	6	125	16	38
Pflaumen	5	125	13	39
Wassermelonen	5	125	6	72
Linsen	5	150	18	29

Lebensmittel	Glykämische Last (GL) pro Portion	Übliche Portionsgröße (PG)	KH-Gehalt pro Portion in Gramm	Glykämischer Index (GI)
Birnen	5	140	13	38
Pfirsiche	4	115	11	42
Rote Bete (Konserve)	4	125	7	64
Knäckebrot (ballaststoffreich)	4	10	6	59
Weizenkleie mit Vollmilch	3	250	12	27
Apfelschorle 1 : 3 (ungezuckert)	3	200	6	44
Tomatensaft (ohne Zucker)	3	200	7	38
Erdbeeren	3	250	6	40
Erbsen (getrocknet), gekocht	2	150	9	22
Milch (vollfett)	2	150	7	27
Joghurt, natur	2	150	7	36
Aprikose	2	50	4	57
Aubergine	✳	250	6	✳
Avocado	✳	125	0	✳
Blumenkohl	✳	150	4	✳
Brokkoli	✳	150	4	✳
Fenchel	✳	150	4	✳
Grünkohl	✳	150	4	✳
Paprika	✳	150	5	✳
Pilze (allgemein)	✳	100	1	✳
Porree (Lauch)	✳	150	5	✳
Rosenkohl	✳	150	5	✳
Rotkohl	✳	150	6	✳
Salat	✳	50	1	✳
Salatgurke	✳	150	3	✳
Sauerkraut	✳	150	2	✳
Spargel	✳	150	3	✳
Spinat	✳	150	2	✳

■ Glykämische Last und Glykämischer Index – Werte einzelner Nahrungsmittel

Lebensmittel	Glykämische Last (GL) pro Portion	Übliche Portionsgröße (PG)	KH-Gehalt pro Portion in Gramm	Glykämischer Index (GI)
Tomate	✳	80	2	✳
Weißkohl	✳	150	6	✳
Wirsing	✳	200	4	✳
Zucchini	✳	150	3	✳
Zwiebeln	✳	60	3	✳

■ GL hoch

■ GL mittel

■ GL niedrig

✳ Alle Lebensmittel, die in der Bewertung dieses Symbol enthalten, sind nicht auf den GI getestet worden. Aufgrund des geringen Kohlenhydratgehaltes dieser Gemüsesorten liegt die Vermutung nahe, dass der GI und die GL im niedrigen Bereich liegen. Experiment: Selbst wenn man diesen Lebensmitteln einen GI von 100 zuordnen würde, liegt die GL immer im niedrigen Bereich.

Die Tabelle macht deutlich, dass der glykämische Index nicht der ausschlaggebende Faktor ist, sondern dass der Kohlenhydratgehalt eine entscheidende Rolle bei der Bewertung der Lebensmittel spielen muss.

Die Spalte »Glykämische Last« gibt die Belastung der Bauchspeicheldrüse im Hinblick auf die notwendige Insulinausschüttung an.

»Übliche Portionsgröße«: Da in der glykämischen Last die Menge eine Rolle spielt, muss für die Berechnung die Menge angegeben werden.

»KH-Gehalt pro Portion«: wie viele Kohlenhydrate in einer üblichen Portion stecken.

»Glykämischer Index«: wie schnell 50 Gramm Kohlenhydrate aus diesem Lebensmittel im Vergleich zu 50 Gramm Glukose ins Blut gehen.

Hinweis: Fisch, Fleisch, Eier und Käse enthalten bei einer üblichen Portionsgröße 0 bis 2 Gramm Kohlenhydrate. GI und GL können aufgrund des geringen Kohlenhydratanteils nicht bestimmt werden. Beide Werte liegen somit im niedrigen Bereich (bzw. es gibt keinen GI und keine GL für kohlenhydratfreie Lebensmittel). Ausnahmen können zum Beispiel gezuckerte Quarkspeisen bilden.

Mit freundlicher Genehmigung der Autoren zitiert nach: Mangiameli, F., und Worm, N.: *LOGI Guide*, Systemed Verlag, 2004.

Links, Informationsquellen

Ernährung allgemein

www.verbraucherministerium.de

www.waswiressen.de (Verbraucherschutz)

www.aid.de (Infodienst: Verbraucherschutz, Ernährung, Landwirtschaft)

www.dge.de (Deutsche Gesellschaft für Ernährung)

www.ernaehrung.de (Beratungsnetz)

www.oekolandbau.de (ökologisches Essen)

www.m-ww.de (AG zur Darstellung von Medizin und Gesundheit im Internet)

www.learn-line.nrw.de (Ernährung und Landwirtschaft)

www.gesundheitstrends.de (allgemeine Informationen)

www.foodnews.de (Nachrichten, Trends, Forum, Archiv, Links)

www.ernaehrungsberatung.rlp.de (Hauswirtschaft und Ernährung)

www.ernaehrungsmed.de (Gesellschaft für Ernährung und Diätetik)

www.infodienst-mlr.bwl.de (Informationsdienst Ernährung Online)

www.vis.ernaehrung.bayern.de (Verbraucherschutz)

www.ernaehrung.de (Deutsches Ernährungsberatungs- und -informationsnetz)

www.hauptsachesatt.de (Sonderausstellung im Münchner Museum für Völker-
kunde)

www.herrmannsdorfer.de (ökologische Lebensmittel)

www.familienhandbuch.de/cmain/f_Aktuelles/a_Ernaehrung/s_864.html (zum
Beispiel die Regeln für das Miteinander am Esstisch)

Ernährung, speziell/Gesundheit

www.a-g-a.de (Adipositas im Kindes- und Jugendalter)

www.adipositas-online.com (Informationen, Ratgeber, Kontakte)

www.praeventions-erziehungs-programm.de (Arteriosklerose-Vorsorge/meta-
bolisches Syndrom)

hexenkueche.de (shareware)

www.diet-aachen.de (Deutsches Institut für Ernährungsmedizin und Diätetik)

www.milchzuckerfrei.de (alles zum Thema)

offer@hellersen.de (kostenpflichtige Ernährungsberatung für Sportler, Krankenhaus Hellersen-Lüdenscheid)

www.gutes-vom-bauernhof.de (Einkaufen auf dem Bauernhof)

www.nutrichild.de (Ernährung vom Säugling bis zum Schulkind)

www.paleofood.de (Steinzeitkost)

www.vegetarisch.de und vegan.de (alles rund ums Thema)

www.rohkost.org (Forum)

www.naturkost.de

www.enterale-ernaehrung.de (griechisch énteron = »Darm«)

www.hungrig-online.de (Hilfe bei Essstörungen)

www.lf30.de (fettreduzierte Ernährung)

www.50plus.at (Ernährungstipps für ältere Menschen)

Übergewichtigen-Initiativen

www.dick-ist-schick.de (Selbsthilfe für Essprobleme)

www.deutschlands-dicke-seiten.de (Forum)

www.molly.at (Beratung für alle Lebenslagen)

Kinder/Jugendliche

www.kinder-leicht.net (besser essen – mehr bewegen)

www.a-g-a.de (Arbeitsgemeinschaft Adipositas im Kinder- und Jugendalter)

www.mobydicknetzwerk.de (bundesweites Netzwerk für übergewichtige Kinder)

www.talkingfood.de (Wissenswertes für Kids)

www.bio-find-ich-kuhl.de (Schülerwettbewerb)

www.lernenaufdembauernhof.de (Initiative)

www.powcrkids.de (damit Kids eine gute Figur machen)

www.liga-kind.de (Elternberatung)

www.fke-do.de (Dortmunder Forschungsinstitut für Kinderernährung) www.aufgeschmeckt.de (Rezepte, Spiele, Quiz)

www.coolfoodplanet.org (gesunder Lebensstil für Kinder und Jugendliche)

www.minikoeche.de (Miniköcheclub: Aktionen und Projekte)

Projekte und Initiativen

www.slowfood.de (Verbraucherschutz der besonderen Art)

www.zs-l.de (Zukunftsstiftung Landwirtschaft)

www.oekolandbau.de (Bundesprogramm)

www.bio-siegel.de (Verbraucherministerium)

www.vz-hb.de (Initiative Big ids)

www.projekt-mahlzeit.de (von Brot für die Welt)

www.ernaehrungskasper.de (Puppentheater)

www.elternakademie.org (Schlemmerstunde: vom Fast-Food-Schlaffi zum Fit-macher)

www.verbraucher.org (Verbraucherinitiativen)

www.foodwatch.de (Fast Food, Genmanipulation)

Nachschlageseiten und Informationsquellen

www.lebensmittellexikon.de (Herstellung, Handel, Information)

www.adipositas-gesellschaft.de (Deutsche Adipositas Gesellschaft)

www.nutriinfo.de (Justus-Liebig-Universität, Gießen)

www.zusatzstoffe-online.de (Datenbank)

www.novafeel.de (Nährstofftabellen)

www.naehrwerttabelle.de (Lebensmitteldatenbank)

www.die-gruene-suchmaschine.de (Das grüne Branchenbuch)

www.transgen.de (Gentechnik)

www.label-online.de (Kennzeichnung, Siegel und Prüfzeichen)

www.lebensmittelrecht.com (kostenpflichtige Gesetzestexte)

www.wer-zu-wem.de (Einzelhändler in Deutschland)

www.lebensmittelintoleranz.org (Datenbank)

www.oekotest.de/oeko/enr/enr.html (Liste E-Zusatzstoffe)

Organisationen

www.bgvv.de (Bundesinstitut für Risikobewertung)

www.fke-do.de (Forschungsinstitut für Kinderernährung)

www.bfa-ernaehrung (Bundesforschungsanstalt für Ernährung)

www.bzga.de (Bundeszentrale für gesundheitliche Aufklärung)

www.dge.de (Deutsche Gesellschaft für Ernährung)

www.verbraucherzentrale.de (Bundesverband)

www.dife.de (Institut für Ernährungsforschung)

www.greenpeace.org/deutschland

www.dlv-online.de (Deutscher Landfrauenverband)

International

www.hhs.gov (U.S. Dcp. of Health Human Services)

www.europa.eu.int/comm/dgs/health_consumer/index_de.htm (Generaldirektion Gesundheit und Verbraucherschutz)

www.coolfoodplanet.org (European Food Information Council)

www.foodexperts.net (internationale Diskussionsforen)

www.acfn.org (American Council for Fitness and Nutrition)

www.healthierUS.gov (Programme der US-Regierung)

(Alle Links wurden im Sommer 2004 auf ihre Richtigkeit überprüft. Sollten sich seither Links verändert haben und anderweitige Inhalte bieten, bitten wir vielmals um Entschuldigung.)

Literatur

Alt, F.: Agrarwende jetzt. Gesunde Lebensmittel für alle. Goldmann, 2001.

Der Brockhaus. Ernährung. Gesund essen, bewusst leben. F. A. Brockhaus, 2001.

Brownell, K. D., et al.: Food Fight, the inside story of the food industry, America's obesity crisis, and what we can do about it. Mc Graw-Hill Companies 2004.

Critser, G.: Fat Land, Penguin Books, 2004.

DGE: Food News – Das Jugendmagazin. Bestellung unter www.dge.de.

Diehl, J. F.: Chemie in Lebensmitteln. Wiley-VCH Verlag, 2000.

Ernährungsumschau, Umschau Zeitschriftenverlag. Bestellung unter www.ernaehrungs-umschau.de

Forschungsinstitut für Kinderernährung Dortmund: OptimiX (Broschüre und Kochbuch). Bestellung unter www.fke-do.de.

Gerhards, J., und Rössel, J.: Das Ernährungsverhalten Jugendlicher im Kontext ihrer Lebensstile. Als PDF-Download unter www.bzga.de.

Grimm, H.-U.: Aus Teufels Topf. Die neuen Risiken beim Essen. Knaur, 2001.

Grimm, H.-U.: Die Suppe lügt. Die schöne neue Welt des Essens. Knaur, 1999.

Hauner, D., und Hauner, H.: Leichter durchs Leben. Trias, 1996.

Herman, Eva: Vom Glück des Stillens. Hofmann & Campe, 2003.

Hirschfelder, G.: Europäische Esskultur. Geschichte der Ernährung von der Steinzeit bis heute. Campus, 2001.

Hörisch, J.: Brot und Wein. Die Poesie des Abendmahls. Suhrkamp 1992.

Kluge, U.: Die Öko-Wende. Agrarpolitik zwischen Reform und Rinderwahnsinn. Siedler, 2001.

Knieriemen, H.: E-Nummern. AT Verlag, 2003.

Köhler, Rosemarie: Brennesselsuppe und Rosinenbomber. Das Berliner Notkochbuch. Eichborn, 1999.

Kolbe, H., und Weyrether, H.: Mein Kind hat Übergewicht. Knaur, 2003.

Kolmer, L., und Rohr, C.: Mahl und Repräsentation. Schöningh, 2002.

Korsten-Reck, U.: Nina macht Mut – Erfolgreich gegen Übergewicht bei Kindern und Jugendlichen. Ullstein, 2001.

Kuhn, D.: Abnehmen für Kinder. Gräfe und Unzer, 2004.

McNeal, J. U.: Kids as customers, New Lexington Press, 1992.

Montanari, M.: Der Hunger und der Überfluss. Kulturgeschichte der Ernährung in Europa. Beck, 1999.

Nestle, M.: Food Politics. How the Food Industry Influences Nutrition And Health. University of Berkeley Press, 2002.

Paczensky, G., und Dünnebier, A.: Kulturgeschichte des Essens und Trinkens. Orbis, 1999.

Pollmer, U., und Warmuth, S.: Lexikon der populären Ernährungsirrtümer. Piper, 2002.

Roth, G.: Essen als Ersatz. Wie man den Teufelskreis durchbricht. Rororo, 2004.

Schirrmacher, F.: Das Methusalem-Komplott, Blessing, 2004.

Schlosser, E.: Fast Food Gesellschaft. Die dunkle Seite von McFood und Co. Riemann, 2001.

Schmidt-Leukel, P.: Die Religionen und das Essen. Diederichs, 2000.

Schürmann-Mock, I.: Mahlzeit, Kinder! Beltz Verlag, 2003.

Schweisfurth, K.-L.: Wenn's um die Wurst geht. Gedanken über die Würde von Mensch und Tier. Riemann, 1999.

Shapiro, H. M.: Perfect picture weight loss, Warner Books, 2000.

Tietze, H.: Das Essen. Eine Kulturgeschichte unserer Ernährung. Fackelträger, 1978.

Willett, W. C.: Eat, drink and be healthy. The Harvard Medical School Guide to Healthy Eating. Simon & Schuster. 2001.

Wirths, W.: Kleine Nährwerttabelle. Umschau-Brauns, 2002.

Worm, N.: Logi-Methode. Glücklich und schlank. Systemed, 2003.

»Der Pommes-Spion«

»Schlossers Bericht von fettigen Burgern und
fetten Bürgern, Frittendesign und Bakterienbefall gilt
derzeit als der beste Appetitzügler« (Stern)

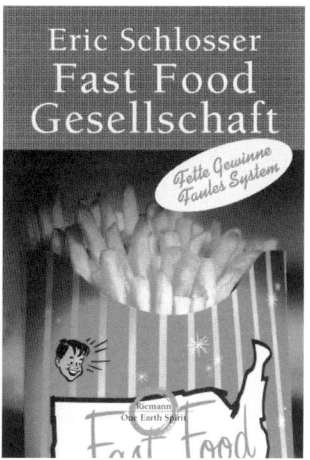

ISBN 3-570-50043-8

Was nehmen wir eigentlich zu uns, wenn wir einen Hamburger essen?
Wie wird diese Mahlzeit, die täglich Millionen von Menschen konsumieren und die überall auf der Welt gleich schmeckt, zubereitet? In seiner spannenden Reportage macht Eric Schlosser deutlich, dass es sich
bei der täglichen Entscheidung für oder gegen den schnellen Hamburger gar nicht primär um eine gesundheitliche Entscheidung handelt,
sondern dass das Wachstum der Fast-Food-Imperien auf unser aller
Kosten, auf Kosten von Gesellschaft und Umwelt geht.

Riemann
One Earth Spirit

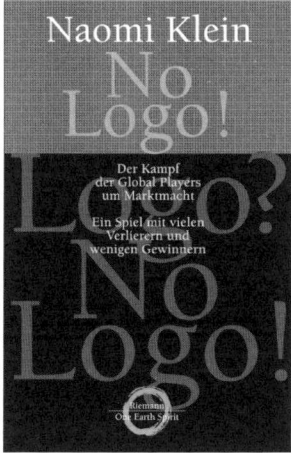